CB030277

Condições Crônicas e
Cuidados Inovadores
em **Saúde**

Outros livros de interesse

ENFERMAGEM

A Enfermagem em Pediatria e Puericultura – **Edilza Maria**
Assistência de Enfermagem ao Paciente Gravemente Enfermo – **Nishide**
Atendimento Domiciliar - Um Enfoque Gerontológico – **Duarte e Diogo**
Atuando no Trauma – **Calil**
Boas Práticas de Enfermagem vol. 1 - Procedimentos Básicos – **Silva Siqueira**
Boas Práticas de Enfermagem vol. 2 - Procedimentos Especializados – **Silva Siqueira**
Código de Ética dos Profissionais de Enfermagem – **Silva e Silva**
Condutas no Paciente Grave 3ª ed. (vol. I com CD e vol. II) – **Knobel**
Cuidados Paliativos – Diretrizes, Humanização e Alívio de Sintomas – **Franklin Santana**
Cuidados Paliativos - Discutindo a Vida, a Morte e o Morrer – **Franklin Santana** Santos
Cuidando de Crianças e Adolescentes sob o Olhar da Ética e da Bioética – **Constantino**
Cuidando de Quem já Cuidou – Miram **Ikeda** Ribeiro
Desinfecção e Esterilização – **Nogaroto**
Discussão de Casos Clínicos e Cirúrgicos: Uma Importante Ferramenta para a Atuação do Enfermeiro – **Ana Maria Calil**
Elaboração do Manual de Procedimentos em Central de Materiais e Esterilização - segunda edição – **Kavanagh**
Enfermagem e Campos de Prática em Saúde Coletiva – **Iraci dos Santos**
Enfermagem em Cardiologia – **Cardoso**
Enfermaria Cardiológica – Ana Paula Quilici, André Moreira Bento, Fátima Gil Ferreira, Luiz Francisco **Cardoso**, Renato Scotti Bagnatori, Rita Simone Lopes Moreira e Sandra Cristine da Silva
Enfermagem em Endoscopia Respiratória e Digestiva – Maria das **Graças Silva**
Enfermagem em Infectologia - Cuidados com o Paciente Internado 2ª ed. – Maria Rosa Ceccato **Colombrini**
Enfermagem em Neurociências – **Diccini**
Enfermagem Psiquiátrica e de Saúde Mental na Prática – **Inaiá**
Ensinando e Aprendendo com Novo Estilo de Cuidar – **Costardi**
Guia de Bolso de UTI – Hélio **Penna Guimarães**
Intervenção Precoce com Bebês de Risco – **Cibelle Kaynne**
Legislação em Enfermagem - Atos Normativos do Exercício e do Ensino – **Santos e Assis**
Manual de Procedimentos e Assistência de Enfermagem – **Mayor**
Manual de Sepse – **Elieser Silva**
O Enfermeiro e as Situações de Emergência 2ª ed. – Ana Maria **Calil**
O Enfermeiro e o Cuidar Multidisciplinar na Saúde da Criança e do Adolescente – **Carvalho**

NUTRIÇÃO

Administração Aplicada às Unidades de Alimentação e Nutrição – **Teixeira**
Aleitamento Materno 2ª ed. – **Dias Rego**
Alergias Alimentares – **De Angelis**
Alimentos - Um Estudo Abrangente – **Evangelista**
Alimentos com Alegação Diet ou Light – **Freitas**
Alimentos e Sua Ação Terapêutica – **Andréia Ramalho**
Aspectos Nutricionais no Processo do Envelhecimento – **Busnello**
Avaliação Nutricional: Aspectos Clínicos e Laboratoriais – **Goulart Duarte**
Bioquímica da Nutrição – **Palermo**
Biossegurança em Unidade de Alimentação e Nutrição – **Valle e Marques**
Como Cuidar do Seu Coração – Mitsue **Isosaki** e Adriana Lúcia Van-Erven **Ávila**
Controle Sanitário dos Alimentos 3ª ed. – **Riedel**
Dicionário Técnico de Nutrição – **Evangelista**
Dieta, Nutrição e Câncer – **Dan**
Fisiologia da Nutrição Humana Aplicada – **De Angelis**
Fome Oculta – **Andréia Ramalho**
Fome Oculta - Bases Fisiológicas para Reduzir Seu Risco através da Alimentação Saudável – **De Angelis**
Fundamentos de Engenharia de Alimentos - Série Ciência, Tecnologia, Engenharia de Alimentos e Nutrição - Vol. 5 – Maria Angela de Almeida **Meireles** e Camila Gambini **Pereira**
Fundamentos de Nutrição para Engenharia e Tecnologia em Alimentos – Ana Flávia **Oliveira** e Janesca Alban **Roman**
Guia Básico de Terapia Nutricional – **Dan**
Guia de Aleitamento Materno 2ª ed. – **Dias Rego**
Importância de Alimentos Vegetais na Proteção da Saúde 2ª ed. – **De Angelis**
Integração Hormonal do Metabolismo Energético – **Poian e Alves**
Leite Materno - Como Mantê-lo Sempre Abundante 2ª ed. – **Bicalho Lana**
Liga de Controle do Diabettes – **Lottenberg**
Manual de Dietoterapia e Avaliação Nutricional do Serviço de Nutrição e Dietética do Instituto do Coração (HC-FMUSP) - 2ª ed. – Mitsue **Isosaki**
Manual de Estrutura e Organização do Restaurante Comercial – **Lobo**
Manual de Terapia Nutricional em Oncologia do ICESP
Microbiologia dos Alimentos – **Gombossy e Landgraf**
Nutrição do Recém-nascido – **Feferbaum**
Nutrição e Síndrome Metabólica – Fernanda Michielin **Busnello** e Catarina Bertaso Andreatta **Gottschall**
Nutrição Estética – Aline Petter **Schneider**
Nutrição Humana - Autoavaliação e Revisão – **Olganê**
Nutrição Oral, Enteral e Parenteral na Prática Clínica 4ª ed. (2 vols.) – **Dan** Linetzky Waitzberg
Nutrição, Fundamentos e Aspectos Atuais 2ª ed. – **Tirapegui**
Nutrição e Metabolismo Aplicados à Atividade Motora – **Lancha Jr.**
Nutrição, Metabolismo e Suplementação na Atividade Física – **Tirapegui**
Nutrição, Metabolismo e Suplementação na Atividade Física – segunda edição – **Tirapegui**
O Livro de Estímulo à Amamentação - Uma Visão Biológica, Fisiológica e Psicológico-Comportamental da Amamentação – **Bicalho Lana**
Planejamento Estratégico de Cardápios para a Gestão de Negócios em Alimentação 2ª ed. – Márcia Regina **Reggiolli**
Política Públicas de Saúde Interação dos Atores Sociais – **Lopes**
Puericultura - Princípios e Prática: Atenção Integral à Saúde da Criança 2ª ed. – **Del Ciampo**

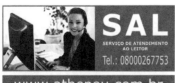
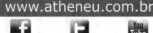

Condições Crônicas e Cuidados Inovadores em Saúde

Editoras
MERCEDES TRENTINI
LYGIA PAIM
DENISE GUERREIRO

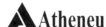
Atheneu

EDITORA ATHENEU

São Paulo — Rua Jesuíno Pascoal, 30
Tels.: (11) 6858-8750
Fax: (11) 6858-8766
E-mail: edathe@terra.com.br

Rio de Janeiro — Rua Bambina, 74
Tel.: (21) 2539-1295
Fax: (21) 2538-1284
E-mail: atheneu@atheneu.com.br

Belo Horizonte — Rua Domingos Vieira, 319 — Conj. 1.104

PRODUÇÃO EDITORIAL: Texto & Arte Serviços Editoriais
CAPA: Editora Atheneu

Dados Internacionais de Catalogação na Publicação (CIP)
(Câmara Brasileira do Livro, SP, Brasil)

Trentini, Mercedes
Condições crônicas e cuidados inovadores em
saúde / Mercedes Trentini, Lygia Paim, Denise
Guerreiro. -- São Paulo : Editora Atheneu, 2014.

Bibliografia.
ISBN 978-85-388-0480-2

1. Cuidados de saúde 2. Doenças crônicas
I. Paim, Lygia. II. Guerreiro, Denise.
III. Título.

CDD-610
NLM-WB 100

14-00193

Índices para catálogo sistemático:

1. Condições crônicas : Cuidados em saúde :
Medicina   610

TRENTINI, M.; PAIM, L.; GUERREIRO D. Condições crônicas e cuidados inovadores em saúde.

© Direitos reservados à Editora ATHENEU — São Paulo, Rio de Janeiro, Belo Horizonte, 2014

Editoras

Mercedes Trentini

Enfermeira, Professora aposentada pela Universidade Federal de Santa Catarina – UFSC. Graduada pela Escola de Enfermagem Alfredo Pinto, Rio de Janeiro. Especialista em Condições Crônicas Renais pela University of California San Francisco – UCSF, EUA. Mestre em Saúde do Adulto pela UFSC e Doutora em Enfermagem pela University of Alabama at Birmingham – UAB, EUA. Fundadora do Núcleo de Estudos e Assistência em Enfermagem e Saúde a Pessoas em Condição Crônica – NUCRON – e coordenadora até o ano de 2000. Atuou como Professora visitante na Universidade Federal de Estado do Rio de Janeiro – UNIRIO, na Universidade Federal do Paraná – UFPR, na Universidade do Contestado – UnC, Campus de Concórdia e na Pontifícia Universidade Católica do Paraná – PUCPR.
E-mail: mertini@terra.com.br

Lygia Paim

Enfermeira, Professora-titular aposentada pela Universidade Federal do Rio de Janeiro – UFRJ. Formação em Enfermagem pela Escola Anna Nery, com o título de Livre-docente e Doutora pela UFRJ. Professora visitante no Departamento de Enfermagem da UFSC nos anos 1990. Docente pesquisadora pelo CNPq em projetos de pesquisa no NUCRON/UFSC. Pioneira na constituição dos grupos de pesquisa em Inventos e Adaptações Tecnológicas do Cuidar Humano de Enfermagem e de Estudos de História do Conhecimento de Enfermagem. Sócia Honorária da Associação Brasileira de Enfermagem – ABEn.
E-mail: lpaim9@gmail.com

Denise Guerreiro

Doutora em Enfermagem pela Universidade Federal de Santa Catarina – UFSC. Professora-associada do Departamento de Enfermagem e do Programa de Pós-graduação em Enfermagem da UFSC. Líder do grupo de pesquisa NUCRON. Pesquisadora do CNPq.
E-mail: denise.guerreiro@ufsc.br

Colaboradores

Ana Paula Modesto

Graduada em Enfermagem pela Universidade Estadual de Londrina – UEL (1998). Especialista em Nefrologia pela Pontifícia Universidade Católica do Paraná – PUC-PR (2002) e Especialista em Educação Profissional na Área de Saúde: Enfermagem pela Escola Nacional de Saúde Pública – ENSP (2002). Mestre em Enfermagem pela Universidade Federal do Paraná – UFPR (2006). Atualmente atua como Professora do curso de Enfermagem na Unibrasil e como Enfermeira Preceptora na PUC-PR.
E-mail: enfanapaula@hotmail.com

Betina H. Schlindwein Meirelles

Enfermeira, Especialista em Saúde Pública e em Enfermagem do Trabalho. Mestre em Enfermagem. Doutora em Enfermagem pela Universidade Federal de Santa Catarina – UFSC, com a defesa da tese intitulada "Viver saudável em tempos de aids: a complexidade e a interdisciplinaridade no contexto de prevenção da infecção pelo HIV". É docente no Curso de Graduação e de Pós-Graduação em Enfermagem da UFSC. Desde 1996 participa do Grupo de Estudos e Pesquisas em Administração de Enfermagem e Saúde – GEPADES, e desde 1997 atua no Núcleo de Estudos e Assistência em Enfermagem e Saúde a Pessoas em Condição Crônica – NUCRON. Tem como foco central de seus estudos: interdisciplinaridade e promoção da saúde; complexidade em saúde; cuidado de enfermagem às pessoas em situações crônicas de saúde; cuidado em saúde e enfermagem nas doenças infecciosas e parasitárias/DST/aids.
E-mail: betina.hsm@ufsc.br

Brigido Vizeu Camargo

Professor-associado do Departamento de Psicologia e Coordenador do Laboratório de Psicologia Social da Comunicação e Cognição Social da Universidade Federal de Santa Catarina – UFSC. É Doutor em Psicologia Social pela École des Hautes Études en Sciences Sociales, Paris – França. Estuda principalmente os seguintes temas: representação social, atitudes, aids, doenças crônicas, corpo, envelhecimento e saúde.
E-mail: brigido.camargo@ufsc.br

Catarina Aparecida Sales

Professora-adjunta do Departamento de Enfermagem da Universidade Estadual de Maringá – UEM. Graduada em Enfermagem pelo Centro de Estudos Superiores de Londrina (1983). Mestre em Enfermagem pela Universidade Federal de São Paulo – UNIFESP (1997). Doutora em Enfermagem Fundamental pela Escola de Enfermagem de Ribeirão Preto da Universidade de São Paulo – EERP-USP (2003). Membro do grupo de pesquisa – Núcleo de estudos, pesquisa, assistência e apoio à família – Nepaaf, cadastrado no CNPq desde 1996. Professora do programa de Pós-graduação *stricto sensu*, nível Mestrado, do Departamento de Enfermagem da UEM.
E-mail: catasales@hotmail.com

Celmira Lange

Enfermeira e Doutora em Enfermagem pela Escola de Enfermagem de Ribeirão Preto da Universidade de São Paulo – EERP-USP. Professora-adjunta da Faculdade de Enfermagem da Universidade Federal de Pelotas – UFPEL. Atua no Curso de Graduação em Enfermagem e no Programa de Pós-graduação em Enfermagem, nível Mestrado. Atua na Residência Multiprofissional em Saúde ênfase em Atenção Oncológica. Líder do Núcleo de Condições Crônicas e suas Interfaces – NUCCRIN, no qual vem desenvolvendo estudos na área de doenças crônicas, famílias, grupos e idosos.
E-mail: celmira_lange@terra.com.br

Christine Wetzel

Enfermeira e Doutora em Enfermagem pela Escola de Enfermagem de Ribeirão Preto da Universidade de São Paulo – EERP-USP. Atualmente, é Professora-adjunta da Escola de Enfermagem da Universidade Federal do Rio Grande do Sul – UFRGS. Integrante do Grupo de Estudo e Pesquisa em Enfermagem Psiquiátrica e Saúde Mental – GEPESM. Atua principalmente nos seguintes temas: saúde mental, enfermagem psiquiátrica, serviços de saúde mental, avaliação de serviços e reforma psiquiátrica.
E-mail: cwetzel@ibest.com.br

Denise Guerreiro

Doutora em Enfermagem pela Universidade Federal de Santa Catarina – UFSC. Professora-associada do Departamento de Enfermagem e do Programa de Pós-graduação em Enfermagem da UFSC. Líder do grupo de pesquisa NUCRON. Pesquisadora do CNPq.
E-mail: denise.guerreiro@ufsc.br

Eda Schwartz

Enfermeira e Doutora em Enfermagem pela Universidade Federal de Santa Catarina – UFSC. Professora-adjunta da Faculdade de Enfermagem da Universidade Federal de Pelotas – UFPEL. Atua no Curso de Graduação em Enfermagem e no Programa de Pós-graduação em Enfermagem, nível Mestrado. Atua na Residência Multiprofissional em Saúde ênfase em Atenção Oncológica. Integrante do Núcleo de Condições Crônicas e suas Interfaces – NUCCRIN, no qual vem desenvolvendo estudos na área de doenças crônicas, famílias e grupos.
E-mail: eschwartz@terra.com.br

Fabiane Ferreira Francioni

Enfermeira e Doutora em Enfermagem pelo Programa de Pós-graduação em Enfermagem da Universidade Federal de Santa Catarina – UFSC. Integrante do Núcleo de Estudos e Assistência em Enfermagem e Saúde a Pessoas em Condição Crônica – NUCRON/UFSC. Professora-assistente da Escola de Enfermagem da Fundação Universidade Federal do Rio Grande – EENF/UFRG.
E-mail: francionifloripa@yahoo.com.br

Felismina Rosa Parreira Mendes

Doutorada em Sociologia do Desenvolvimento (ramo de Saúde e Doença), Instituto Superior de Ciências do Trabalho e da Empresa/Instituto Universitário de Lisboa – ISCTE/IUL. Professora-coordenadora na Escola Superior de Enfermagem da Universidade de Évora, Portugal. Investigadora do Centro de Investigação e Estudos de Sociologia – CIES. Membro da Comissão Executiva e Científica do Mestrado de Sociologia da Saúde e da Doença – ISCTE/IUL e do Mestrado de Educação para a Saúde na Universidade de Évora. Diretora do Curso de Mestrado em Enfermagem Comunitária na Escola Superior de Enfermagem da Universidade de Évora.
E-mail: fm@uevora.pt

Fernanda M. Arzuaga Vieira

Enfermeira graduada pela Universidade Federal do Rio Grande do Sul – UFRGS. Especialista em Enfermagem Obstétrica pela Universidade do Vale do Itajaí – Univali. Possui Mestrado em Enfermagem com área de concentração em Filosofia Saúde e Sociedade pela Universidade Federal de Santa Catarina – UFSC. Desde 2007 participa do Núcleo de Estudos e Assistência em Enfermagem e Saúde a Pessoas em Condição Crônica – NUCRON, vinculado ao Departamento de Enfermagem e ao Programa de Pós-graduação em enfermagem da UFSC. Atua na linha de pesquisa: O Cuidado no Processo de Viver, Ser Saudável e Adoecer. Tem como foco central de seus estudos o cuidado em saúde e enfermagem nas doenças infecciosas e parasitárias/DST/aids.
E-mail: fearzuaga_vieira@hotmail.com

Juliana L. Rigol Chachamovich

Enfermeira graduada pela Universidade Federal do Rio Grande do Sul – UFRGS. Especialista em Enfermagem Obstétrica pela Escola de Saúde Pública do Rio Grande do Sul. Possui Mestrado e Doutorado em Ciências Médicas, com foco em Ginecologia e Obstetrícia, pela UFRGS. Atualmente é Pesquisadora associada da Escola de Enfermagem da Universidade McGill, Montreal, Canadá.
E-mail: juliana.chachamovich@mcgill.ca

Karina S. de A. Hammerschmidt

Graduação em Enfermagem pela Pontifícia Universidade Católica do Paraná – PUC-PR (2003). Pós-graduação em Saúde Coletiva pela PUC-PR (2004) e Pós-graduação em Administração com ênfase em Gerenciamento pelo Centro Universitário das Faculdades Associadas de Ensino – UNIFAE. Mestrado em Organizações e Desenvolvimento pela UNIFAE (2007). Mestrado em Enfermagem pela Universidade Federal do Paraná – UFPR (2007). É Doutoranda na Universidade Federal do Rio Grande – UFRG (2009). Tem experiência na área de Enfermagem, com ênfase em Saúde Pública, atuando principalmente nos seguintes temas: saúde do adulto e idoso, saúde da família, administração dos serviços de enfermagem, políticas de saúde e promoção da saúde. Atualmente é Coordenadora do Curso de Enfermagem e docente da Universidade Federal do Pampa – Unipampa.
E-mail: karina.h@ufsc.br

Leila Brito Bergold

Doutora Enfermeira e Musicoterapeuta, Especialista em Terapia de Família. Membro do Núcleo de Pesquisa de Fundamentos do Cuidado de Enfermagem – Nuclearte – da Escola de Enfermagem Anna Nery da Universidade Federal do Rio de Janeiro – UFRJ. Chefe do Serviço de Musicoterapia do Hospital Central do Exército – RJ, responsável pelo Projeto de Humanização Hospitalar com Música da instituição. Professora da Faculdade de Enfermagem da Fundação Técnico-Educativa Souza Marques.
E-mail: leilabergold@gmail.com

Luciane Prado Kantorski

Enfermeira e Doutora em Enfermagem pela Escola de Enfermagem de Ribeirão Preto da Universidade de São Paulo. É pesquisadora do CNPq.
Atualmente, é Professora-adjunta e Diretora da Faculdade de Enfermagem da Universidade Federal de Pelotas – UFPEL. Atua no Curso de Graduação em Enfermagem e no Programa de Pós-graduação em Enfermagem, nível Mestrado.
É líder do Grupo de Pesquisa "Enfermagem, Saúde Mental e Saúde Coletiva", no qual vem desenvolvendo estudos nas áreas de avaliação de serviços de saúde mental, reabilitação psicossocial e saúde mental coletiva.
E-mail: kantorski@uol.com.br

Lygia Paim

Enfermeira, Professora-titular aposentada pela Universidade Federal do Rio de Janeiro – UFRJ. Formação em Enfermagem pela Escola Anna Nery, com o título de Livre-docente e Doutora pela UFRJ. Professora visitante no Departamento de Enfermagem da UFSC nos anos 1990. Docente pesquisadora pelo CNPq em projetos de pesquisa no NUCRON/UFSC. Pioneira na constituição dos grupos de pesquisa em Inventos e Adaptações Tecnológicas do Cuidar Humano de Enfermagem e de estudos de História do Conhecimento de Enfermagem. Sócia Honorária da Associação Brasileira de Enfermagem – ABEn.
E-mail: lpaim9@gmail.com

Márcia de Assunção Ferreira

Doutora em Enfermagem, Mestre em Educação. Professora-titular de Fundamentos do Cuidado de Enfermagem da Escola de Enfermagem Anna Nery da Universidade Federal do Rio de Janeiro – UFRJ. Membro do Núcleo de Pesquisa de Fundamentos do Cuidado de Enfermagem – Nuclearte. Pesquisadora do CNPq.
E-mail: marciadeaf@ibest.com.br

Maria Angélica Pagliarini Waidman (*in memoriam*)

Professora-adjunta do Departamento de Enfermagem da Universidade Estadual de Maringá – UEM. Graduada em Enfermagem pela UEM (1988). Mestre em Assistência de Enfermagem pela Universidade Federal de Santa Catarina – UFSC (1998). Doutora em Filosofia da Enfermagem pela UFSC em 2004. Membro do grupo de pesquisa – Núcleo de estudos, pesquisa, assistência e apoio à família – Nepaaf, cadastrado no CNPq desde 1996. Professora do programa de pós-graduação *stricto sensu* – nível Mestrado – do Departamento de Enfermagem da UEM. Membro da comissão editorial da Revista *Ciência, Cuidado e Saúde*.

Maria das Neves Decesaro

Professora-adjunta do Departamento de Enfermagem da Universidade Estadual de Maringá – UEM. Graduada pela Universidade Católica de Goiás em 1989. Mestre em Fundamentos de Enfermagem pela Escola de Enfermagem da Universidade de São Paulo – USP. Doutora em Enfermagem Fundamental pela Escola de Enfermagem de Ribeirão Preto – EERP-USP. Membro do grupo de pesquisa – Núcleo de estudos, pesquisa, assistência e apoio à família – NEPAAF, cadastrado no CNPq desde 1996. Professora do programa de Pós-graduação *stricto sensu* – nível Mestrado – do Departamento de Enfermagem da UEM. Membro da comissão editorial da Revista *Ciência, Cuidado e Saúde*.
E-mail: mndecesaro@uem.br

Maria de Fátima Mantovani

Doutora em Enfermagem pela Escola de Enfermagem de Ribeirão Preto da Universidade de São Paulo – EERP-USP. Pós-doutorado em Enfermagem na Universidade de Évora, Portugal. Professora-associada da Universidade Federal do Paraná – UFPR. Pesquisadora CNPq. Pesquisadora do Centro de Investigação em Ciências e Tecnologias da Saúde da Universidade de Évora. Professora dos Curso de Graduação, Mestrado e Doutora da UFPR.
E-mail: mfatimamantovani@ufpr.br

Maria Helena Lenardt

Graduação em Enfermagem pela Pontifícia Universidade Católica do Paraná – PUC-PR (1976). Mestrado em Assistência em Enfermagem pela Universidade Federal de Santa Catarina – UFSC (1996) e Doutorado em Filosofia da Enfermagem pela UFSC (2001). É consultora *ad hoc* do Ministério da Saúde, Fundação Araucária no Paraná e de periódicos nacionais. Atualmente é Professora Sênior da Universidade Federal do Paraná – UFPR. É líder do Grupo Multiprofissional de Pesquisa sobre Idosos – GMPI/UFPR. Tem experiência na área de Enfermagem, com ênfase em Enfermagem Gerontológica, atuando principalmente nos seguintes temas: idoso, cuidado cultural, cuidado de si e doença crônica.
E-mail: lenardthart@hotmail.com

Maria Seloi Coelho

Enfermeira da Secretaria de Estado da Saúde de Santa Catarina, com Mestrado e Doutorado em Enfermagem pela Pós-graduação em Enfermagem da Universidade Federal de Santa Catarina – UFSC. Membro do grupo de pesquisa do Núcleo de Estudos e Assistência em Enfermagem e Saúde a Pessoas em Condição Crônica – NUCRON.
E-mail: seloicoelho1@brturbo.com.br

Mercedes Trentini

Enfermeira, Professora aposentada pela Universidade Federal de Santa Catarina – UFSC. Graduada pela Escola de Enfermagem Alfredo Pinto, Rio de Janeiro. Especialista em Condições Crônicas Renais pela University of California San Francisco – UCSF, EUA. Mestre em Saúde do Adulto pela UFSC e Doutora em Enfermagem pela University of Alabama at Birmingham – UAB, EUA. Fundadora do Núcleo de Estudos e Assistência em Enfermagem e Saúde a Pessoas em Condição Crônica – NUCRON – e coordenadora até o ano de 2000. Atuou como Professora visitante na Universidade Federal de Estado do Rio de Janeiro – UNIRIO, na Universidade Federal do Paraná – UFPR, na Universidade do Contestado – UnC, Campus de Concórdia e na Pontifícia Universidade Católica do Paraná – PUCPR.
E-mail: mertini@terra.com.br

Neide Aparecida Titonelli Alvim

Doutora Professora-associada do Departamento de Enfermagem Fundamental da Escola de Enfermagem Anna Nery da Universidade Federal do Rio de Janeiro – EEAN-UFRJ. Membro do Núcleo de Pesquisa de Fundamentos do Cuidado de Enfermagem – Nuclearte. Principais tópicos de pesquisa: cuidados fundamentais e a arte de cuidar na enfermagem; terapias integrativas e complementares de saúde e seus nexos com o cuidado de enfermagem; educação em saúde; a dialogidade no cuidado; intermediação de práticas e saberes no cuidado à saúde; tecnologias de cuidar; recursos/estratégias terapêuticas de cuidado; tipologias de cuidado.
E-mail: titonelli@globo.com

Rafael Celestino da Silva

Mestre em Enfermagem. Doutorando em Enfermagem pela Escola de Enfermagem Anna Nery da Universidade Federal do Rio de Janeiro – EEAN-UFRJ. Professora-auxiliar do Curso de Enfermagem da Universidade Castelo Branco. Membro do Núcleo de Pesquisa de Fundamentos do Cuidado de Enfermagem – Nuclearte.
E-mail: rafaenfer@yahoo.com.br

Sabrina da Silva de Souza

Graduada em Enfermagem pela Universidade Federal de Santa Catarina – UFSC. Doutora em Enfermagem pelo Programa de Pós-Graduação em Enfermagem da UFSC. Enfermeira efetiva da emergência adulto do Hospital Universitário/HU-UFSC e Enfermeira-coordenadora do Programa de Controle de Tuberculose de São José-SC. Colaboradora do Ministério da Saúde na Tuberculose. Integrante do Núcleo de Estudos e Assistência em Enfermagem e Saúde a Pessoas em Condição Crônica – NUCRON.
E-mail: enfermeirasabrina@gmail.com

Sonia Silva Marcon

Professora-associada do Departamento de Enfermagem da Universidade Estadual de Maringá – UEM. Graduada pela Universidade Estadual de Londrina – UEL (1979). Mestre e Doutora em Enfermagem pela Universidade Federal de Santa Catarina – UFSC. Professora Livre-docente em Enfermagem em Saúde Pública pela Universidade Federal do Estado do Rio de Janeiro – Unirio. É líder do grupo de pesquisa – Núcleo de Estudos, Pesquisa, Assistência e Apoio à Família – NEPAAF, cadastrada no CNPq desde 1996. É pesquisadora do CNPq e atua nos Programas de Pós-graduação: Mestrado em Enfermagem e Mestrado em Ciências da Saúde. Editora da Revista *Ciência, Cuidado e Saúde*.
E-mail: soniasilva.marcon@gmail.com

Valéria Silvana Faganello Madureira

Enfermeira. Doutora em Enfermagem pela Universidade Federal de Santa Catarina – UFSC. Professora da Universidade do Contestado – UnC, Concórdia. Líder do Grupo de Estudos e Pesquisas em Promoção da Saúde – GEPEPS.
E-mail: valeriamadureira2005@hotmail.com

Agradecimentos

Agradecemos às Forças da Vitalidade que nos inspiram ao constante valor de pensar as possíveis transformações à vida e à saúde e nos impulsionam ao prazer de compartilhar ideias pela escrita e publicação vinculada ao que entendemos ser boas práticas assistenciais de saúde.

Mercedes Trentini
Lygia Paim
Denise Guerreiro

Prefácio

Sinto-me honrado ao ser convidado para prefaciar o presente livro. Em especial, porque faria – e fiz – uma leitura em primeira mão dos originais do texto que o compõe. Mas me indaguei por diversas vezes: porque fui escolhido para fazê-lo? Talvez, por uma deferência pelo trabalho modesto que faço em prol da valorização da inovação em todos os ambientes de trabalho e, em especial na Enfermagem, área de minha formação profissional. Contudo, se continuasse a buscar tal resposta, perderia a primazia de folhear página por página, até descortinar um texto conciso que compõe os imperceptíveis doze capítulos deste livro. Essa constatação se deve ao fato de que o material escrito por vinte e oito profissionais (vinte e sete enfermeiros e um psicólogo), transformou-se numa verdadeira obra coletiva, que retrata a realidade dos diversos cenários de cuidados inovadores às pessoas em condições crônicas de saúde.

A Enfermagem e o setor saúde são contemplados com um texto referencial para a ação dos profissionais envolvidos no cuidado aos usuários em condição crônica. Estes, encontram neste livro diversas respostas frente aos serviços que não respondem aos seus desejos e, muito menos, respeitam a sua condição. É, portanto, um compêndio de boas práticas para este segmento, é um novo caminho a ser perseguido!

Os usuários em condição crônica de saúde, são sujeitos diferenciados, pois buscam ter uma qualidade de vida melhor, porquanto têm raras chances de cura; por outro lado, existem grandes possibilidades de se manterem saudáveis. Assim, a sociedade, em todos os seus espaços, necessita prover serviços que os acolham, diferenciadamente, em ambientes adequados e equipados. As equipes profissionais, por sua vez, também requerem a qualificação necessária a propiciar um cuidado diferenciado, com vínculos efetivos. As políticas públicas, por sua vez, precisam contemplar essas peculiaridades, pois esse usuário não é eventual num serviço de saúde, não será atendido apenas numa ou noutra fase aguda. É preciso manter uma escuta constante, buscando adequar nossas práticas às experiências por ele vivenciadas. É um caminho de mão dupla, não existindo espaço para que a estrutura corporativa se coloque frente àquele que deve ser o centro de nossas atenções e cuidados. A concretização de programas de educação em saúde, de caráter interdisciplinar, é imprescindível à melhoria da qualidade de vida dos usuários em condição crônica. Compreender sua condição numa estrutura dialógica com diversos atores, torna o processo mais rico e resolutivo, como é demonstrado no presente livro.

Os leitores perceberão que as pesquisas e registros de experiências exitosas, esposadas nos diversos capítulos, podem ser replicados por serviços de saúde e por essa razão podem servir de exemplo a todos os que desejam construir mudanças efetivas em seus modos de ser e agir nos cuidados a usuários em condição crônica de saúde. Por se tratar de capítulos, em sua maioria, construídos a partir de experiências com processos de investigação que se utilizaram da metodologia da Pesquisa Convergente Assistencial (PCA), vemos quanto essa modelagem favorece as relações entre pesquisa e prática e se mostra eficiente e eficaz para identificar as respostas às lacunas em problemas dos serviços de saúde, particularmente no cotidiano de usuários e profissionais no âmbito das condições crônicas de saúde. Assim, fica patente que essa metodologia pode ser universalizável por sua compatibilidade com as situações vividas no presente contexto da saúde.

Nesta publicação destaca-se também uma aproximação entre o Grupo de Pesquisa – Núcleo de Estudos e Assistência em Enfermagem e Saúde a Pessoas em Condição Crônica (NUCRON/UFSC) e a Pesquisa Convergente Assistencial (PCA) o que, historicamente, se registra desde os anos 1990. Desse modo, as Enfermeiras Doutoras Mercedes Trentini e Lygia Paim, idealizadoras da Pesquisa Convergente Assistencial (PCA), estão associadas à Enfermeira Doutora Denise Guerreiro, líder do NUCRON/UFSC na organização do presente livro com um texto e que nos mantêm atentos a novas vivências neste campo de estudo.

No contexto dos dados epidemiológicos referentes às doenças crônicas no Brasil, este livro se reveste de importância ímpar, por ser atual, contemporâneo. Serve como esteio e possibilita a afirmação de que o Sistema Único de Saúde está se efetivando com propostas ousadas e inovadoras, como as aqui apresentadas. Essa é mais uma prova inconteste de que estamos encontrando um dos caminhos apropriados ao fortalecimento da assistência à saúde.

Ao final, agradeço a grata oportunidade e a deferência, pois encontrei a resposta pela qual abri o presente prefácio: precisava atualizar meus conceitos e conhecimentos sobre a área foco do presente livro. Se já era um entusiasta da PCA e das inovações no campo dos cuidados aos usuários em condição crônica, após esta leitura sou um militante desta área. Dessa forma, fraternalmente, convido aos demais leitores para que se incorporem nessa transformação.

Gelson Luiz de Albuquerque

*Bacharel em Enfermagem e licenciado em 1º e 2º grau em 1982 e
Especialista em Direção Hospitalar e Sistemas de Saúde (1983). Mestre em
Ciências de Enfermagem (1991). Doutor em Filosofia de Enfermagem (2001).
Professor da Universidade Federal de Santa Catarina (UFSC).*

Apresentação

UMA TECEDURA DE ABORDAGENS E CONCEITOS DE CUIDADO-PESQUISA EM CRONICIDADE EMERGENTES DOS TEXTOS DESTA OBRA

Mercedes Trentini
Lygia Paim
Denise Guerreiro

O livro apresenta a diversidade de desafios para as pessoas em condições crônicas e para aquelas com quem convivem. Um eixo integrativo do cuidado a essas pessoas é o significado que os desafios assumem e os meios empregados de superação gradativa dos mesmos conforme sua adequada condição para enfrentá-los. O texto explora formas vivenciais de cuidar e ser cuidado como uma lida continuamente aperfeiçoável em pacientes com suas respectivas situações crônicas. As relações entre profissionais e pacientes crônicos demandam renovadas ferramentas e exercícios de criatividade no seu processo educativo. Os comentários críticos acerca dessa criatividade "profissional-pacientes" são pertinentes e colocam-se ao longo do texto. Alguns destaques sobre Organização de Serviços de Saúde e o acolhimento especificamente voltado à cronicidade de situações de saúde e sua necessária extensão às famílias dos pacientes apresentam-se no livro como discutidos resultados de pesquisa em práticas do cuidar. Outros tópicos dão ênfase a estratégias construídas entre o profissional e o paciente no sentido de potencializar o cuidado de si em situações crônicas. A presente obra constitui-se em exposição de pontos de vista do cuidado e da pesquisa alicerçados em fundamentação teórico-prática de experiências concernentes à ambiência e à dinâmica que transita no cotidiano de profissionais e pacientes no trabalho de atendimento a situações crônicas de pessoas e grupos no campo da Saúde.

Examinando os textos aqui incluídos, e com a intencionalidade de buscar alguns conceitos e abordagens que os caracterizam, a decisão foi vê-los sob a ótica das experiências de cuidado-pesquisa e respectivas inovações em práticas no âmbito da cronicidade.

Mesmo sem pretender esgotar a riqueza conceitual e os significados das transformações da atenção às pessoas com situações crônicas, os capítulos que constituem este livro fazem emergir muitas possibilidades que se instalam no cotidiano da cuidado-pesquisa dos profissionais da saúde junto às pessoas que passam pela experiência de adoecimento de longa duração.

No sentido de esclarecimento, ficam destacados as abordagens e conceitos diferenciados de cuidado-pesquisa em cronicidade apresentando uma interligação para uma síntese a cargo do leitor.

De modo geral está presente que as pessoas em condições crônicas requerem cuidado distinto, o qual se constitui de um leque de ações diversificadas e de longa duração. A realidade nos tem mostrado que o cuidado às pessoas com problemas de saúde crônicos tem sido, na sua maioria, no âmbito do tratamento medicamentoso, o que representa uma fragmentação do cuidado integral. Embora o medicamento tenha papel primordial no plano de cuidado, não é suficiente para responder ao sofrimento dessas pessoas. A condição crônica acarreta não só deteriorações no âmbito biofísico, mas é também acompanhada por privações nos seus relacionamentos sociais, dificuldades financeiras devidas a gastos com tratamento e limitações para o trabalho, distúrbios de ordem psicológica que podem determinar depressão entre outras alterações. A maioria das pessoas em condição crônica tem idade acima de 60 anos, nesse caso, as deteriorações e privações da doença são mais acentuadas durante o processo de envelhecimento, o que torna a situação dessas pessoas ainda mais carentes de cuidado.

A literatura tem mostrado uma variedade de estudos focados em novas abordagens e conceitos em relação ao cuidado e à pesquisa no âmbito da enfermagem, os quais têm sido ajustados à cronicidade. Estudos após estudos e tentativas de acerto, os antigos métodos de cuidado e de pesquisa têm sido substituídos ou, melhor dizendo, ampliados por novos paradigmas, conceitos e novas abordagens que têm servido como base para as atividades de cuidado e de pesquisa com pessoas em condições crônicas. Entre os diversos estudos estão os de visão naturalística que propõem cuidar e pesquisar as pessoas no seu ambiente social e cultural.

Ao longo da história do cuidado, os profissionais da saúde têm empregado esforços para manter a qualidade de seu trabalho incluindo atualizações tecnológicas e construção de normas técnicas. Enquanto se cumpre com essa busca mais frequente de qualidade formal e técnica, o empenho face à disponibilidade de tempo e oportunidades para a qualidade político-social nem sempre se apresenta resolvida.

Construir-se continuamente como pessoas e ver o cliente como igual não faz parte dos objetivos gerais do ambiente organizativo institucional. O capítulo de abertura deste livro nos alerta para nossas interligações, nossos processos de interioridade, sem os quais tudo é objetivado. O cuidado longe de mera coisificação é o cenário da objetivação, mudança bem-vinda à definição da atenção na "nova visão da cronicidade".

Os capítulos que correspondem ao teor substancial do cuidado em cronicidade fazer emergir conceitos diferenciados e abordagens específicas. O conceito de vínculo na área da saúde foi apontado em mais de um capítulo como estratégia para um cuidado integral. Para criar tais vínculos faz-se necessário desenvolver um espaço propício às relações sociais e à habilidade de escuta, entender a necessidade das pessoas de manter e conservar os símbolos. Isso só se concretiza pela relação intersubjetiva. Aceitar que o outro é uma possibilidade infinita do Ser faz que o diálogo necessite de uma grande dose de entrega, de esperança e, principalmente, de confiança.[1]

O espaço das relações é um lugar de vozes e escutas no trabalho vivo em ato, ou seja, encontro de pessoas que querem falar e ser ouvidas em suas necessidades.[2] Criar vínculos entre as pessoas em condições crônicas e cuidadores implica assumir uma nova postura tanto do cuidador de saúde quanto dos que necessitam de cuidado.

A educação em saúde consiste em uma abordagem que vem sendo também implementada no cuidado com pessoas em condições crônicas. Tradicionalmente, as ações de educação em saúde centralizavam-se nas orientações e informação conduzidas de modo vertical pelos profissionais da saúde para as pessoas em condições crônicas referentes ao que é bom ou não, para manter uma vida saudável, não havia espaço para a participação ativa das pessoas necessitadas de cuidado. Evidentemente que dentro dessa visão de educação em saúde não há lugar para vínculos, pelo contrário, cria-se um espaço em que as ações são canalizadas em uma direção única que transitam do profissional ativo para o usuário passivo[3]. O vínculo é, sem dúvida, precedido pelo acolhimento. O acolhimento consiste de uma expressão humanizada em que se operam processos de escutas e responsabilizações, as quais se articulam com os vínculos e compromissos no cuidado.[4] O acolhimento faz a diferença em qualquer situação de vida seja ela qual for. Ser recebido com amabilidade e respeito, que inclui dar o direito à pessoa de se expressar e de ser ouvida, é o que todos desejamos quando nos dirigimos a qualquer instituição ou a qualquer pessoa. Tratando-se da procura para resolução de riscos à saúde, o acolhimento torna-se ainda mais significativo, pois quem procura ajuda nessa situação sente-se fragilizado e mais do que nunca espera encontrar nos profissionais da saúde modos humanizados no atendimento. O acolhimento e o vínculo entre os usuários e os cuidadores são as principais expressões que possibilitam a integralidade no processo do cuidado.

A integralidade, nesta obra, é apresentada como elaboração de políticas específicas para responder às necessidades de saúde das pessoas em condições crônicas de maneira a proceder a articulações interdisciplinares de diversas abordagens de cuidado e de pesquisa para a busca de qualidade de vida dessas pessoas.

As pessoas em condições crônicas necessitam de ações integradas com a participação de várias áreas do saber em saúde e, para isso, é indispensável uma efetiva comunicação entre essas áreas e, dessas, com a experiência de quem vive a cronicidade. Essa concepção pode ser entendida como interdisciplinaridade. A interdisciplinaridade consiste em uma estreita relação entre disciplinas, que compartilham um trabalho, em um esforço cooperativo de disponibilizar seus saberes[5]. Além da integração de diversas disciplinas, valorizamos o saber popular, incluindo as experiências e opiniões das pessoas em condições crônicas e de seus familiares e amigos. Desse modo, o cuidado integral às pessoas em condições crônicas implica práticas nas dimensões biológicas, sociais, culturais, psicológicas, ambientais e históricas. Portanto, essas práticas requerem a diversidade de abordagens tanto para o cuidado quanto para a pesquisa.

A abordagem da Pesquisa Convergente Assistencial (PCA) foi a que marcou destaque nos capítulos que apresentaram relatórios de pesquisa neste livro. A PCA revela-se pela complexidade de unir ações de assistência e ações de pesquisa buscando a integralidade dessas ações em um só projeto. A incorporação de ações de assistência e de pesquisa não significa que a PCA considera como pesquisa a prática assistencial ou vice-versa, pelo contrário, essa abordagem preserva a identidade de cada uma dessas práticas[6]. A abordagem da PCA é, em parte, conduzida durante o processo da prática assistencial, portanto, é inevitável o envolvimento intencional do pesquisador em ambas as práticas, tanto da assistência quanto da pesquisa. Pelo fato de o pesquisador desenvolver ações de assistência em convergência com as de pesquisa, a PCA permite espaço para obter dos participantes informações com profundidade. Além disso, a PCA permite articulações com os mais variados referenciais para a prática assistencial e também com diversas técnicas qualitativas de coleta e análise de informações.

A entrevista-conversação, apresentada neste livro por ocorrer durante os procedimentos técnicos do cuidado, e de forma informal, abre um leque de oportunidades para um cuidado integral pelo fato de proporcionar um conhecimento abrangente das pessoas em condições crônicas, maior interação delas com os profissionais, espaço para o exercício do acolhimento e estabelecimento de vínculo com essas pessoas. Dessa maneira, as informações obtidas pela entrevista-conversação oferecem bases para o plano de cuidados e o tratamento, bem como para fins de investigação científica.

Na condição crônica, por ser de longa duração e com poucas chances de cura, o importante para as pessoas é manter, o quanto possível, uma qualidade de vida razoável. Muitas teorizações têm sido publicadas sobre qualidade de vida, mas o que significa ter qualidade de vida para quem está em condição crônica? Seríamos incoerentes se não acreditássemos que ter qualidade de vida razoável na cronicidade é estar bem com a vida nas dimensões biológicas, sociais, culturais, psicológicas, ambientais e históricas.

O apoio social em redes tem um papel importante na melhoria da qualidade de vida das pessoas em condição crônica, principalmente quando elas são formadas por instituições e profissionais de vários âmbitos da saúde, por pessoas da comunidade e por familiares e amigos dessas pessoas. O apoio social às pessoas em condições crônicas ocorre de várias maneiras, que podem incluir uma gama de estratégias, de métodos e técnicas, tais como reflexões e atividades manuais em grupo, envolvimento em atividades musicais e lúdicas e visitas domiciliares dos profissionais da saúde de modo a envolver os membros da família no cuidado de seu familiar necessitado. O apoio da família ajuda na superação das dificuldades, pois são os mais próximos no dia a dia dessas pessoas em condições crônicas.

Por certo, uma interligação de conceitos e abordagens dessa natureza possibilita a composição de um futuro referencial muito apropriado aos profissionais para um cuidado inovador com as pessoas em condições crônicas. Uma prospectiva a partir desta obra faz-se promissora de novos caminhos de mudanças bem-vindas à vida e saúde de pessoas em condições crônicas e à de seus familiares e amigos.

REFERÊNCIAS BIBLIOGRÁFICAS

1. Nasser ESQC. O que dizem os símbolos? São Paulo: Paulus; 2003.
2. Merhy EE. Em busca da qualidade dos serviços de saúde: os serviços de porta aberta para a saúde e o modelo tecnoassistencial em defesa da vida. In: Cecílio LCO, organizador. Inventando a mudança na saúde. São Paulo: Hucitec; 1997. p. 117-60.
3. Trentini M, Paim L. An innovative approach to promote a healthy lifestyle for persons with chronic conditions in Brazil. In: Turley AB, Hofmann GC, editors. Life style and health research progress. New York: Nova Biomedical Books; 2008. p. 251-72.
4. Franco TB, Bueno WS, Merhy EE. O acolhimento e os processos de trabalho em saúde: o caso de Betim, MG. In: Merhy EE, Magalhães Jr HM, Rimoli J, Franco TB, Bueno WS. O trabalho em saúde: olhando e experienciando o SUS no cotidiano. São Paulo: Hucitec; 2003.
5. Furtado JP. Equipe de referência: arranjo institucional para potencializar a colaboração entre disciplinas e profissões Interface 2007 maio/ago;11(22):239-55.
6. Trentini M, Paim L. Pesquisa convergente-assistencial: um desenho que une o fazer e o pensar na prática assistencial de saúde-enfermagem. 2. ed. Florianópolis: Insular; 2004.

Sumário

1 Mudanças no cenário de cuidado em cronicidade na saúde humana, *1*
Lygia Paim

2 A condição crônica de saúde: do diagnóstico à gestão cotidiana da situação, *11*
Maria de Fátima Mantovani
Felismina Rosa Parreira Mendes

3 Encontros musicais: uma estratégia de cuidado e de pesquisa com grupos de clientes em tratamento quimioterápico e seus familiares, *27*
Leila Brito Bergold
Neide Aparecida Titonelli Alvim

4 Implementação e avaliação de uma proposta de cuidado às famílias de portadores de doença crônica, *49*
Sonia Silva Marcon
Maria Angélica Pagliarini Waidman (in memoriam)
Catarina Aparecida Sales
Maria das Neves Decesaro

5 O convívio conjugal como contribuinte na prevenção de doenças crônicas transmissíveis, *65*
Valéria Silvana Faganello Madureira
Mercedes Trentini

6 Redes sociais e condição crônica de saúde: o desafio do cuidado integral, *91*
Sabrina da Silva de Souza
Denise Guerreiro
Betina H. Schlindwein Meirelles
Fabiane Ferreira Francioni

7 Familiares de pessoas com *diabetes mellitus* tipo 2: concepção da doença, comportamentos e vulnerabilidades, *109*
Maria Seloi Coelho
Brigido Vizeu Camargo

8   Hipertensão arterial: desafios para manter o estilo de vida e o cuidado de si na adolescência, *131*

Márcia de Assunção Ferreira
Rafael Celestino da Silva

9   O cuidado gerontológico de enfermagem ao idoso renal crônico em tratamento hemodialítico: perspectiva cultural e sustentável, *145*

Maria Helena Lenardt
Mercedes Trentini
Ana Paula Modesto
Karina S. de A. Hammerschmidt

10 Entrevista-conversação: instrumento propício para o cuidado integral de enfermagem aos idosos em condições crônicas, *157*

Mercedes Trentini
Maria Helena Lenardt

11 Saúde e qualidade de vida: uma perspectiva para pessoas que vivem com HIV/Aids, *169*

Betina H. Schlindwein Meirelles
Fernanda M. Arzuaga Vieira
Juliana L. Rigol Chachamovich

12 Avaliação de serviços de atenção a situações crônicas em saúde mental, *183*

Luciane Prado Kantorski
Christine Wetzel
Eda Schwartz
Celmira Lange

Índice remissivo, *197*

1 Mudanças no cenário de cuidado em cronicidade na saúde humana

Lygia Paim

Ao longo do percurso da vida humana ocorrem mudanças, algumas previsíveis, outras, não, uma vez que a vida é plena de possibilidades e muitas inexatidões. Embora assim seja, o forte convencimento de um mundo quase exclusivo da razão, do exato, da probabilidade, foi o pensamento dominante, até mesmo na recente despedida do século XX.[1]

Na primeira década do século XXI, maior clareza da relativização da racionalidade, visibilidade em mudanças paradigmáticas e reconhecimento de alguns legados históricos têm despertado no mundo certa ampliação social com significativas mudanças e debates de natureza ético-filosófica, artística, científica e tecnológica. Conceitos e práticas reorientam-se para a construção de políticas entre povos e nações, reunindo populações, sobremodo por meio da ciência, da geração de produtos e processos tecnológicos e das artes, dando lugar a novos e diferentes saberes e práticas.[2]

A par dessa ampliação social, algumas mudanças bem-vindas decorrem de questionamentos às exclusões e ao reconhecimento de valores humanos direcionados à inclusão. Essas mudanças procuram redimensionar a participação e provocam atitudes libertadoras de sujeitos, em oposição a preconceitos e intolerâncias diante das diferenças.

Novas trilhas surgem no rumo de relações sociais mais justas, inclinando-se de início a investir em esforços que combatam a negação das subjetividades. Nos campos da educação e da saúde, correntes teóricas buscaram difundir o conhecimento em sua vertente político-social que bania as relações dominadoras e fomentava a participação de todo ser humano como sujeito do seu processo de viver. O cerne dessas mudanças no campo do cuidado da saúde de pessoas em cronicidade apresenta-se vinculado a novas atitudes tanto de profissionais quanto de usuários do sistema de saúde. Destaca-se a dimensão sociocultural em experiências de enfermidade de longa duração, com ofertas concomitantes de atendimento à saúde, que cobrem tanto o caráter individual quanto o caráter coletivo do atendimento na instituição e no ambiente familiar.

Os métodos de atenção a grupos mistos de clientes e profissionais constituíram uma iniciativa assumida por alguns profissionais de saúde e que foi assimilada em gradativa corresponsabilidade por parte dos clientes. Em sua maioria, esses grupos tipificam-se como "grupos culturais de convivência". Essa convivência aproxima e recompõe o caminho do respeito e do afeto acolhedor emergente das relações de vínculo que são estabelecidas no aconchego do grupo, entre profissionais de saúde e clientes. Na Atenção Básica de Saúde (ABS), embora muitos grupos visem às condições crônicas dos clientes, as mudanças mostram-se principalmente porque o cuidado se expande, não se resumindo apenas à doença. Ao contrário disso, entram em jogo outros elementos qualitativos, como a escuta, o acolhimento, os vínculos, os afetos, o caráter lúdico e, principalmente, os direitos à vida e à saúde com autonomia.

Assinala-se atualmente o requerimento do olhar socioantropológico de profissionais de saúde com clientes em cronicidade pois:

> Abordar a dimensão sociocultural das enfermidades de longa duração significa olhar para o sujeito (con)vivendo com uma condição que o acompanha a todos os lugares e cuja forma de entendê-la, explicá-la, representá-la e lidar com ela decorre de constante movimento em que a interpretação e a ação se realimentam reciprocamente, balizadas pelo contexto sociocultural imediato e mais amplo, no qual se inserem.[3]

Nos tempos atuais a expectativa é de maior longevidade, sendo esperadas mais situações humanas de cronicidade. Embora esses fenômenos não sejam necessariamente dependentes, ambos apontam implicações na saúde pública e na organização das práticas de saúde. Um estudo com pessoas idosas constatou a média de seis condições crônicas aos 75 anos de idade, compondo um quadro de cronicidade. Esse estudo, realizado por meio de entrevistas, mostrou que os pacientes se equivocam ao explicar seus adoecimentos – em geral, espera-se que as pessoas adoecidas, principalmente as mais idosas e de categorias sociais menos favorecidas, não sejam capazes de narrar seus sentimentos.[4]

O adoecimento, de natureza incurável, mas terapeuticamente controlável, tanto exprime o sofrimento individual como reflete danos coletivos implicados no bem-estar social. O envelhecimento e o adoecimento podem ser tratados como processos de dimensões contingenciais e situacionais, respectivamente reconhecidos por suas narrativas e interpretações,[5] uma vez que cada indivíduo reage conforme suas referências ressaltando a construção cultural.

A valorização de saberes e práticas dos profissionais ampliam-se principalmente quando são atribuídos significados às expressões de subjetividade dos usuários dos serviços de saúde sobre o seu próprio adoecimento. Essa ampliação tem superado o reducionismo, relativizando a razão, tornando-a sensível e, sobretudo, adequando a interpretação, o que gera ações mais apropriadas e mais compartilhadas entre proposições técnicas e sua destinação ética. Compreendemos a presença dos três princípios fundamentais para cultivar a aproximação entre médico e paciente de modo harmonioso e cooperativo: a) princípio da máxima capacidade técnica; b) princípio da obra benfeita; c) princípio da autenticidade do Bem.[6] Por serem fundamentais, esses princípios aplicam-se a todos os profissionais de saúde que atuam em cuidados. Fica claro que as questões relativas ao bom cuidado, seja em processos técnicos ou tecnológicos, em face de todos e quaisquer cuidados em saúde, só existem e subsistem com o sentido ético incorporado. Faz sentido adicionar que, sem essa fusão, perece a desejável qualidade político-social no empreendimento da atenção profissional à saúde. A experiência no trabalho em cronicidade tem mostrado que o olhar profissional a essas situações de adoecimento é, em si mesmo, um complexo conjunto de diferentes instâncias: orgânica, psíquica, social e familiar.

O avanço da cronicidade requer concentração na perspectiva interdisciplinar. A respeito da interdisciplinaridade, desde os anos 1990, aponta-se que a sua própria prática:

> [...] se defronta com certo número de obstáculos que é necessário superar quando se deseja obter progresso. Cada disciplina utiliza um sistema conceitual que lhe é próprio, relacionado-a a uma ou mais lógicas epistemometodológicas que lhe são particulares. A não correspondência entre essas lógicas, a dificuldade em se transferir os conceitos de um campo dado a outro levam a que se considere o formalismo das disciplinas como um obstáculo.[7]

Vistas desse modo, mesmo articuladas às disciplinas da Saúde, ainda é incipiente o desenvolvimento de estudos, pesquisas e assistência sobre tal formalismo obstaculizante. Contudo, as mudanças advindas pelo reconhecimento das vozes procedentes das narrativas, entrevistas, depoimentos individuais e em grupos de clientes parecem prenunciar que a partir dessa consideração de base, mesmo que o processo esteja aparentemente na "contramão" da arquitetura mais convencional na elaboração do conhecimento. Mesmo assim despontam mudanças bem-vindas no cuidado a saúde e com espaço bem delineado no campo da atenção em cronicidades.

O estudo das narrativas dos pacientes tem enfatizado as práticas do cuidado, construindo, portanto, mudanças vantajosas de caráter metodológico que, certamente, atingirão muito em breve todo o cenário do saber-fazer. Trata-se de pontos relevantes no redimensionamento das relações entre profissionais e clientes, tendo em vista a possibilidade de fortalecer subjetividades e aprendizagem da convivência no que tange à intersubjetividade, o que aponta para um caminho ético no âmbito de atenção profissional ao cuidado de clientes em cronicidade.

Possivelmente, tem havido certo permeio de saberes e, embora tímido, esboça-se, a partir da interlocução metodológica desses profissionais e clientes, um olhar de valorização cultural, uma perspectiva socioantropológica interpretativa, ainda que incipiente. Pelo menos há uma inclinação ao exercício dos profissionais e clientes que aponta para essa sensibilidade cultural.

Em vez de restringir a atenção ao cuidado individual, a prática ampliada de abordagem em grupo, mais contemporaneamente, tem valorizado e processado com maior perspicácia e pertinência algumas narrativas provenientes dos usuários do serviço de saúde. Consequentemente, os modos de vida dos clientes são mais bem compreendidos, e os riscos de desarticulação dos serviços com as expectativas das famílias tornam-se menores. Os diversos representantes das disciplinas profissionais em saúde, quando desenvolvem a abordagem de trabalho na ótica interdisciplinar, contribuem para determinado acercamento do que teoricamente em enfermagem transcultural foi conceituado como "congruência cultural",[8] ou seja, a mútua compreensão e aproximação entre modos de viver e pensar dos usuários e o trabalho dos profissionais em determinado serviço de saúde. Reconhecidas e respeitadas as possíveis diferenças culturais existentes, quando examinadas perante os propósitos de saúde no planejamento do serviço, esse processo torna-se uma facilidade às mudanças primeiras e mais apropriadas ao cuidar. Quando assim é, o cuidar passa necessariamente pela busca da subjetividade como inerente à assistência à saúde prestada junto aos clientes, suas famílias e grupos.

As mudanças não se dão sem intencionalidade e os profissionais de saúde têm visualizado uma travessia crescente desde a multiprofissionalidade e a multidisciplinaridade e têm ensaiado a interdisciplinaridade ainda que, teoricamente, proponham-se a alcançar a transdisciplinaridade. A história das práticas nem sempre acompanha as perspectivas teóricas tal como imaginadas, porém são visíveis os avanços metodológicos com grupos de clientes no âmbito da assistência em cronicidades. Esse âmbito da assistência, caracterizado por clien-

4 CONDIÇÕES CRÔNICAS E CUIDADOS INOVADORES EM SAÚDE

tes crônicos, embora diversificado, segundo o adoecimento crônico dominante, não tem sido tipificado em si mesmo como uma especialidade. Na verdade, o ponto comum entre as diversas disciplinas de atuação profissional em cronicidades consubstancia-se em lidar com a doença como experiência humana, o que significa a busca sensível de uma perspectiva de base antropológica. Lira,[9] compreende essa tendência como ponto de convergência entre as disciplinas profissionais atuantes em cronicidade.

Resta refletir que, ao ser adotada uma visão antropológica interdisciplinar, as diversas disciplinas profissionais especificam os modos próprios de seus saberes-fazeres. Por sua vez, a centralidade nas narrativas dos clientes e no plano convergente das diversas ações sistematizadas gera, inevitavelmente, a necessidade de uma interlocução.

Uma ambiência de cronicidade assim constituída de modo interdisciplinar entre os profissionais da saúde faz refletir sobre possibilidades de fazer emergir ou mesmo aprofundar conceitos provenientes de pesquisas então realizadas com foco no cuidado assistencial. Nessa tendência, pode-se antever o requerimento de esforços intelectivos na elaboração de um constructo que venha considerar uma base comum de estudo do cuidado, ou seja, que preencha o vazio conceitual de uma espécie de ponto de convergência. Talvez um ponto a cobrir um espaço comum aos profissionais, uma espécie de "intercuidado".

Vale acrescentar que uma pesquisa na prática de um cuidado interdisciplinar dessa natureza e com o propósito de caracterizá-lo como abordagem a um possível "intercuidado" incluirá na elaboração desse conhecimento necessariamente três faces: epistemológica (centralidade na relação sujeito-objeto); metodológica (centralidade nas narrativas dos clientes); e socioantropológica (centralidade na experiência humana de adoecer e suas construções culturais).

Do ponto de vista de mudanças bem-vindas, algumas já se prenunciaram e outras, como o desejável "intercuidado", aguardam pesquisas, revelando-se como potencialidades e temas emergentes no campo de cuidados em cronicidade. Os investimentos em pesquisas inseridas no cenário assistencial oportunizam destacar que pesquisas do tipo convergente-assistencial (PCA),[10] cujo propósito de transformação requer concretudes na assistência médica, podem gerar conhecimento desse tipo, ao mesmo tempo em que se processam as mudanças conectivas, emergentes do circuito "estudo-prática". Para a abordagem PCA, a investigação em serviços de saúde deve chegar ao compromisso finalístico de produzir uma concreta e qualificada alteração no processo assistencial do espaço em que o estudo é realizado.

O LUGAR DA ARTE EM TECNOLOGIAS

As artes e os ofícios, ao longo dos tempos, têm sido ponto de partida da história das muitas atividades humanas em saúde e, mesmo com o estatuto de ciência e de profissão, a arte marca presença e tem-se expressado principalmente no campo das tecnologias do cuidado. A arte de cuidar de clientes em situações crônicas não se alheia a essa consideração, uma vez que a tendência que advém das mudanças aqui tratadas configura uma estreita relação entre cronicidade e tecnologias.

A condição tecnológica tem sido estudada, evidenciando avanços acentuados para diagnósticos de saúde. Quanto ao cliente em situação crônica, este convive com controles e acompanhamentos da evolução, o que implica, em uso de tecnologias leves, moderadas e duras, utilizar a nomenclatura de Merhy et al.[11] Nesse aspecto, a presença da arte consegue relativizar a objetividade da tecnologia, e a qualidade de artista constrói um olhar que potencializa o sensível das tecnologias.

Ao refletir que muitas tecnologias amplificam os sentidos e a capacidade humana de processar informações e que a mente, uma vez ampliada, não volta ao seu tamanho original, fica claro que os efeitos das tecnologias contemporâneas propiciam uma geração de novos traços culturais. Assim, a arte e a tecnologia compõem mais uma transformação cultural. A tarefa dos artistas consiste em verificar o potencial sensível das tecnologias, pois, segundo esse autor, não é no nível das ideias e dos conceitos que a tecnologia tem seus efeitos, e, sim, nas relações dos sentidos e dos modelos de percepção que a tecnologia muda e produz trocas de percepção sensorial.[12]

> [...] Configurada na dimensão prática e singular de ensinar e aprender a cuidar em enfermagem [...] a arte de enfermagem é intrinsecamente paradigmática, inerente a todas as ações prestadas pelos enfermeiros no processo de cuidar de pessoas, em qualquer território de interesse da saúde, em qualquer canteiro de atos e operações concretas com o que se entende, ou que se possa entender como cuidado de enfermagem, mostrando que além deste aspecto, há a sua preocupação com outros aspectos de natureza epistemológica, para o que buscam apoio no pensamento de Bachellard, para quem "a ciência é a estética da inteligência".[12]

> Demonstrar cientificamente a arte da enfermagem é, um longo "que-fazer" na profissão. Assim, há uma resposta sobre a arte da enfermagem, entendida em seu caráter estético como efêmera, graciosa e perene.[13]

No contexto da profissão da Medicina, Siqueira[14] refere-se às causas da deterioração na qualidade do atendimento médico e ao resgate da arte de bem-cuidar como tarefa, pois sem ela a Medicina perde o sentido.

A arte orienta-se pelo paradigma conectivo, aproxima-se da tecnologia realçando uma arte em processo, diferentemente da não menos valorizada arte-produto, em que uma obra é materializada em uma tela com pintura, escultura ou outra produção artística concreta e durável. A arte tecnológica, no cuidado à saúde de pessoas é uma "obra em trajeto", conforme denominação de Martins,[15] quando se referiu ao cuidado de enfermagem. A obra em trajeto para essa autora tem a característica de ser efêmera, logo, celeremente está em transformação, principalmente por sua necessária interatividade com a vida em si.

Na saúde, é possível considerar que a relação dual entre Arte e Ciência continua caminhando, lado a lado, para um reconhecimento cada vez mais consolidado e visível na contemporaneidade com a arte tecnológica.

Ao tratar sobre o corpo tecnologizado e o imaginário do artista, está sendo referida a arte interativa, possibilitada pelos avanços da eletrônica e, particularmente, as tecnologias digitais e interfaces dialogais com a máquina (microcâmeras em videolaparoscopias, sondas traduzem sinais sonoros em ecografias e tomografias como fatias mínimas de um corpo esquadrinhado). O artista, diz a autora desse texto:

> [...] longe de qualquer preocupação diagnóstica, trata esse material semiótico de fins científicos com uma dimensão sensível aos dados eletrônicos [...]. A partir dessa visão artística das tecnologias [...], o corpo real amplia-se em virtual, portanto, outro real. Desse modo, a natureza estética que muito interessa à arte neste conceito de alargamento sensorial pela alteração do campo perceptivo, chega ao corpo pensado poeticamente".[12]

6 CONDIÇÕES CRÔNICAS E CUIDADOS INOVADORES EM SAÚDE

Esse olhar sobre o corpo tecnologizado, no campo do cuidado em saúde, faz que o trabalho cotidiano com tecnologias exija dos profissionais toda a atenção para um espaço de desenvolvimento de sua arte ou do seu "que-fazer", pleno de requerimentos, potenciais e possibilidades de orientação para ver de modo sensível o cuidado do corpo, ainda que tecnologizado, pensado poeticamente. É possível adiantar pelas experiências, mesmo esparsas, que o tempo dessas mudanças está chegando, o que leva os profissionais a construir melhores formas de escuta, de afetos no cuidado, no respeito em reciprocidade, na expressão dialogal profissional e familiar em simultaneidade e na vinculação com os clientes.

Estudar interdisciplinarmente a arte no cuidado da Saúde compreende pensar também as várias modalidades estratégicas de abordagem à produção de subjetividade no cuidado ao cliente em cronicidade. Este é um caminho a ser percorrido pelos profissionais, em busca do enriquecimento da atividade humana de cuidar em relação com a vida. A fim do que ora se diz, Guattari[16] aponta como única finalidade das atividades humanas a produção de subjetividade contínua, em relação com o mundo. Resta convencermo-nos de que sem a produção de subjetividade a atividade humana de cuidar em saúde se esgotaria no âmbito da objetividade técnica.

Diante disso, a construção da nova sensibilidade diante das tecnologias contemporaneamente disponíveis requer uma decisão de incluir a arte como perspectiva profissional ao cuidado das pessoas, particularmente nos limites da cronicidade.

Uma possível consequência do cuidado voltado à produção de subjetividade está na emergência qualificada de autonomia nos modos de viver dos clientes, mesmo em sua experiência de adoecimento. A participação, em seu cuidado, pode ser um dos acenos mais fortes de manifestação dessa autonomia. Expressar a vontade como direito do cliente na relação de cuidado e expor seus sentimentos face ao tratamento e à vida pode significar avanços em sua autonomia pelas subjetividades em contínua construção.

Estudo desenvolvido mais recentemente[17] indica haver uma mudança nos modos de viver dos clientes em adoecimentos prolongados. Esses clientes praticam a convivência em grupos organizados nos serviços de saúde da rede do Sistema Único de Saúde (SUS). Nas suas programações há ofertas de informações de saúde, porém, a abordagem é centrada na integralidade das ações no próprio grupo, no serviço de saúde e nas atividades domiciliares relacionadas ao cuidado da saúde. A tônica desses trabalhos faz-se na produção de autonomia do cliente e esbarra na variação de graus dessa autonomia, de acordo com os seus modos de ver o mundo, culturas, recursos e outras influências. Porém, é sabido que o alcance gradativo de autonomia libera a autoestima, produz o desejo de participação sociocultural e a criatividade emerge, manifestando o prazer das realizações. A inclinação desses serviços de saúde na atenção em cronicidade tem-se pautado no alcance de mais qualidade de vida desses clientes. O paciente conhecer o seu corpo e buscar o bem-estar tem sido um dos propósitos mais atingidos, tanto na convivência em grupos como na continuidade da assistência individualizada às singularidades de cada um.

Um exemplo das aquisições significativas está em experiências de trabalho em grupo de idosos em situações de cronicidade, como visto em trabalho de pesquisa. A atividade física passa a ser motivo de prazer: ir e voltar juntos caminhando de casa ao serviço de saúde onde se reúnem. Quanto à nutrição, procuram trocar alimentos gordurosos e hipercalóricos por frutas e verduras, deixando o fim de semana para fugir ao rigor da dieta. As trocas de informação são um favorável efeito das reuniões entre profissionais e clientes. Criam-se "tira-dúvidas", pois às vezes há mal-entendidos nessas trocas, tornando essa sessão esclarecedora para todos. A autonomia é uma das mudanças bem-vindas na vida dos clientes, pois estes começam a monitorar-se e a monitorar o grupo em cuidados de que dependiam e, a partir de informações e convivência, passam a dominar o autocuidado de saúde. Aprendem e ensinam em grupos de profissionais com clientes, a partir das suas experiências de vida e adoecimento.[17]

A Estratégia Saúde da Família do Sistema Único de Saúde (ESF/SUS) foca-se na oportunidade de revisar o sistema, sugerir mudanças para aperfeiçoá-lo e apoiar frentes estratégicas de promoção da saúde, em iniciativas de trabalho coletivo com clientes. Segundo Giacomozzi e Lacerda,[18] no contexto domiciliar da prática da ESF, em grande parte dos atendimentos os cuidados são de longo prazo, e a resolutividade não se relaciona apenas ao tratamento e à cura, mas necessariamente se aplica no sentido de evitar que a família adoeça.

Diferentemente da interdisciplinaridade que opera no quadro interno das instituições – as quais não foram concebidas para tal –, a ESF nasce ciente de que a divisão em territórios prejudica fortemente a emergência de novas concepções. O objetivo da ESF é estar alerta à revisão crítica do próprio sistema de saúde, pois espera-se que suas equipes pratiquem o exercício da interlocução como condição essencial para fazer emergir novos conceitos e práticas de cuidado de saúde em domicílios, bem como seus nexos com os demais níveis de assistência na rede de serviços de saúde do SUS.

Na ESF, desde a localização de clientes, a marcação de encontros profissionais-clientes em cronicidade, até mesmo as informações de acompanhamento destes no interior de seus domicílios, o cuidado desenvolvido por essas equipes constitui-se de diferenças, que são atributos de maior ou menor complexidade na realização do atendimento. Para que os objetivos do citado programa sejam atingidos, os profissionais também requerem mudanças que lhes acessem ao sentido e práticas de produção de subjetividades como tônica das orientações ao cuidado das famílias. Os desencontros de caminhos metodológicos e a quase isenção de bases epistemológicas mostram-se como implicações desse cuidado. Os obstáculos a esse conhecimento não permitem a toda a equipe voltar-se ao incentivo da autonomia nesses domicílios. Tudo isso pode aumentar o distanciamento cultural entre essas famílias e os respectivos serviços de saúde, o que restringe a participação. Esta é uma atitude contrária à proposta da ESF, do ponto de vista prático e conceitual, contrária à desejável "congruência cultural" entre profissionais de saúde e clientes.[19]

Recentes estudos podem ser referência em cronicidade, uma vez que tratam de fatores modificáveis em hábitos de saúde. De acordo com Nahas,[20] esses fatores compõem um pentáculo e compreendem: 1) comportamento preventivo; 2) atividade física; 3) nutrição; 4) estresse; 5) relacionamentos. A esse conjunto de fatores o autor denominou Pentáculo do Bem-Estar, e comenta-os um a um, ilustrando-os com dados estatísticos elucidativos. As narrativas e os depoimentos colhidos em grupos de cronicidade mostram êxitos pela aquisição de informações objetivas e algumas práticas de acolhimento bastante eficientes. Contudo, ainda resta espaço de práticas a ser definido: em abordagem epistemológica, metodológica e socioantropológica para que as mudanças bem-vindas se multipliquem e o cuidado em cronicidade se defina mais qualitativamente.

UMA PAUSA CONCLUSIVA EM PROVISORIEDADE

Em nossa reflexão acerca dos cuidados de saúde em situações de cronicidade, o que ressalta é que os profissionais mudam com os clientes, mas a aparente mudança só procede na externalidade e esvai-se sem transformação concreta. Portanto, é de se pensar sobre as

8 CONDIÇÕES CRÔNICAS E CUIDADOS INOVADORES EM SAÚDE

mudanças que vêm se operando no campo do cuidado às pessoas em situações de cronicidade. Problematizar os valores da participação efetiva do cliente e agir social e pedagogicamente com um olhar focado na vertente socioantropológica significa a apreensão de questões essenciais no cuidado das pessoas.

Um efeito do trabalho profissional que considera a subjetividade e a intersubjetividade vem abrindo horizontes encorajadores a uma prática que incorpora a busca do sensível na proposta de assistência a pessoas em cronicidade. A autonomia vem sendo objeto de apreensão nos trabalhos de enfermagem com grupos de clientes em cronicidade. A autonomia apreendida dificilmente faz a pessoa retornar à posição passiva anterior. De modo geral, contrariamente, os clientes evoluem e passam a ser mais questionadores, colaboradores e agregadores em iniciativas político-sociais.

Do ponto de vista da ação interdisciplinar, a parte mais complexa é o exercício da interlocução da equipe profissional, no intuito de construção do conhecimento comum ao cuidado, a partir das especificidades conceituais de cada disciplina. Essa é uma prática reservada a poucos, talvez pela dificuldade de exercer a crítica mais plenamente. No entanto, entende-se que, sem essa interlocução, a convergência de ações voltadas à produção de subjetividades será retardada, e o espaço de intercuidado continua a ser um campo competitivo e fragmentado.

A crescente adesão dos serviços de saúde às práticas de grupos com clientes para a aprendizagem do lidar com a cronicidade em saúde revela-se como uma das mais importantes mudanças operacionais de abertura das instituições de assistência à saúde nos tempos atuais.

O reconhecimento da utilização de novas tecnologias apropriadas ao cuidado em grupos de clientes em cronicidade facilita a chance procurada para engendrar a arte como implicação fundamental do sensível aos processos técnicos, no intuito de conferir-lhes a emergência de exercícios de produção de subjetividades e até mesmo de intersubjetividade, reconstruindo a poética do cuidado profissional em saúde humana.

O caminho terapêutico de pessoas em cronicidade pode ser menos árido quando as suas experiências de adoecimento e as de serem saudáveis são acompanhadas da interatividade por convivência com outros clientes e profissionais da saúde. Procedimentos tecnológicos diagnósticos, realizados com máquinas eletrônicas, às quais se atribui importância, nem sempre permitem ao cliente sentir-se sujeito daquele processo. Nessas situações, aos olhos da arte, os profissionais, requerem uma sensibilidade competente para fazer emergir o poético e decodificar as mensagens humanas dessa realidade complexa. A poética do sensível, por certo, advém das interfaces das tecnologias com o corpo humano, somente quando o cuidado for movido pela arte. É dessa interatividade entre pessoas, processos e máquinas que emerge a sensibilização e, com ela, a expansão do campo perceptivo de cada um de nós.

Mudanças são muitas e podem se multiplicar ao longo da vida. Contudo, a mudança fundamental está na incipiente produção de subjetividades incondicionalmente. Essa posição evita que os profissionais estejam distanciados dessa poética do sensível e pode ser mais um elemento fortalecedor à chegada de visíveis mudanças, diante das atividades humanas da saúde, principalmente quando os profissionais lidam com pessoas que estão vivendo essa transição para o que se caracteriza como "nova cronicidade".

REFERÊNCIAS BIBLIOGRÁFICAS

1. Morin E. Para sair do século XX: As grandes questões do nosso tempo. Rio de Janeiro: Nova Fronteira; 1986.
2. Domingues D. A arte no século XXI: a humanização das tecnologias. São Paulo: Unesp; 1993.
3. Canesqui AM. Olhares socioantropológicos sobre os adoecidos crônicos. São Paulo: Hucitec/Fapesp; 2007. p. 7.
4. Garcia MAA, Odoni APC, Souza CS, Frigério RM, Merlin SS. Idosos em cena: falas do adoecer. Interface (Botucatu) 2005 dez;9(18):537-52. Disponível em: http://www.scielo.br/scielo.php?script=sci_arttext&pid=S1414-32832005000300006&lng=pt. Acesso em: 19 jun. 2010.
5. Uchoa E, Firmo JOA, Lima-Costa MFF. Envelhecimento e saúde; experiência e construção cultural. In: Minayo MC, Coimbra Jr CEA. Antropologia, saúde e envelhecimento. Rio de Janeiro: FioCruz; 2002.
6. Entralgo PL. Ciencia, técnica y medicina. Madrid: Alianza; 1986.
7. George JB. Madeleine Leininger. In: George JB. Teorias de Enfermagem: fundamentos para a prática profissional. Porto Alegre: Artes Médicas; 1993. p. 64.
8. Faure GO. A constituição da interdisciplinaridade. Revista Tempo Brasileiro 1992 jan;108:61-8.
9. Lira VG, Nations KM, Catrib FAM. Cronicidade e cuidado de saúde: o que a antropologia da saúde tem a nos ensinar. Texto Contexto – Enferm. 2004 jan;13(1):147-55.
10. Trentini M, Paim L. Pesquisa convergente-assistencial: um desenho que une o fazer e o pensar na prática assistencial em saúde-enfermagem. 2. ed. Florianópolis: Insular; 2004.
11. Merhy EE, Chakkour M, Stefano E, Stefano ME, Santos CM, Rodriguez RA. Em busca de ferramentas analisadoras das tecnologias em saúde: a informação e o dia a dia. In: Merhy EE, Onocko R. Agir em saúde: um desafio para o público. São Paulo: Hucitec; 1997.
12. Domingues D. Interatividade e ritual: diálogos do corpo com os sistemas artificiais. Revista de Psicanálise 1999 dez;6(3):505-22.
13. Cacavo PV, Carvalho V. A arte da enfermagem: efêmera, graciosa e perene. Rio de Janeiro: UFRJ/Escola de Enfermagem Anna Nery; 2003. p. 10.
14. Siqueira JE. A arte perdida de cuidar. Bioética 2002;10(2):89-106.
15. Martins CR. A imaginação e os sentidos no cuidado de enfermagem. [tese]. Florianópolis: Universidade Federal de Santa Catarina, Curso de Doutorado em Enfermagem, Programa de Pós-Graduação em Enfermagem; 1999.
16. Guattari F. Caosmose: um novo paradigma estético. Rio de Janeiro: 34; 1992.
17. Martins MR. Configurando o perfil de bem-estar e qualidade de vida em idosos: um estudo em grupo de autonomia em idosos. [trabalho de conclusão de curso]. Biguaçu: Univali, Curso de Graduação em Enfermagem; 2009.
18. Giacomozzi CM, Lacerda MRA. A prática da assistência domiciliar dos profissionais da Estratégia de Saúde da Família. Texto Contexto – Enferm. 2006 out;18(4):645-53.
19. George JB. Teorias de enfermagem: os fundamentos à prática profissional. Porto Alegre: Artes Médicas; 1993.
20. Nahas MV. Atividade física, saúde e qualidade de vida: conceitos e sugestões para um estilo de vida ativo. Londrina: Midiograf; 2001.

2 A condição crônica de saúde: do diagnóstico à gestão cotidiana da situação

MARIA DE FÁTIMA MANTOVANI
FELISMINA ROSA PARREIRA MENDES

INTRODUÇÃO

O impacto da doença crônica no cenário mundial traz a perspectiva de várias opções de ação na procura da melhor prática para o controle da "pandemia" que, mais que todas as doenças conhecidas pelo homem, leva milhares de seres humanos à morte precoce.

As doenças crônicas configuram as patologias dominantes nas sociedades contemporâneas desenvolvidas, e o seu número não para de crescer nas sociedades em desenvolvimento. Na Inglaterra, por exemplo, seis em cada dez adultos acima dos 40 anos possuem uma doença crônica. Esse fato gera impacto tanto para a sociedade como para o portador, que deve se preparar para, após o diagnóstico, experienciar novas trajetórias de vida.[1] Esse aumento exponencial da cronicidade, fruto do desenvolvimento da longevidade das populações e das alterações dos estilos de vida, nos quais o sedentarismo e as mudanças alimentares assumem lugar de destaque, tem tido fortes implicações na concepção tradicional da prestação de cuidados. Pelas características que apresentam, as doenças crônicas escapam ao esquema habitual de abordagem profissional (sintomas, diagnóstico, tratamento, cura ou morte), dando lugar a um esquema sempre aberto, em que pontua a incerteza quanto a sintomas, diagnóstico, paliação e gestão.[2]

Receber o diagnóstico de uma doença crônica é, acima de tudo, receber uma sentença que provoca incerteza quanto ao tempo que resta para viver. A partir desse momento, muitas estratégias são utilizadas pelo doente, uma vez que a doença pode trazer alterações no exercício da vida diária, nos papéis sociais e nas relações de dependência. Consequentemente, o plano de vida futura do doente também será alterado e necessitará de um ajustamento para que o portador possa-se tornar autônomo e tenha livre-arbítrio em relação ao seu corpo e à sua doença.[3]

Em uma época dominada pelos avanços da ciência e da tecnologia e em que a Medicina surge mais especializada e tecnologizada que nunca, a sua capacidade para fazer face às doenças crônicas permanece escassa, e a sua impotência em termos de tratamento persiste. Os conhecimentos médicos atualmente disponíveis sobre as doenças crônicas não só revelam o caráter ambíguo e equívoco das explicações científicas sobre as causas e prognósticos como também oportunizam uma ampla e vaga acepção genérica conhecida por "doença crônica", o que permite mostrar lado a lado situações tão diversas e de gravidade tão díspares como a asma, a epilepsia, a hipertensão, o câncer ou a esclerose múltipla.

12 CONDIÇÕES CRÔNICAS E CUIDADOS INOVADORES EM SAÚDE

As dificuldades da Medicina em conceituar e encontrar justificativas causais para as doenças crônicas refletem-se também na sua incapacidade de curá-las.[2] A condição crônica de saúde acarreta em seus portadores importantes alterações disruptivas da identidade, mudanças significativas na maneira de encarar a vida e grandes reformulações comportamentais. Assim, o momento do diagnóstico da doença configura-se como decisivo no desencadear de um conjunto de sentimentos, percepções e atitudes frequentemente pautadas pela incerteza e pela espera de um futuro em que a Medicina encontre uma solução para o seu problema. O crescente diagnóstico dessas condições e a complexidade da organização terapêutica que lhes são inerentes desafiam os modelos convencionais de produção de cuidados de saúde e reclamam qualificações mais exigentes, impondo-se como uma área de atuação profissional que urge analisar e compreender.

Neste capítulo, as autoras têm como objetivo refletir sobre a realidade da doença crônica e sua interferência na autonomia e identidade de seus portadores. Discutem, com o auxílio de textos clássicos da Sociologia da Saúde pautados em trechos de pesquisas publicadas por elas, as disrupções provocadas pela condição crônica de saúde para os seus portadores, bem como a trajetória percorrida desde a suspeita ao diagnóstico até sua confirmação, toda ela marcada pelos vários modelos que buscam clarear o percurso do adoecimento crônico.

Tratam igualmente das questões sobre a gestão cotidiana da doença, do papel desempenhado pelos doentes que, de passivos à espera do tratamento, passam a exigir um papel ativo nos cuidados dos grupos de doentes (de *self-care,* de *self-help*), das novas aprendizagens necessárias ao portador e seus familiares e da representação da doença pelos envolvidos.

A REALIDADE DA DOENÇA CRÔNICA

> A vida acabou... daqui para frente esperar chegar meu dia...[4]

O diagnóstico de doença crônica provoca sempre um profundo choque no doente. Não se trata do diagnóstico em si, ou seja, da gravidade que lhe está associada, mas de saber-se portador de uma doença para o resto da vida para a qual não há cura disponível à luz dos conhecimentos médicos atuais. Neste contexto, a doença crônica gera importantes disrupções nos sistemas de explicação e nas estruturas de significação que são acionadas pelos indivíduos face à doença.

Em relação à terapêutica médica, as doenças crônicas subvertem o esquema habitual dos sintomas-diagnóstico-tratamento-cura ou morte, dando lugar a um esquema sempre aberto dominado pela incerteza. Ao contrário do que acontece na doença aguda que surge como uma interrupção temporária na vida dos indivíduos e em que o doente tem um papel claro – procurar a cura –, na doença crônica isso não se verifica: persiste durante toda a vida do doente e este tem de viver com e, muitas vezes, para ela e, aqui, o seu papel não é procurar a cura, mas gerir a doença até ao fim da vida.[2,5]

Diante dessas doenças o que prevalece é a inadequação da ideia de cura e, consequentemente, de todos os fundamentos que sustentam o atual sistema de prestação de cuidados de saúde, os quais se revelam claramente inadequados para lidar com as condições de cronicidade. Da mesma forma, têm sido manifestas as dificuldades/incapacidades dos profissionais em lidar com a doença crônica e com as especificidades que lhe são inerentes.

Em um estudo realizado[6] sobre as relações entre os doentes crônicos e os profissionais de saúde, nomeadamente os enfermeiros, revelou-se a existência de problemas ao nível da comunicação, incompatibilidade de expectativas entre doentes e profissionais, paternalismo na tomada de decisão clínica, insensibilidade profissional face ao impacto do seu discurso sobre os doentes, desconfiança diante do envolvimento familiar e inexistência de um modelo cooperativo na prestação de cuidados. O autor[6] desse estudo salienta que a subvalorização e a incompreensão desses fatores por parte dos profissionais de saúde têm-se traduzido negativamente na qualidade dos cuidados prestados aos doentes.

O que parece estar em causa na realidade das doenças crônicas é, por um lado, a dificuldade de partilha do poder profissional (jamais reivindicada face às doenças agudas) e, por outro, o novo papel desempenhado pela pessoa com doença crônica que, de ator expectante, passa a exigir um papel ativo na dinâmica dos cuidados.[5]

A singularidade das doenças crônicas pauta-se pelo surgimento de sintomas de forma indefinida e insidiosa, tornando o diagnóstico médico particularmente difícil e por vezes contraditório. Essa situação gera processos de negociação entre doentes e profissionais e visa alcançar um "consenso normativo" – em que os dois chegam a um acordo sobre a situação de doença[5] mas, muitas vezes, o tempo é o principal mediador deste consenso. É o tempo que medeia o desenvolvimento sistemático da doença e dos sintomas que a especificam e definem. É também ele quem dá acesso aos sintomas (vagos e difusos na fase inicial da doença) que a caracterizam e permitem nomeá-la/identificá-la. Somente quando os sintomas se tornam visíveis e identificáveis é possível fazer o diagnóstico e reivindicar a necessidade de intervenção terapêutica.[7]

> [...] Quando eu tinha 38 anos, andava com uma dor do lado esquerdo e pensei que era ovário [...] fui à ginecologista, fiz exames, e ela disse-me logo que isso não tinha nada a ver com a ginecologia e que parecia mais uma coisa de intestinos [...].[8]

Nesta etapa do trabalho médico (diagnóstico), frequentemente os peritos tendem a manter a posição de incerteza em relação aos novos sintomas emergentes nos corpos individuais, especificamente quando dialogam com as famílias dos doentes, a fim de permitirem a adaptação familiar às condições de cronicidade e de viabilizarem a comunicação com os elementos do círculo mais restrito das relações dos doentes.

Esse retardamento estratégico do diagnóstico da doença crônica pode ter efeitos adversos para os doentes tanto ao nível da limitação das suas possibilidades de recuperação e de decodificação do saber médico quanto no reconhecimento oficial da própria doença e da sua imprescindível legitimação no contexto social mais alargado.[5]

De fato, o diagnóstico médico constitui uma etapa fundamental na trajetória da doença crônica, não apenas porque possibilita o seu reconhecimento oficial, mas também porque legitima os sintomas dos doentes, bem como "autoriza" e justifica socialmente os comportamentos de doente. Essa fase da doença crônica é inicialmente marcada pela incerteza* e, no final, pelo seu alívio.

O alívio obtido com a referenciação pericial da doença crônica e com os tratamentos paliativos prescritos advém do consenso normativo alcançado. Com a realização do diagnóstico, a nomeação da doença e as prescrições médicas para a sua gestão cotidiana, o indivíduo passa a concentrar toda a sua atenção nos impactos identitários da doença.[5]

---

* Incerteza é a insegurança do doente crônico quanto à realidade da sua condição e tudo o que envolve o processo de adoecimento, incluindo exames, tratamentos e tempo restante de vida.[9]

A condição de cronicidade obriga a pessoa a repensar a sua autoidentidade ou a entender reflexivamente o *self* em termos biográficos e impõe-lhe os mais diversos reajustamentos em termos de envolvimentos pessoais e comunitários na sua trajetória e planejamento da vida. Isso permite ao indivíduo não só interpretar e "reformular" os acontecimentos passados (antes da doença crônica), mas também preparar o curso das suas ações futuras (após a doença crônica). Esse trabalho de construção reflexiva revela-se fundamental para o doente que precisa pensar e planejar antecipadamente as diferentes fases da doença que se irão suceder no tempo. Cada doente estabelece, então, um "diálogo com o tempo" de modo a orientar-se no controle das várias etapas e o faz na tentativa de arrastar reflexivamente o futuro para o presente.[2,5,9]

A questão do tempo revela-se fundamental para o doente crônico que cotidianamente é obrigado a lidar com o reconhecimento da sua dor e sofrimento, na tentativa de (re)definir as circunstâncias do dia a dia que foram radicalmente perturbadas pela nova realidade. A doença crônica não afeta apenas o cotidiano, como também envolve a possibilidade do acontecimento da morte (que o doente apenas considera remotamente). Em vez disso, o doente enfatiza a exploração dos significados associados à doença com o intuito de contextualizá-la na sua vida. Fá-lo por referência às "consequências (imediatas ou a longo termo) e à significância social da doença crônica".[10]

Nas respostas que os indivíduos elaboram diante da doença crônica, cada um experimenta e expressa de uma forma única os acontecimentos com os quais se encontra envolvido, acrescentando explicações pessoais à sua vivência, de acordo com a forma como os percepciona e os representa e também de acordo com a sua personalidade, o ambiente sociocultural que o envolve e as experiências pessoais e coletivas que partilha com os outros.

A natureza da doença crônica, a incerteza que a envolve, a trajetória, as limitações e mudanças diversas que impõem à vida do doente e daqueles que o rodeiam, bem como os resultados das práticas médicas, são elementos que têm um impacto direto no doente, de acordo com a intensidade com que são vividos e no significado que lhes é atribuído.

> [...] Por que eu? [sinais de revolta] Pois no meu caso a minha irmã teve o teste negativo (graças a Deus). Por que é que eu também não tive [...]?[8]

Em uma situação de doença, muitos indivíduos expressam sentimentos de culpa, remorso, fúria, revolta, tristeza, angústia, sofrimento, ansiedade, medo e vergonha em relação à situação com que se confrontam. A culpa e os remorsos emergem sobretudo quando acreditam que a doença que os atinge tem a ver com uma forma de castigo severo e justo por qualquer erro cometido. Perante esses sentimentos, acabam por se resignar ou aceitar a situação, ainda que essa aceitação, muitas vezes, nunca seja total, já que é difícil aceitar uma realidade (doença) que se apresenta como incerta e perturbadora.

> [...] Então você acha que Deus está me provando, você fica questionando muita coisa que aconteceu no passado, você revê tudo, passa tudo pela sua cabeça... Deus não vai me castigar... Se Deus colocou isso para mim é porque eu tenho condições. Eu vou carregar, estou carregando. Já carreguei um pouquinho, vou carregar mais um pouquinho [...]?[11]

Existem igualmente aqueles doentes que não desistem e que consideraram a sua doença um castigo injusto e sem qualquer razão aparente. Nas estratégias acionadas questionam o porquê de se encontrarem nessa situação e frequentemente sentem a necessidade de não aceitar a realidade que os envolve, de se afastar dela ou até de a esquecer, imaginando que desse modo o sofrimento que a doença provoca possa desaparecer.

> [...] Meus Deus, eu não me lembro de nunca ter feito nada de mau para alguém; por que será que eu estou pagando? Que castigo foi esse só para mim [...][11]

A não aceitação de uma situação de doença crônica[12] também conduz alguns indivíduos, mesmo que não se sintam muito doentes, a apresentar razões que pareçam menos graves para justificar o seu estado ou a procurar uma segunda opinião médica com o intuito de refutar o diagnóstico e prognóstico inicial. Isso significa que os doentes tendem a dissimular a realidade que os envolve, seus atos e suas tomadas de posição, quando essa verdade é contraditória aos seus interesses.

> [...] Depois que me foi dada a notícia eu já em seguida voltei ao hospital para pegar o resultado dos meus exames... porque disse que ia procurar outro médico... e fui... ter um câncer é uma sentença de morte. É como a gente se sente... o sentimento, aliás, a palavra câncer já assusta. De repente a tua sentença de morte está assinada. Você já está com o pé na cova e fica pensando e imaginando as sequelas que são terríveis [...][11]

Assim, os doentes frequentemente procuram dar sentido às suas ações, tentando chegar a um acordo sobre a definição da situação em que se encontram e estabelecer os papéis de cada uma das partes envolvidas nesse acordo. Tentam clarificar o que cada parte pode esperar da outra em uma constante negociação e renegociação com os outros indivíduos (familiares, amigos, colegas) e com os profissionais de saúde. No entanto, em uma situação de doença crônica é difícil convergir para um acordo, quer pelas características da doença crônica (incerteza, durabilidade, complexidade) quer pelo fato de cada um dos atores envolvidos ter diferentes perspectivas da situação em causa, e ainda pelo fato de a cura ser inalcançável quando tradicionalmente todos os esforços dos diferentes protagonistas centravam-se na sua busca.[11]

> [...] Eu sempre disse que era uma feliz possuidora de doença de Chron... eu sei que não curei a doença mas eu não me sinto mais portadora de doença de Chron... a íleo me deu mais do que me levou [...][10]

A concepção médica das doenças crônicas está fundamentalmente direcionada para a análise da sua causalidade e do seu caráter objetivo em que a incerteza também domina. Apesar de a lógica explicativa, que afasta a doença das contingências humanas, ser inadequada face às condições de cronicidade, ela predomina na medicina científica moderna e emerge como um poderoso recurso cultural.[10] Além dos próprios médicos, também os doentes crônicos mobilizam-se e recorrem às concepções científicas da doença, já que a sua objetivação proporciona a estrutura basilar de legitimação social dos comportamentos desviantes, assim como valida a necessidade de intervir sobre eles em termos terapêuticos.

A legitimação médica da doença crônica aumenta significativamente as probabilidades de sucesso para o reconhecimento social da condição de "doente", mas para que a pessoa enferma seja reconhecida como tal é igualmente importante que os sintomas da doença sejam publicamente visíveis. Quando a doença se pauta pela invisibilidade dos sintomas

16 CONDIÇÕES CRÔNICAS E CUIDADOS INOVADORES EM SAÚDE

tendem a emergir situações de conflito quanto à definir a situação realizada pelo doente e pelos outros. Dessa dificuldade em legitimar a doença no contexto social podem surgir múltiplas "crises de credibilidade" que intensificam as dificuldades dos doentes na gestão das condições de cronicidade.[11]

Esse processo enfatiza a tentativa de o indivíduo manter o sentido da sua integridade pessoal e reduzir a ameaça do seu *status* social, causada pela doença crônica e que alterou radicalmente as suas circunstâncias de vida. A experiência dessa doença torna o equilíbrio individual precário e, para além de não ser exterior ao seu portador, invade-o em todos os domínios da sua vida. Confrontados com os efeitos das doenças crônicas nos aspectos mais ínfimos do cotidiano, os indivíduos deixam muitas vezes de conseguir considerá-las como um mero conjunto de estados físicos causadores de incapacitação física ou psicológica. Em função disso, justifica-se a procura de um conjunto estável de significados – reconciliadores das experiências específicas da doença crônica com o curso geral da vida – que conduz os doentes crônicos para a esfera de intervenção médica. Nessas situações, os doentes crônicos vão ao encontro dos especialistas, com o intuito de esgotar as suas limitadas possibilidades de cura.

Na impossibilidade de alcançar a cura, cada doente crônico acaba por confrontar-se intrinsecamente com uma mistura de sentimentos contraditórios no momento em que se aproxima dos peritos científicos: para ele, a tecnologia e a intervenção médica assumem um papel importante na gestão dos sintomas, mas são elementos manifestamente insuficientes para a resolução do seu problema e para a reposição da sua qualidade de vida, claramente afetada com o surgimento da doença.

> [...] Eu me sinto mal porque tenho que tomar o remédio todo o dia. Às vezes digo que pareço um drogado [...][12]

Seria esperado que os indivíduos sentissem uma desilusão relativamente à incapacidade da Medicina na explicação e resolução da doença crônica. Continuam a depositar na instituição médica elevadas expectativas, as quais envolvem tanto a elaboração de expressões simbólicas (sobre os fenômenos de dor e as experiências de sofrimento na doença crônica) como uma atração pelas suas características esotéricas (conhecimento codificado sobre o corpo e a mente dos indivíduos). Essa concepção dual que os doentes crônicos têm sobre a Medicina não os impede de tecer uma avaliação crítica à sua justificação inacabada sobre a etiologia, evolução e cura das doenças crônicas.

> [...] A gente tem que controlar e ir enfrentando [...][12]

A doença crônica[5] é uma situação complexa que não pode ser reduzida a um conjunto de sintomas que vão de depressão a estresse, dor, fadiga ou alterações da autoimagem, tratamentos, episódios agudos com sucessivas hospitalizações ou relações conflituosas com os profissionais de saúde e discriminação social. Esse tipo de doença é um acontecimento que ocorre entre o doente e os seus mundos sociais e, por isso, diz-se que as alterações que a doença impõe na vida do sujeito são, na maioria dos casos, muito mais problemáticas do que a própria doença em si, pois a vida de um doente crônico[13] pode sofrer várias alterações, quer em nível pessoal e íntimo quer em nível físico, traduzidas em limitações que não só afetam o autoconceito individual, mas, inclusive, a sua posição social.

> [...] Interfere sobre o serviço porque tem dias que a gente está ruim e quase não pode trabalhar [...][12]

Nesse sentido, segundo os mesmos autores,[5,13] as perspectivas presentes e futuras quanto a prioridades, valores e objetivos do doente são cotidianamente remodeladas de acordo com as suas capacidades individuais e o imaginário social associado à doença crônica de que é portador e as consequências limitativas impostas aos pacientes.

A CRONICIDADE E A RECOMPOSIÇÃO DA IDENTIDADE

> A doença crônica, ao contrário da doença aguda, confunde-se com a identidade. "Tem-se" uma gripe, mas "se é" diabético. (Felismina Mendes)

Ao ser portador de uma doença crônica e de suas incumbências, o indivíduo passa a viver como se o problema crônico de saúde fosse o mediador de suas ações, e é na fase do diagnóstico que iniciam as incertezas com o futuro e as disrupções da identidade. Inicia-se uma época de negociações com a sociedade e o com tudo o que o rodeia, pois o adoecimento crônico traz em seu bojo o processo histórico da doença ou da situação crônica da saúde e todos os envolvimentos sociais. Em resposta à doença crônica, o indivíduo testa os significados que essa situação altera no seu cotidiano.[14]

O prolongado processo de adoecimento crônico possibilita a expressão entre a necessidade da permanência na ordem e na funcionalidade, embora o corpo expresse em sinais e sintomas seus gritos sufocados e desconsiderados da dor e da doença. Nessa trajetória, a primeira etapa do processo que denominamos abalo da identidade, o doente procura manter o cotidiano apesar da doença e posterga o mais possível a pseudocondição de normalidade, embora assimilando a experiência mórbida, incorporando alguns atributos de doente, portanto, há o início das construções das histórias particulares de suas experiências da doença a partir do sofrimento.[11,12,15]

Um dos primeiros problemas enfrentados, conforme mencionado, é a busca pelo atendimento e, com isso, a obtenção do diagnóstico — considerada um abalo da identidade, pois a dor, os sintomas e a incapacitação requerem investimentos de urgência que se tornam pontos de inflexão entre o projeto de vida pregresso e contido de "um corpo negado, de um sofrimento que, no limite do adoecimento absoluto, ressignificar-se-ia buscando uma expressão maior para uma abertura mais sensível ao mundo",[11] o que mostra uma vivência na qual o medo, a vergonha e os investimentos metafísicos se entrelaçam. O relato que se segue exemplifica essa afirmativa:

> [...] fui procurar um centro espírita, um pronto-socorro espiritual onde fui atendida... Eles me ensinaram a ver os médicos como mentores espirituais. Faziam trabalhos com imposição das mãos, oração, passando energia e fluidos vitais... Tinha medo daquela máquina e uma sensação da morte [...][11]

Nessa etapa, identificam-se muitos medos que estão presentes na descoberta da doença crônica tanto reais como imaginários: medo da morte e suas implicações para a família e os amigos, incapacitação, dor, abandono e a possibilidade de disseminar a doença para a prole ou ser responsável por isso.

Portanto, a incerteza[13] é o aspecto essencial da experiência com a doença crônica. O início é sempre perturbador e exige que o indivíduo reduza eventuais impactos e explique para si e para os outros o avançar da doença e das restrições que esta implica.[2,11] Pode-se afirmar que nessa primeira etapa, tanto para aqueles que enfrentaram o infarto como os que realizaram a estomia, o que é peculiar entre eles é a perda da tranquilidade em relação ao cotidiano.[15]

Os sentimentos envolvidos nessa situação perpassam do choque decorrente do diagnóstico inicial, da conscientização quanto à gravidade da doença para a angústia e a ansiedade baseada na possibilidade de morte e sofrimentos "que se arrastariam até a adaptação da doença, conturbada por sinais de depressão, raiva, negação, além da irritabilidade, frustração, fraqueza e indiferença...".[11]

Na segunda etapa, denominada seleção dos referentes para a disrupção biográfica, há uma necessidade de ancorar o adoecimento a referentes peculiares Estes são os fatores explicativos para o adoecimento, pois a assimilação da condição de ser doente implica acomodar a trama de representações preexistentes, provavelmente por ser similar a experiências correlatas em termos de evasão de sentimentos.

> [...] com certeza minha irmã ficou doente pelo desgosto... e meu irmão... ele forjou. apanhou essa doença trazida pelo desgosto e pelos remédios... essa doença não era minha, busquei-a, foi a soma de tudo que passei [...][11]

A reconstrução identitária é a terceira etapa, pois há a superação dos abalos oriundos da convivência com os sintomas e de eventos correlatos relativos ao tratamento, incluindo diagnóstico, hospitalização, cirurgia e incorporação da lesão permanente no caso da estomia e, no pós-infarto, a percepção do limite físico e das alterações nas relações familiares, pois o doente enfrenta também a experiência do cronificar e o vivenciar a possibilidade da sua morte ou de um familiar como concreto na vida.[11] Este fato é a legitimação[12] do indivíduo perante a sua nova condição, pois o sucesso do tratamento acarretou modificações que podem trazer novas crises de aceitação ao indivíduo.

Em outras palavras, em um primeiro momento, cada doente procura encontrar um conjunto de explicações que permitam dar coerência e enfrentar quer a doença quer as alterações que esta lhes impõe na trajetória de vida e que simultaneamente façam sentido em termos biográficos. Em um segundo momento, há necessidade de controlar a cronicidade como condição prévia à restituição da sua inserção no cenário social mais geral.[14]

Cada doente crônico estabelece os seus pontos de referência "a partir de dentro", e com eles constrói e reconstrói as suas próprias histórias de vida.[7] Durante esse processo de reconstrução do passado que acompanha a antecipação do futuro, o doente crônico não só se interroga sobre os acontecimentos causadores de perturbação física e mental, como também se conscientiza das implicações da doença em cada fase da sua trajetória de vida.

O objetivo desse processo reflexivo, ancorado na pericialidade e no reconhecimento do saber leigo, é dar coerência à situação vivida, não só para escapar à pressão dos acontecimentos, mas também para intervir corretivamente sobre eles e esboçar novas possibilidades futuras no seu cotidiano de cronicidade, passando a gerir a doença e as suas consequências.[14]

A GESTÃO DA DOENÇA CRÔNICA

A ansiedade pelos resultados das práticas médicas é central para os doentes crônicos porque a cura, vista como objetivo ideal desse trabalho, é substituída nas situações de cronicidade pela gestão cotidiana da doença. O objetivo concreto e realista dessa gestão incide no controle sintomático da avaliação e determinação das suas consequências com o intuito de aumentar o bem-estar do doente e melhorar a sua qualidade de vida diária.[5,12]

> [...] Mas maravilhado com a tecnologia... fiquei impressionado com a rapidez da recuperação [...][4]

Neste contexto, são frequentes os confrontos entre as metas pessoais e profissionais evidenciadas pelas dificuldades de comunicação entre os protagonistas da cena clínica e os seus pacientes. Enquanto para os doentes prevalece a lógica do controle sintomático com a opção por regimes terapêuticos que não interfiram no seu cotidiano de relação e que exijam gastos de tempo mínimos numa lógica de curto prazo, para os profissionais prevalece a lógica de controle da doença sustentada em longo prazo e que desvaloriza as interferências dos regimes terapêuticos no cotidiano.

De fato, na arena hospitalar, doentes crônicos e profissionais lutam pela afirmação das suas diferentes perspectivas e reivindicam desempenhar os seus próprios papéis tanto no processo de definição e gestão da doença crônica como no processo de produção dos cuidados de saúde que lhe são consequentes.[2]

Na gestão cotidiana da doença crônica o doente assume o papel de protagonista. Lida diariamente com a doença e seu seguimento, assim como com a administração das terapêuticas prescritas. Dele passam a depender muitas das decisões a tomar diante da doença. O indivíduo tem de aprender qual o padrão dos sintomas quando aparecem e quanto tempo duram, como preveni-los e qual a sua duração, como diminuir a sua intensidade e voltar a identificar os sintomas. Essa aprendizagem permite-lhe tomar decisões e organizar toda a sua vida diante das exigências da doença.

Por esses motivos, a participação dos doentes nos cuidados não pode ser concebida apenas em termos de cooperação ou não cooperação com os profissionais. Os esforços e as funções que desempenham, em vez dos profissionais, fazem da pessoa com condição crônica um protagonista da divisão do trabalho de cuidados independentemente de, quer o doente quer os profissionais, reconhecer que os esforços do doente constituem um trabalho.[2] Na verdade, as sucessivas interações que ocorrem ao longo do tempo com o universo dos profissionais permitem à pessoa com condição crônica adquirir uma pericialidade que lhe possibilita reconhecer a doença e todas as manifestações que lhes estão associadas, passando a usufruir do saber que acumula sobre a sua condição. Simultânea e conscientemente a pessoa reivindica ser uma voz ativa no processo de cuidados e nas políticas sociais e de saúde sobre a doença crônica.

Essa pericialidade que o doente vai construindo ao longo do tempo permite-lhe fazer opções nas pressões da doença e do tratamento e decidir depois de uma cuidadosa avaliação das consequências de cada regime. No final, parecem prevalecer os critérios sociais perante os critérios clínicos quando se trata de gerir cotidianamente a doença crônica.

Para os indivíduos as condições que determinam a opção e o seguimento de um determinado regime ou tratamento baseiam-se nos seguinte fatores: confiança no profissional de saúde que prescreve o tratamento; evidência mínima de que este é o certo para controlar os sintomas e a doença; não existirem efeitos secundários debilitantes; ausência de interferência com as atividades cotidianas mais importantes para o doente e para o seu ambiente;[7] impacto que os regimes propostos têm no seu cotidiano, interferindo com o trabalho, o lazer e/ou os relacionamentos sociais.

20 CONDIÇÕES CRÔNICAS E CUIDADOS INOVADORES EM SAÚDE

Esses fatores levam alguns pacientes a seguir rigorosamente o tratamento proposto, apesar dos constrangimentos associados. No entanto, outros optam por um tratamento flexível que lhes proporcione uma melhor integração social, mas estão sujeitos ao preço de uma ameaça presente ou futura para a sua integridade física. No fundo, assumem os riscos dessa ameaça a troco da manutenção da qualidade de vida, embora na escolha por determinado regime seja sempre equacionado o tempo que lhes ocupa esse trabalho de gestão em termos de desconforto associado, energia exigida, visibilidade social do tratamento e da eficácia que este tem na eliminação dos sintomas.

Um tratamento só será aceito pelos doentes se fizer sentido para eles, ou seja, se estiver de acordo com os modelos explicativos da doença. Por conseguinte, a lógica leiga sobrepõe-se à lógica profissional no cumprimento dos tratamentos médicos prescritos, fazendo que os doentes crônicos optem por flexibilizá-los e adaptá-los às suas necessidades de uma melhor integração na vida social. Cada indivíduo na condição de cronicidade desenvolve ações estratégicas em prol do ajustamento (pontual) dos tratamentos ao seu cotidiano, mesmo que isso represente uma ameaça real ou virtual para a sua integridade física e/ou psíquica.[7,10,11]

Os doentes contrabalanceiam os efeitos positivos e os impactos negativos dos regimes de tratamento nas suas trajetórias de vida, e em função disso modificam-nos parcial ou integralmente, da mesma maneira que procuram outras soluções terapêuticas para utilizar em simultâneo ou alternativamente.[7,10,11]

Na realidade, os profissionais e os doentes avaliam o sucesso ou insucesso de um tratamento de formas diferentes. Quando um tratamento produz alterações nos diferentes aspectos do quadro de vida do indivíduo é considerado um fracasso pelo doente, independentemente de se traduzir em um sucesso para os profissionais. Já em relação aos sintomas residuais, considerados um fracasso pelos profissionais, eles tendem a ser equacionados pelos doentes como um preço que vale a pena pagar pela ausência de sintomas severos e desagradáveis.

Verifica-se ainda que, enquanto o doente opta pela manutenção da inserção social contra a ameaça do isolamento ou exclusão, os profissionais recomendam medidas conservadoras. Essas opções evidenciam duas lógicas diferentes: a do controle dos sintomas e a oposta à lógica do controle da doença. Além disso, há diferentes concepções da doença e dos papéis de cada um, e é a partir delas que tanto doentes quanto profissionais avaliam o sucesso ou fracasso das suas intervenções.[14]

> [...] Foi uma vitória. Para quem estava quase morrendo, como [eu] quando estava lá no hospital, me sinto bem. Apesar de não poder trabalhar mais estou satisfeito por estar vivo... compensa sofrer um ano para viver dois. Só dá valor à vida quem sofreu como eu sofri [...][11]

Os doentes, no seu processo de gestão da doença, vão além de um trabalho de cuidados de saúde clássicos. Têm de gerir igualmente as consequências da doença sobre o seu cotidiano, as suas relações com os outros e até a relação consigo próprio. Perante a doença crônica, o problema da manutenção das obrigações sociais assume especial relevo, visto que a doença se prolonga e não pode ser encarada indefinidamente como uma suspensão temporária do cumprimento dos papéis sociais, como acontecia perante as doenças agudas.

Essa capacidade de opção dos doentes crônicos e o papel ativo que estes passam a desempenhar no processo de gestão da doença dá vazão a frequentes conflitos com profissionais que se consideram únicos detentores legítimos dos saberes sobre a saúde e a doença.

Nessas situações, o papel passivo do doente é abolido, assim como a distância que separa os saberes profissionais dos saberes leigos. Nessa disputa, cada um luta por afirmar uma perspectiva diferente e cada um tem igualmente diferentes expectativas do seu papel no processo de gestão da doença.[16] A questão central passa a ser a construção de um discurso e de uma prática específica sobre o corpo e o reconhecimento de uma outra visão da doença notoriamente diferente do discurso profissional tradicional no qual a voz dos doentes passa a ser uma realidade.[17]

Esse processo de atuação dos doentes crônicos[17] não é novo − há descrições a seu respeito no século XVI, período no qual a vigilância e a observação atenta de sinais e sintomas respondia, sobretudo, às carências de uma Medicina tida como pouco eficaz. Nas últimas décadas, tem sido esta ineficácia a caracterizar os cuidados prestados ao doente crônico. Essa ineficácia não é apenas tecnológica, pois nesse domínio alguns dos desenvolvimentos têm sido significativos nomeadamente ao nível do controle da dor ou em termos paliativos mais gerais, mas também de relação com o doente e família.

Enquanto os doentes mais jovens equacionam a intervenção médica de acordo com as necessidades instrumentais, tais como a obtenção de informação sobre os tratamentos e a prescrição de medicamentos, os doentes mais velhos e mais afetados pela condição de cronicidade tendem a concebê-la por referência às suas necessidades afetivas em termos de comunicação sobre a sua situação, pessoa e impactos da doença no ambiente familiar (sobrecarga, dificuldades econômicas).[13] Essas concepções leigas de enfoque utilitarista evidenciam a posição dos doentes crônicos perante a eficácia limitada e questionável de muitos regimes de tratamento propostos.

As medidas para o controle da doença crônica são ainda marcadas por contextos profundamente ritualizados e rotinizados nos quais são privilegiados os procedimentos de diagnóstico e meios de tratamento, negligenciando-se o "trabalho emocional" (comunicação de sentimentos, de afetações identitárias e de dificuldades práticas) em torno da condição de cronicidade.[10] Por esses motivos, o tratamento, em vez de se configurar como uma parte da solução para o alívio dos sintomas da doença crônica, pode dificultar a adaptação dos indivíduos à doença.

Os profissionais ignoram frequentemente que ao falhar a comunicação e o apoio, os indivíduos deixam de viver com a doença para passarem a viver para a doença, ao mesmo tempo em que experienciam um sofrimento intrínseco e assimilam mais facilmente a ideia de que constituem um fardo para os seus cuidadores formais (médicos e enfermeiros) e informais (família e amigos).[5]

> [...] mas a gente vê que realmente tem que tomar cuidado com a saúde. Eu sempre fui meio relaxado e nunca cuidei..., mas agora, desses tempos para cá, é direto, medicamento e tudo certinho [...][15]

As taxas de adesão ao tratamento diminuem com a sua duração. Quanto ao tipo de tratamento, o esquema que envolve doses frequentes e restrições alimentares, interfere diretamente na adesão.[18] Também se constata que muitos indivíduos referem esquecer-se de tomar a medicação, nomeadamente quando se trata de regimes que incluem a toma de uma grande quantidade de comprimidos e o cumprimento rígido de horário. A explicação para esse comportamento parece residir no fato de esse tipo de regime fazer que os doentes se lembrem da doença a todo momento, o que perturba a sua vida no plano pessoal, profissional e social.

Além do esquecimento, o que também acontece é o doente sentir-se inibido para a ingestão do medicamento ou ter uma sensação de bem-estar e, em consequência disso, abandonar o tratamento. Existem também momentos em que decidem tirar "férias" da medicação em situações como: festas, feriados, viagens, finais de semana.[19] As crenças do doente assumem um papel importante, pois ele só cumprirá o tratamento se acreditar na eficácia. Mesmo acreditando, é frequente o abandono após a adesão.[19]

Verifica-se que os doentes assintomáticos têm tendência a suspender a medicação, enquanto os doentes que apresentam um quadro severo de sinais e sintomas optam por mantê-lo na íntegra. Muitos são os que abandonam o tratamento em virtude dos efeitos secundários ou do intenso esquema a que estão sujeitos. Embora haja uma relação extremamente complexa entre o esquema terapêutico e a aderência a ele, salienta-se que características como o tempo e o tipo de tratamento têm um peso crucial na decisão do doente.[19]

A necessidade do envolvimento do indivíduo com a doença crônica nos seus próprios cuidados:

> [...] não é apenas uma questão de moda passageira ou de procura de uma afirmação politicamente correta, ela provém da constatação do fato de que, normalmente, as pessoas com doenças crônicas que compreendem melhor a sua doença, a forma como ela evolui, e as suas possíveis complicações; que estão conscientes dos riscos envolvidos no uso adequado ou na adesão incorrecta à medicação, no fundo, estão mais capacitadas para lidar com a sua própria doença, obtêm melhores resultados em termos de qualidade de vida, menos complicações e menor recurso a cuidados hospitalares.[20]

O PAPEL DOS GRUPOS DE DOENTES: O COMPARTILHAR DE EXPERIÊNCIAS

> [...] a minha missão na vida é ajudar as pessoas nesse sentido. Sinto-me realizada por poder mostrar para estas pessoas que a gente vive bem e que pode levar uma vida normal [...][21]

A experiência da doença e dos tratamentos impele o indivíduo a buscar alternativas para continuar vivendo. São sobreviventes, mas num primeiro momento a incerteza da "quantidade de vida" que lhes resta leva-os a buscar alternativas para manter a autonomia e o controle da situação mediante a participação nos grupos.

Esse indivíduo sobrevivente passa a ter a incumbência de auxiliar os outros para a compreensão da situação na mesma perspectiva da proposição defendida com o programa de pacientes *experts*,[22] implantado nos Estados Unidos por meio de trabalhos realizados na Universidade de Stanford e no Reino Unido, cuja finalidade é aumentar a autoestima, a eficácia e a autogestão do tratamento pelo doente crônico.

Esses *experts* auxiliam o profissional de saúde no esclarecimento aos doentes crônicos para a autogestão do tratamento, minimizando complicações e custos com essas doenças. Essas pessoas recebem treinamento para poder lidar com os seus semelhantes e manusear a sua própria condição, tornam-se mais saudáveis, enfrentam melhor a doença e procuram menos por cuidados hospitalares. Trata-se, portanto, de uma perspectiva que vai ao encontro das questões da promoção à saúde, pois ao incorporar os cuidados de saúde pessoas treinadas para cuidar e auxiliar no gerenciamento da doença estamos fornecendo subsídios para o empoderamento da comunidade.

O *empowerment* tem emergido como um processo de ação social em que os indivíduos são atores das suas próprias vidas e, conectados com outros, desenvolvem um pensamento crítico, capacidade social e pessoal e criam relações de poder. A operacionalização do *empowerment* e do papel ativo do doente na gestão da sua doença tem sido a constituição de grupos *help-care* e *self-care* em que os indivíduos se juntam não apenas para partilhar experiências, informação e conhecimentos sobre a doença, mas também para se ajudar mutuamente, fazer ouvir a sua voz no discurso oficial sobre a cronicidade e para reivindicar ser parceiros do próprio sistema de saúde no delinear de políticas de saúde relativas às doenças crônicas.

No entanto, essa definição de *empowerment* é uma construção dos profissionais[23] que não é central para as pessoas com doença crônica. Só quando os profissionais efetivamente procurem integrar a dos doentes no seu trabalho e prestarem atenção ao campo simbólico destes é que se pode considerar que o processo de *empowerment* está a ser realizado. Esse campo deve ser respeitado, ouvido, compreendido e debatido por um processo de diálogo permanente em detrimento de um processo unilateral de transmissão e imposição de saberes.

Outra perspectiva é a inclusão dos doentes crônicos em grupos de apoio como as associações específicas para cada tipo de enfermidade nas quais muitas vezes os sobreviventes de tratamentos longos de doenças que se consideravam intratáveis, passam a exercer funções de líderes capazes de mudar o curso da aceitação e da vida dos outros.

Aqui, o indivíduo passa por uma transformação ou por uma ressocialização, pois o novo grupo social ao qual passa a pertencer incentiva-o a ressocializar-se com novos conceitos e uma nova realidade.[24] Assim, ao pertencer a uma associação que congrega outra identidade socialmente percebida e aceita pelos pares, o paciente torna-se apto a minimizar as incumbências da condição de cronicidade, uma vez que a participação social em grupos cria um sentimento de pertencimento.

> [...] sendo sempre dor, ela deixa de ser súbita e intensa em decorrência da própria experiência para se tornar episódica e caritativa na presença do outro doente. O pesar agora veio diluído em múltiplas experiências que não sendo mais estranhas possibilitam auxiliar o próximo, reabilitando-o. Essas pessoas estariam investindo na própria reabilitação [...][11]

A dimensão coletiva[17] de pertença a um grupo de doentes ou a uma associação é uma das características que dá à autoajuda a sua originalidade e faz dela uma nova personagem na nossa cultura. Esses grupos têm em comum, habitualmente, uma patologia ou um acontecimento de vida. Por exemplo, mulheres mastectomizadas, pais de crianças com leucemia, pessoa com *diabetes mellitus*, cuidadores de indivíduos com patologias incapacitantes ou degenerativas, associações de ostomizados entre outras.

As principais motivações de todos aqueles que fazem parte de um grupo de doentes são a ruptura com a solidão e o desejo de contato. Na maioria das situações o envolvimento afetivo é bastante intenso, e existe um sentimento de pertença a uma "grande família" de doentes. Existe, então, uma solidariedade entre os doentes, porque são todos doentes da mesma forma, o que fomenta uma atitude de apoio e suporte ainda mais ativa.[17]

Nesses grupos, há um sentimento de pertença e uma enorme coesão, que são ainda mais acentuados pelo fato de haver uma problemática comum e, por vezes, estigmatizante, como é o caso de muitas doenças e/ou condições crônicas. A coesão, a semelhança percebida e a percepção de que os membros são diferentes dos outros que estão situados fora do refúgio do grupo conferem um relevo singular a cada um dos participantes. O grupo emerge, então, como uma referência para esses indivíduos, pois sabem que são aceitos. Recebem apoio, partilham experiências comuns, encontram pontes de identificação e não são discriminados ou estigmatizados.

24 CONDIÇÕES CRÔNICAS E CUIDADOS INOVADORES EM SAÚDE

Esse tipo de grupo pode proporcionar aos seus elementos vários tipos específicos de ajuda, tendo como objetivos: dar apoio emocional que facilite aos doentes superar a sua solidão e isolamento (mediante o contacto com outros que sofreram a mesma situação e que possuem respostas positivas para o problema); promover a solidariedade entre indivíduos; promover a participação em atividades sociais; fornecer informação e aconselhamento sobre como lidar consigo mesmo, com os outros e com os serviços de apoio disponíveis, de forma a ajudar na gestão cotidiana da doença; ajudar a recompor a identidade do doente; promover a autonomia individual e a independência perante os profissionais de saúde; organizar atividades reivindicativas que pretendem alertar a consciência do público e da comunidade científica ou reclamar melhor assistência por parte dos serviços oficiais; fornecer serviços para atender às necessidades dos membros do grupo, uma vez que esses grupos têm a capacidade de manipular e têm contato com tecnologia que é inacessível à maioria das pessoas.[12]

Esses grupos procuram, ainda, diminuir a distância que separa leigos e profissionais de saúde, bem como o reconhecimento de outra visão sobre a doença e do seu papel como parceiros ativos do sistema de saúde na gestão da doença (*empowerment*). No fundo, a função do grupo é demonstrar a cada um dos membros que ele não é o único.

> [...] Depois de descobrir a associação a minha vida ficou mais fácil. Eu acho que se Deus me fechou uma porta ele me abriu um baita janelão. Eu passei a viver e a dar mais valor à minha vida e à vida do meu próximo [...] se eu não estivesse nessa associação não teria conhecido essas pessoas maravilhosas do Brasil inteiro [...][11]

Concluindo, pertencer a um novo grupo e conhecer as novas incumbências permite a esse indivíduo que, ao apresentar-se como doente, reivindique para si melhores condições de atenção à saúde e maior envolvimento dos profissionais, originando novas respostas às suas necessidades de saúde. Por outro lado, existirá mais informação para se criarem novos e melhores medicamentos, assim como um maior número de profissionais especializados no tratamento das doenças crônicas e uma maior compreensão do adoecimento. Assim, junto aos iguais podem ter "certeza" de que viverão bem e terão melhores cuidados prestados pelos profissionais de saúde, ultrapassando as barreiras impostas pelo adoecimento e pela condição crônica.

Nesses grupos, os doentes não só exercem cidadania, aprendendo a conhecer e defender os seus direitos, como também aprendem a conviver com as suas limitações e possibilidades na sociedade.

CONSIDERAÇÕES FINAIS

As reflexões aqui apresentadas, principalmente no que tange à gerência do tratamento que interfere significativamente na vida de seu portador e as disrupções da identidade que ela acarreta, levam-nos a considerar que para lidar adequadamente com a cronicidade é necessário um novo paradigma de concepção e organização de cuidados de saúde, ou seja, uma mudança de orientação de um modelo tradicional baseado em uma abordagem da doença para um modelo de cuidados centrado no doente e nos seus diferentes universos (familiar, simbólico, de relação, de trabalho, de lazer), que integre diferentes profissionais de saúde em um trabalho de complementaridade, sustentado pelos cuidados comunitários e hospitalares.

REFERÊNCIAS BIBLIOGRÁFICAS

1. Bury M, Newbould J, Taylor D. A rapid review of the current state of knowledge regarding lay-led self-management of chronic illness. Londres: National Institute for Health and Clinical Excellence; 2005. Disponível em: http://www.nice.org.uk/niceMedia/pdf/lay_led_rapid_review_v10-FINAL.pdf. Acesso em: 25 jul. 2009.
2. Mendes FRP. Doenças crônicas: a prioridade de gerir a doença e negociar os cuidados. Pensar Enfermagem 2005;9(1):42-7.
3. Mars GMJ, Kempen GIJM, Widdershoven GAM, Janssen PPM, van Eijk JTM. Conceptualizing autonomy in the context of chronic physical illness: relating philosophical theories to social scientific perspectives. Health [online] 2008;12(3):333-48. Disponível em: http://hea.sagepub.com/cgi/content/abstract/12/3/333. Acesso em: 12 jul. 2009.
4. Loss E, Mantovani MF, Souza RHS. A percepção do cardiopata frente à cirurgia cardíaca. Cogitare Enferm 2003;8(1):65-71.
5. Baszanger I. Les maladies chroniques et leur ordre negocie. Revue Française de Sociologie [online] 1986;27:3-27. Disponível em: http://www.persee.fr/web/revues/home/prescript/article/rfsoc_0035- 2969_1986_num_27_1_2280. Acesso em: 4 ago. 2009.
6. Thorne S. Negotiating health care: the social context of chronic illness. Newbury Park: Sage Publications; 1993.
7. Strauss A, Glaser G. Chronic illness and the quality of life. Saint-Louis: Mosby Company; 1975. p. 91.
8. Mendes FRP. Futuros antecipados: para uma sociologia do risco genético. Santa Maria da Feira: Afrontamento; 2007. p. 126,154.
9. Giddens A. Modernidade e identidade pessoal. Oeiras: Celta; 1994. p. 71.
10. Bury M. Chronic illness as biographical disruption. Sociology of Health and Illness. 1982;4(2):167-82.
11. Mantovani MF, Ide CAC. Sobrevivendo: o significado do adoecimento e o sentido da vida pós--ostomia. [tese doutorado]. São Paulo: Escola de Enfermagem da Universidade de São Paulo; 2001. p. 49-103.
12. Faria S. A denúncia em situação de dor e de doença crônica. Fórum Sociológico 2004;11/12:241-56,531.
13. Pinotti S, Mantovani MF, Giacomozzi LM. Percepção sobre a hipertensão arterial e qualidade de vida: contribuição para o cuidado de enfermagem. Cogitare Enferm 2008;13(4):526:34.
14. Clarke L, Griffin M. Failing bodies: body image and multiple chronic conditions in later life. Qualitative Health Research 2008;18(8):1084-95.
15. Ribeiro DS, Mantovani MF. Caminhando com a cronicidade: as representações do adoecimento em adultos com dor torácica aguda. Cogitare Enferm 2001;6(1):97-104.
16. Strauss A. Negotiations, varieties, contexts, processes and social order. San Francisco: Jossey--Bass; 1978.
17. Herzlich C, Pierret J. Maladies d'hier, Maladies d'aujourd'hui. Paris: Payot; 1991.
18. Jordan MS, Lopes JF, Okasaki E, Komatsu CL, Nemes MIB. Aderência ao tratamento antirretroviral em Aids: revisão da literatura médica. In: Teixeira P, Paiva V, Shimma E (orgs.). Tá difícil de engolir? São Paulo: Nepaids; 2000. p. 7-25.
19. Melchior R, Nemes MIB, Alencar, TMD, Buchalla CM. Desafios da adesão ao tratamento de pessoas vivendo com HIV/Aids. Rev Saúde Pública 2007;41(Supl. 2):87-93.
20. Sousa JC. Do peixe no prato à cana de pesca: reflexões sobre empoderamento, capacitação e cuidados de saúde. Revista Portuguesa de Clínica Geral 2007;(23):352-8.
21. Mantovani MF, Trentini M. O processo de interação propiciando ensino e aprendizagem na vivência com a ostomia. [dissertação mestrado]. Curitiba: Universidade Federal do Paraná; 1996. p. 43.
22. Taylor D, Bury M. Chronic Illness, experts patients and care transition. Sociology of Health & Ilness 2007;29(1):27-45.

23. Aujoulat I, Marcolongo R, Bonadiman L, Deccache A. Reconsidering patient empowerment in chronic illness: A critique of models of self-efficacy and bodily control. Social Science & Medicine 2008;66:1228-39.
24. Berger PI, Luckmann T. A construção social da realidade. Petrópolis: Vozes; 2000.

3 Encontros musicais: uma estratégia de cuidado e de pesquisa com grupos de clientes em tratamento quimioterápico e seus familiares

LEILA BRITO BERGOLD
NEIDE APARECIDA TITONELLI ALVIM

INTRODUÇÃO

O envelhecimento da população, em virtude da redução das taxas de mortalidade e natalidade, implica uma expectativa do prolongamento da vida e um aumento da incidência de doenças crônico-degenerativas, principalmente as cardiovasculares e o câncer.[1] Entretanto, entre as doenças crônicas, o câncer é a que provoca maiores alterações, pois o estado de saúde altera-se de maneira global não só por conta da doença, mas também dos tratamentos propostos, que causam grande impacto no cliente e na sua família.[2]

Uma questão que influencia intensamente tanto o portador de câncer quanto o familiar é o impacto psicológico produzido pelo diagnóstico, sendo este um dos piores momentos vivenciados pelos envolvidos, que se deparam com uma avalanche de sentimentos relacionados ao sofrimento pelo desconhecimento acerca do que lhes aguarda e ao medo da morte. Há uma grande sensação de descontrole, uma vez que os familiares não sabem se conseguirão conviver com o sofrimento e/ou se terão condições de ajudar o doente.[3]

Esse impacto diante da descoberta da doença é preocupante, porque, se não for superado, pode se transformar em depressão e agravar o quadro orgânico, em razão das implicações no sistema imunológico. Aprender a manejar o estresse físico e psicológico no contexto do adoecimento e tratamento do câncer é muito importante e, quando não há uma intervenção efetiva nesse sentido, a condição imunológica pode piorar, aumentando a vulnerabilidade da pessoa.[4]

Tanto o diagnóstico quanto o tratamento de câncer podem desencadear uma desorganização em nível pessoal e familiar. A quimioterapia (QT) amplia ainda mais a complexidade que envolve esse contexto, pela necessidade de cuidado junto à família para o enfrentamento da situação. Não basta entender o doente como pertencente a uma família, mas situar ambos como foco da assistência de enfermagem. Como a família geralmente não está preparada para enfrentar o adoecimento e suportar o sofrimento de seu familiar, isso acaba contribuindo para que esse processo de enfrentamento se torne ainda mais sofrido para todos os envolvidos.

Nesse contexto, é importante pensar a família como um sistema, um complexo de elementos em mútua interação, uma unidade que deve ser focalizada na interação de seus membros.[5] Sendo o câncer uma das doenças crônicas que provoca maior impacto negativo – em virtude da expectativa de morte e pelo fato de o seu tratamento ser considerado um processo difícil e desgastante é necessário o desenvolvimento de redes de apoio, tanto para o cliente quanto para a família, visto que esta participa de todo o processo relativo à saúde e à doença.

O contexto do adoecimento pelo câncer promove mudanças nas relações familiares que interferem tanto no desenvolvimento da doença quanto no cotidiano das pessoas com ele implicadas. Essas alterações, quando negativas, podem levar todo o sistema à dificuldade de expressar sentimentos e de discutir estratégias de enfrentamento da situação. Assim, é importante que a enfermeira perceba a situação na qual familiares e clientes se encontram para poder cuidar deles de forma efetiva, lançando mão de estratégias capazes de contribuir com a integridade desse sistema.

Entretanto, há de se refletir sobre as condições e possibilidades de o enfermeiro prestar cuidado integral ao cliente e à sua família. Em pesquisa realizada com enfermeiros que trabalham em oncologia, estes apontaram não ter conhecimento sobre o que foge à rotina ou aos procedimentos técnicos, o que servia de argumento para o enfoque nesse tipo de cuidados. A insegurança de lidar com o sofrimento do cliente e da sua família pode restringir a ação do enfermeiro na promoção do cuidado de natureza expressiva, uma vez que este implica o estabelecimento de vínculos e de relações de confiança e reciprocidade que, muitas vezes, o enfermeiro não oferece por não ter conhecimento sobre estratégias de enfrentamento.[6]

Mesmo quando se destaca a importância de suporte aos clientes oncológicos para o enfrentamento da doença, isso é visto principalmente como orientação e esclarecimento sobre a doença e o tratamento.[7] Há um predomínio de intervenções centradas no atendimento às necessidades psicobiológicas, enquanto as psicossociais acabam voltadas ao caráter educativo, de natureza informativa. Em contrapartida, as intervenções pautadas na elevação da autoestima e segurança emocional ainda permanecem escassas.

Dessa forma, com a perspectiva de atender clientes em tratamento de quimioterapia e seus familiares acompanhantes e ampliar o conhecimento de enfermagem acerca de estratégias de apoio no ambiente de QT, foi realizada uma pesquisa que investigou a implementação de uma estratégia grupal de cuidado denominada encontro musical (EM). O EM busca, a partir da intervenção de uma enfermeira/facilitadora, promover interação grupal, conforto e apoio aos participantes por meio de música e conversa.

Estudos realizados por enfermeiros apontam a influência terapêutica da música para promover o conforto e o bem-estar e reduzir o estresse no ambiente hospitalar, contribuindo para sua humanização.[8,9] A influência terapêutica da música é abrangente e envolve as reações sensoriais, hormonais, fisiomotoras e psicológicas e pode ser considerada um recurso para o cuidado integral ao cliente/família. Em pesquisa realizada com clientes internados, que vivenciaram uma experiência musical voltada para a humanização hospitalar, estes apontaram a importância de desenvolver o cuidado em grupo, por meio de música e diálogo, como um espaço de compartilhamento de experiências, sentimentos e ideias.[10]

Esses estudos apontam para possibilidades de inovação na assistência de enfermagem, pelo cuidado voltado à integralidade e humanização do ambiente hospitalar. Contudo, na clínica oncológica, embora haja um incremento das atividades grupais coordenadas pela enfermagem, estas estão mais voltadas para o enfoque educativo, havendo poucos estudos abrangendo estratégias de apoio voltadas para o sistema familiar como um todo, especialmente com o uso de práticas artísticas.

Face às considerações feitas, este capítulo é um recorte de tese de Doutorado.[11] A intenção é que ele possa trazer contribuições para o aumento do conhecimento e da prática sobre estratégias grupais de cuidado, de natureza inovadora e participativa, no contexto da quimioterapia por meio de sua implementação e avaliação.

Os objetivos deste estudo são: descrever os EM como uma estratégia de cuidado e pesquisa desenvolvida com grupos de clientes em tratamento quimioterápico e seus familiares; analisar limites e possibilidades apresentadas à estratégia de cuidado implementada e discutir a utilização da música como um estímulo para a expressão de necessidades, sentimentos e expectativas dos participantes dos grupos.

MARCO REFERENCIAL

A base teórica deste estudo sustenta-se no paradigma da complexidade, o qual considera os componentes de um todo inseparáveis, existindo um tecido interdependente, interativo e inter-retroativo entre as partes e o todo. Há complexidade onde quer que se produza um emaranhamento de ações e interações.[12] A complexidade faz parte das transformações paradigmáticas implicadas nas alterações gradativas dos pressupostos da ciência moderna: da simplicidade à complexidade, da estabilidade à instabilidade e da objetividade à intersubjetividade.[13]

A ciência moderna separa o objeto do seu contexto e, também, do observador, provocando a disjunção e a redução do pensamento ao buscar a explicação do todo a partir de suas partes. Dessa forma, a busca pela simplicidade descontextualiza o objeto e elimina a interdependência entre as partes, o que reduz o problema da complexidade. Quanto ao pressuposto da instabilidade, a existência de fenômenos aleatórios que não podem ser determinados altera a visão de estabilidade e agrega incerteza ao pensamento. Esses fenômenos aleatórios, no paradigma em transição, podem ser utilizados como elementos necessários aos processos de criação e invenção.[14]

Na questão da mudança da objetividade para a intersubjetividade, destaca-se a inexistência de uma realidade independente da linguagem. O mundo não é composto de coisas externas que se captam no ato de observar surgindo dinamicamente na relação a outros seres humanos. Portanto, se o mundo em que vivemos se configura com o dos outros na convivência e na linguagem, construímos a linguagem e a nós mesmos nessa convivência, apontando para a importância da intersubjetividade.[15]

Essas mudanças paradigmáticas trouxeram novas abordagens à terapia familiar e, nesse contexto, uma conversação terapêutica busca e explora o diálogo e/ou entrecruzamento de ideias, no qual novos sentidos estarão continuamente evoluindo. O papel do terapeuta é o de um artista da conversação. Ele facilita e cria o espaço para uma conversação dialógica, tornando-se um observador/facilitador/participante dessa conversação.[16] Essa perspectiva é importante na condução de uma estratégia de cuidado que envolve atividade em grupo, como é o caso dos EM. A enfermeira, assim como o terapeuta, é uma observadora, facilitadora e participante da conversação e busca, por meio dos acordos e consensos entre os participantes, uma forma de desenvolver o cuidado expressivo e integrador.

A importância da complexidade não se relaciona à possibilidade de novas soluções para os problemas ou de uma nova metodologia, mas à possibilidade de incitar novas formas de pensar e agir. A compreensão humana nos chega quando sentimos e concebemos os seres humanos como sujeitos e nos tornamos abertos a seus sofrimentos e alegrias.[12] Nessa abordagem com o cliente em tratamento quimioterápico e seu familiar é fundamental manter uma atitude de curiosidade respeitosa por meio de um interesse genuíno, que permitirá coconstruir, por meio das músicas e das conversações o cuidado que inclua a visão da enfermeira e do sistema familiar.

A perspectiva da complexidade tem interface com a evolução da concepção teórica e filosófica de Jean Watson, que fundamenta os EM como uma estratégia de cuidado de enfermagem. Esta afirma que para evoluir significativamente é necessário ver de forma diferente o próprio mundo, referindo-se também à mudança de paradigma anteriormente citado. O enfoque nesse novo campo de possibilidades envolve a consciência de cada um e a intencionalidade de cuidar por parte da enfermeira que promove o encontro entre os sujeitos do cuidado. A autora afirma também que um ambiente de cuidado preserva a dignidade humana, o todo e a integridade.[17]

Posteriormente, Watson avançou na fundamentação do paradigma do cuidar, tornando mais explícita a concepção de que as experiências do viver humano são fenômenos com dimensões espirituais, filosóficas, éticas e morais. Sua teoria atual aborda o Caritas Processes (CP) como uma ampliação dos Fatores de Cuidado (*carative factors*), sendo o centro de sua filosofia/teoria. Caritas invoca intencionalmente a palavra amor, criando uma conexão mais explícita entre cuidar e amor. Amor é o mais alto nível de consciência e a grande força para toda a reconstituição do mundo.[18]

Entre as suposições básicas atualizadas da ciência do cuidar destacam-se aqui as que apresentam conexão mais próxima com o presente estudo: os processos e as conexões intersubjetivas mantêm vivo o sentido comum de humanidade, ensinam-nos como ser humanos identificando-nos com os outros; o cuidar efetivo promove reconstituição, saúde, crescimento individual e familiar e um sentido de totalidade; uma relação de cuidado é a que convida à emergência do espírito humano, expondo seu potencial, estando autenticamente presente e permitindo que a pessoa explore as opções, escolhendo a melhor ação para si.[18]

Entre as premissas da ciência do cuidar, também atualizadas, destaca-se a do abranger o pluralismo epistemológico que procura entender a interseção e as conexões desenvolvidas entre as artes e as ciências humanas e da saúde. Essa ciência abrange todas as formas de conhecer/ser/fazer: ética, intuitiva, pessoal, empírica, estética e mesmo espiritual/metafísica, formas de conhecer e ser.[18] Tais premissas têm profundas conexões com a implementação dos EM, pois estes se desenvolveram a partir da interseção entre a música e o cuidado de enfermagem, visando tanto inovar a prática assistencial como ampliar o conhecimento sobre estratégias de cuidado em grupo multifamiliar no contexto da quimioterapia.

METODOLOGIA

No tocante à pesquisa da assistência, a Pesquisa Convergente-Assistencial (PCA) mostrou-se a mais adequada para este estudo, pois busca beneficiar tanto o contexto assistencial quanto a pesquisa ao buscar a resolução de problemas, realização de mudanças e introdução nas práticas de saúde que podem levar a construções teóricas.[19]

A PCA tem interfaces com o referencial teórico, pois ao se voltar tanto para a pesquisa quanto para a assistência, procura manter a autonomia de cada um desses processos, ainda que interligados, o que exige uma estruturação complexa para o seu desenvolvimento. Outra importante conexão é com a premissa da ética no cuidado, uma vez que abrange a situação de cooperação mútua entre pesquisador e sujeitos da pesquisa por requerer sua participação ativa. Pressupõem também o comprometimento do pesquisador com os sujeitos, visto ser necessário desenvolver uma relação intersubjetiva entre enfermeiro e cliente que amplie a compreensão de suas necessidades e evite vê-lo como um receptáculo de informações, mantendo respeito por suas singularidades.[20]

O cenário da pesquisa foi um hospital militar na cidade do Rio de Janeiro. Foram realizados oito EM com a participação dos clientes e familiares acompanhantes com duração aproximada de uma hora cada encontro, um dia fixo na semana. A pesquisa foi desenvolvida por meio das etapas da PCA:

- **Fase da concepção:** ocorreu a partir de experiência anterior no Hospital-Dia (HD) dessa instituição, quando foi possível perceber a influência da música para descontrair, promover o diálogo e integrar as pessoas em tratamento de QT; e pela experiência prévia de pesquisa com clientes hospitalizados que apontaram a importância de atividades grupais com música.[10] Foi sedimentada após a revisão bibliográfica.
- **Fase da instrumentação:** consistiu da seleção das técnicas utilizadas na produção de dados, escolha do espaço (sala comunitária na qual se realizava a QT) e pesquisa em prontuário para seleção dos sujeitos; incluiu diálogo com a equipe do HD para angariar apoio, ampliar conhecimento e organizar a implementação dos EM.
- **Fase da perscrutação:** iniciou-se a aproximação com os possíveis sujeitos, momento em que foram realizadas as entrevistas e, a partir destas, delineados os temas centrais que atendiam às suas expectativas primeiras; iniciaram-se os grupos de convergência (os EM) que foram gravados e observados por uma auxiliar de pesquisa. O desenvolvimento dos EM seguiu estes passos: apresentação dos participantes; apresentação de um tema central ou não; escolha das músicas que eram cantadas em seguida, entremeadas por conversas; avaliação da atividade pelo grupo.
- **Fase da análise e interpretação dos dados**: iniciou-se com a transcrição dos encontros por meio de quadros de categorização dos temas e de participação dos sujeitos; a análise do material processou-se pela triangulação dos dados obtidos com as entrevistas, os quadros de categorização e pela observação dos EM; nessa etapa foi utilizada a análise de discurso (AD).[21]

Foram 27 sujeitos no total: 9 sistemas familiares compostos por cliente e familiar acompanhante, perfazendo 18 participantes; 8 clientes estavam desacompanhados e havia um familiar acompanhante cujo cliente não podia ficar na sala comunitária por conta de suas condições de saúde. Os grupos foram heterogêneos porque os clientes eram de ambos os sexos e idades variadas, com diferentes localizações e estádios do câncer e em diferentes etapas da QT. Os familiares acompanhantes também tinham grande variação de idade e diferentes relações de parentesco com os clientes em tratamento. Os sujeitos participaram no mínimo de um e no máximo de cinco EM.

É importante destacar que a pesquisa atendeu aos princípios da PCA: a "essencialidade" com a justaposição da prática assistencial e a pesquisa; a "conectividade" com o envolvimento do pesquisador em ambas as atividades; a "interfacialidade" cujas mudanças na prática assistencial ocorreram em face das questões investigadas e vice-versa; a "imersibilidade" com a inserção do investigador como parte da assistência, visando à produção de mudanças compartilhadas.[20]

Essa pesquisa foi aprovada pelo CEP da EEAN/UFRJ e os aspectos éticos dispostos na Resolução n. 196/96 do Conselho Nacional de Saúde/Ministério da Saúde (CNS/MS) foram respeitados. Os participantes assinaram o Termo de Consentimento Livre e Esclarecido (TCLE) e foi mantido o anonimato dos sujeitos da pesquisa que foram identificados com siglas que indicavam se eram clientes (C) ou familiares (F), o gênero (M e F) e a ordem de inserção no grupo representada por um número.

RESULTADOS E DISCUSSÃO

Limites e possibilidades do EM como estratégia grupal de cuidado e pesquisa

Para atender aos propósitos do desenvolvimento dos EM foi necessário adotar condutas flexíveis na sua sistematização, de modo a adequá-las às necessidades do contexto da quimioterapia. Contudo, é importante destacar que essa flexibilidade não alterou os objetivos da pesquisa, tampouco suas finalidades assistenciais. Assim, pelo estímulo musical que promoveu acolhimento e incentivou o diálogo entre os participantes, os EM revelaram-se como um rico espaço de expressão de sentimentos, opiniões, crenças, diferentes formas de pensar e conduzir a vida. Caracterizou-se também por propiciar relaxamento e troca de experiências entre os sujeitos, promovendo sensação de bem-estar e conforto, conforme os relatos destes sobre a participação nos encontros.

No entanto, embora tanto no âmbito assistencial quanto da pesquisa, os EM tenham produzido resultados positivos, as características heterogêneas dos sujeitos e suas diferentes formas de participação nos encontros revelaram algumas dificuldades na sua operacionalização, principalmente no que se refere à finalidade investigativa que necessita de achados comuns à maioria dos participantes.

A impossibilidade de formar grupos homogêneos ocorreu, em parte, devida ao fato de os clientes estarem em diferentes fases da doença (inclusive tratamento paliativo) ou ciclos da terapêutica medicamentosa e, por vezes, da suspensão desses ciclos, por alterações clínicas dos participantes. Outras características heterogêneas dos EM que se destacaram foram a variedade de temas sugeridos, a participação de clientes e de um familiar desacompanhado no âmbito desses encontros.

Esses fatores ocasionaram novas configurações dos grupos, havendo variação tanto no número de participantes em cada EM quanto no quantitativo de participações de cada um na estratégia implementada. É importante destacar que o contexto da QT, em razão das inúmeras variáveis que o caracteriza, pressupõe certa instabilidade.

Portanto, a proposta de desenvolvimento de estratégias terapêuticas sustentadas no pensamento complexo, conclama o uso da criatividade na busca de possibilidades de atuação em situações instáveis a partir de um planejamento baseado nas informações colhidas, mas suficientemente flexível para integrar os acasos encontrados no percurso.[12]

Dessa forma, nos oito EM realizados, apesar de serem mantidos os mesmos passos, estes se diferenciavam entre si pela variedade de seus integrantes, pelas próprias escolhas musicais, ou mesmo por abordar temáticas diferenciadas. Assim, embora os EM tivessem em sua maioria temáticas centrais apresentadas no início da atividade, cada grupo orientou a discussão segundo os seus interesses, retomando discussões e reflexões já havidas no âmbito de outros EM, ainda que entrelaçados pelas singularidades dos sujeitos deles participantes.

Destaca-se a importância de a facilitadora ter mantido uma postura flexível ante as necessárias mudanças de enfoque. Isso permitiu aos clientes e familiares expressassem seus sentimentos. Na implementação dos EM, essa flexibilidade promoveu um espaço de acolhimento e estimulou o protagonismo dos sujeitos, o que conduziu as discussões para temas que atendiam às suas necessidades e desejos. Essa postura relaciona-se aos elementos do Caritas Processes que se referem a prestar assistência às necessidades básicas com a intenção de cuidar e dar suporte à expressão de sentimentos positivos e negativos.[18]

É importante ressaltar que a escolha prévia dos temas partiu das entrevistas anteriores aos encontros, quando os clientes e/ou familiares externaram o desejo de não abordarem temas relacionados ao câncer. Esse desejo vincula-se ao significado que o câncer tem para os clientes e seus familiares, que o relacionam com a possibilidade de morte iminente mesmo quando se encontram em fase inicial da terapêutica.[22]

Contudo, os próprios sujeitos trouxeram à discussão esses temas, revelando o sentimento ambivalente de fugir de um assunto doloroso e, ao mesmo tempo, falar sobre ele com o intuito de desabafar, compartilhar ou mesmo ajudar outro participante mediante o relato de sua própria experiência. Desta feita, o que de início poderia parecer desconfortável, por trazer à tona sentimentos considerados negativos como medo, raiva ou tristeza, não se configurou como tal, tendo em vista a forma como estes assuntos foram abordados fez diferença. Frequentemente o participante abordava o contexto de adoecimento de forma positiva, com humor ou esperança, o que facilitava sua aceitação pelo grupo e propiciava o diálogo.

Aqui se configuram um limite e uma possibilidade. O limite indica que em um grupo com características heterogêneas, um tema central, mesmo que tenha sido derivado de suas expectativas iniciais, pode não satisfazer as singularidades de cada sujeito, ou mesmo não atender suas necessidades naquele momento. A possibilidade está no próprio grupo, de acordo com seu momento, decidir sobre os caminhos a trilhar para atingir suas necessidades e/ou desejos.

Outro aspecto a ser considerado é a relação entre o estado geral dos clientes e sua disposição para participar nos EM. Do total de 17 clientes, 7 evidenciaram algum tipo de desconforto como dor, prostração, ansiedade, humor deprimido e dificuldade para falar por limitações físicas relacionadas ao câncer, situações que dificultavam a sua interação com o grupo. Isso tornou-se mais claro ao observar três clientes que tiveram mais de uma participação com alteração no seu estado clínico em somente um dos encontros, pois participaram mais intensamente nos EM nos quais se sentiam bem

Também é importante destacar a mudança dos clientes quando, por motivos diversos, seus familiares acompanhantes não puderam estar com eles durante a quimioterapia. Nessas circunstâncias, dois clientes mostraram-se menos comunicativos que nos outros encontros em que seus familiares estiveram presentes. Demonstraram também desconforto pela prostração e por sentirem dor e ansiedade. Esse fato vem ao encontro de um estudo que aponta alívio por parte do cliente quando acompanhado pela família durante a QT e da sensação de abandono e tristeza face à ausência de um ente querido para prestar o apoio requerido nesse momento.[23]

Algumas acompanhantes também modificaram o comportamento demonstrando ansiedade quando havia alteração no estado de seus familiares, fato observado graças às suas diversas participações nos EM. Entretanto, a mudança de comportamento esteve vinculada tanto ao que ocorria no momento da QT quanto ao relacionamento já estabelecido no próprio sistema familiar. Assim, enquanto uma se comunicava mais com a técnica de enfermagem responsável pela medicação, a outra concentrava maior atenção às atividades grupais. Houve também uma acompanhante que pouco se comunicou com seu familiar e com o grupo, enquanto outra conseguia manter o cuidado tanto ao seu familiar quanto a outros participantes do grupo.

Se, por um lado, essas situações apontam a singularidade dos sujeitos nas respostas às situações promotoras de ansiedade, por outro, também indicam as diferentes possibilidades de, nestas situações, existir ou não uma interação com os outros integrantes do grupo buscando o conforto de seu acompanhante ou seu próprio bem estar por meio de cuidar do familiar e do grupo, relaxar ou se comunicar.

Esses eventos vêm reforçar a necessidade de estimular a presença do familiar durante a quimioterapia mesmo que, inicialmente, o cliente não considere isso necessário, pois em sua maioria os clientes acompanhados sentem-se mais seguros em se expressar com seus familiares, reduzindo a ansiedade, facilitando a expressão dos clientes, ao mesmo tempo em que amplia as possibilidades para o cuidado de enfermagem. Dessa forma, incluir o acompanhante familiar no contexto da quimioterapia é desenvolver e sustentar a ajuda--confiança, a autêntica relação do cuidar.[18]

Verificou-se também que a maioria dos clientes, de uma forma geral, foram cuidados de alguma maneira pelo grupo com palavras de conforto, música escolhida ou cantada para eles, conversa lúdica ou o relato de alguma experiência que promovesse a esperança. Esse comportamento acolhedor foi realizado tanto por outros clientes como por familiares, constituindo uma espécie de rede de apoio baseada em relações de ajuda, o que pressupõe o ato de auxiliar, colaborar e amparar alguém diante de uma necessidade. Destaca-se que a relação de ajuda propicia o crescimento e o desenvolvimento tanto daquele que ajuda quanto daquele que é ajudado.[24]

Nessas circunstâncias, mesmo o cliente que se encontrava desacompanhado sentiu-se integrado e acolhido e até pôde acolher o outro, aquele que melhorou sua autoimagem por ter a possibilidade de exercer igualmente o cuidado. Esse ato de ajudar o outro, manifesto tanto por familiares como por clientes, gerou bem-estar e autonomia, vinculando sua participação à autorrealização, assim como a sensação de pertencimento ao grupo. O que poderia se configurar como um limite, por sua heterogeneidade, revelou-se como possibilidade, visto que facilitou o estabelecimento de novas relações e propiciou o cuidado do/ao grupo.

Outro aspecto da heterogeneidade dos sujeitos relacionou-se com o número de participações nos EM, pois do total de 27 sujeitos, 11 participaram somente uma vez, sendo 7 clientes e 4 familiares pelos motivos já apresentados. Vale destacar que tal aspecto poderia ter se constituído em limite metodológico; no entanto, possibilitou observar que as participações desses sujeitos estiveram mais vinculadas às suas singularidades do que à quantidade de encontros. Alguns participaram de forma mais restritiva, escolhendo somente músicas e/ou cantando e demonstrando pouca necessidade de se expressar verbalmente com o grupo. Contudo, outros participantes demonstraram preferência pela expressão verbal.

Dos 11 sujeitos que participaram apenas em um encontro, 5 mostraram atuação diversificada, buscando tanto o próprio bem-estar quanto o do grupo, expressando-se de diferentes formas sobre assuntos variados e interagindo de forma positiva com os outros participantes. Isso refletiu-se na avaliação que fizeram acerca dos encontros ao apontarem a interação grupal, o prazer de cantar e conversar, o acolhimento e a ludicidade como elementos que contribuíram para o seu processo terapêutico apesar de participarem somente uma vez.

Na forma de participação dos sujeitos que frequentaram dois ou três EM, observa-se um padrão semelhante no qual alguns participaram pouco ou priorizaram só uma forma de participação, tal como escolher música ou cantar ou voltar seu discurso somente a um tema. Estabeleceram interação limitada e externaram pouca preocupação com o cuidado ao próximo. Outros, embora não fossem tão expansivos quanto os demais participantes, aproveitaram o espaço para cuidar de si, do familiar e/ou de outros. Seis participantes mostraram mais diversidade em suas participações, atribuindo isso à dinâmica grupal, o que os fez avaliar os EM como positivos nos aspectos ligados a descontração, relaxamento, troca, oportunidade de falar com ajuda da música, bom astral e integração.

Os três integrantes que participaram em quatro ou cinco encontros também se destacaram pela qualidade da participação, em parte, pelo próprio temperamento extrovertido, mas também por se sentirem estimulados a participar, sendo considerados os veteranos do grupo, uma vez que acolhiam os "novatos" explicando ou mostrando a dinâmica do encontro, ao tempo em que imprimiam o seu estilo bem-humorado na dinâmica grupal.

Destaca-se que os diferentes estádios do câncer dos clientes não foi um fator que influenciasse o processo grupal. Em momento algum eles discutiram no grupo o estádio da doença ou verbalizaram estar em tratamento paliativo. Tal atitude está em acordo com as expectativas expressas por alguns participantes sobre os EM no momento da entrevista quando relacionaram esses encontros ao desejo de passar o tempo, relaxar, escutar ou cantar músicas que elevem o ânimo, se distrair e descontrair, esquecer a doença, conhecer pessoas, aprender um pouco mais, se expressar, ter apoio e, sobretudo, não falar sobre câncer.

Os clientes em tratamento paliativo tiveram comportamentos muito diferentes entre si. CF1 foi a única que destacou a doença e a morte, em forma de desabafo, mas terminou seu discurso falando sobre aprendizagem, fé e esperança. CF2 optou por escolher músicas e cantar só falando sobre as músicas que escolheu. CM5 também falou sobre música e sobre o seu próprio humor, ressaltando que este estava rebaixado e se elevou depois de escutar as músicas cantadas para ele. CF15 abordou a doença e o tratamento, contudo, centrou a fala na sua fé religiosa e passou boa parte do tempo cantando de maneira animada. Como observado, mesmo os clientes em tratamento paliativo usufruíram do processo grupal da forma que consideraram a mais adequada, interagindo e buscando forças para continuar sua jornada.

Assim, o EM contribuiu como suporte emocional às adaptações necessárias às novas situações vivenciadas pelos participantes, especialmente ao tratamento de quimioterapia. Os clientes que tiveram algum tipo de desconforto proveniente de seu estado clínico participaram da forma que lhes foi mais conveniente, escutando música ou conversa, cantando ou mesmo falando. As variadas possibilidades de atuação, além do próprio relaxamento promovido pela música, proporcionaram conforto e também a alteração positiva do humor, segundo a avaliação dos próprios sujeitos.

Ou seja, o mal-estar, a dor, a prostração ou o humor rebaixado não se configuraram como limites para a participação, o que aponta para os EM como uma atividade grupal multifamiliar que se caracteriza como estratégia de cuidado integral ao cliente no contexto da QT, pela abrangência dos aspectos que influenciaram positivamente clientes e familiares, independentemente do estado clínico ou características pessoais.

Dessa forma, pode-se refletir que os EM se vinculam ao paradigma da complexidade, tanto pela ampliação do foco da observação,[13] ao incluir a família no processo terapêutico, como pelo pressuposto da instabilidade, pois os fenômenos aleatórios que agregam incerteza ao pensamento podem ser utilizados como um elemento necessário aos processos de criação e invenção.[14]

Assim, a flexibilização das condutas na implementação dos EM relaciona-se ao princípio da instabilidade, pois, se o sujeito está em contínua transformação na relação com seu contexto complexo, o cuidado deve ser desenvolvido na dependência dos sujeitos que dele participam. Isso explicita um entendimento de que o cuidado existe na dependência do contexto relacional em que ele se dá, conferindo-lhe um atributo de estado.[25]

A relação entre o desenvolvimento da PCA e a implementação de uma estratégia de cuidado baseada no pensamento complexo também está em consonância com o Caritas Processes, que aponta entre seus elementos o engajamento em genuínas experiências de ensinar-aprender, vinculados ao sistema de referências do outro. Isso justifica a flexibilização das condutas da enfermeira na condução dessa estratégia, voltada para uma aprendizagem contínua que melhor atenderia às necessidades e anseios dos participantes. Outro elemento importante que se relaciona ao desenvolvimento dos EM é a postura criativa da enfermeira ao desenvolver práticas inovadoras, usando de forma criativa a própria presença e todas as formas de conhecimento como parte do processo de cuidar, engajando-se em práticas artísticas de cuidar-reconstituir.[18]

Entre os limites e as possibilidades que se apresentaram à implementação dos EM, prevaleceu a finalidade de promover o bem-estar de sistemas familiares durante a quimioterapia. Assim, foram reunidos elementos capazes de contribuir para a redução da ansiedade, do medo e do desânimo de clientes e seus familiares por meio de sua participação ativa nesse processo terapêutico, o que gerou novas possibilidades de relacionamento familiar e grupal.

A necessidade de autoexpressão promovida pelo estímulo musical

O processo expressivo e interativo ocorreu a partir do estímulo musical, o qual constou de músicas escolhidas e cantadas pelo grupo e/ou pela enfermeira facilitadora. As músicas promoveram relaxamento, descontração, distração do foco da doença e também facilitaram a mobilização dos participantes em torno de algum tema de conversação que muitas vezes emergiu da própria expressão musical.

Assim, a linguagem verbal foi um dos elementos de sustentação da estratégia de cuidado implementada que ocorreu a partir de narrativas quando o sujeito tinha por objetivo contar algum aspecto de sua história pessoal, vivência ou, como ocorrido em alguns momentos "dar um depoimento" sobre algum aspecto significativo de sua vida. É como se o sujeito necessitasse de se escutar e, nessa perspectiva, as narrativas construídas socialmente conferem sentido e organização à experiência individual.[16]

No desenvolvimento dos EM foi possível estabelecer uma estreita relação entre músicas e narrativas tendo em vista que as canções são carregadas de características subjetivas e, assim, proporcionam variadas relações simbólicas entre elas e os sujeitos. Por meio das narrativas dos sujeitos é possível desvelar parte dessas subjetividades, visto estas serem repletas de eventos de memórias de situações vividas com a música. Algumas transbordam sentidos da vida implicada com elas.[26]

Um fator que influenciou as narrativas ocorreu na forma em que foram implementados os EM, pois, após a escolha musical e a consecutiva expressão por meio do canto, os participantes justificavam sua escolha, e ao falar das músicas, acabavam falando de si próprios, relacionando-as com suas histórias de vida pessoal e familiar, assim como sobre as formas de enfrentamento da situação de adoecimento e crenças religiosas

Entretanto, não foi somente a própria escolha musical que estimulou as narrativas. Foram também as escolhas musicais dos outros participantes, pois a audição de músicas promove subjetividades e lembranças do vivido. As canções populares difundidas pela mídia passam a fazer parte do repertório cultural dos povos, interagindo com o mundo subjetivo das pessoas, sendo arquivadas na memória. Ao escutarmos uma canção podem surgir lembranças que, pela livre associação a partir do próprio fluxo do pensamento, explicitam algum sentimento a elas relacionado.[27]

Além da música, as narrativas dos outros participantes foram elementos indutores do discurso e, independentemente das expectativas iniciais acerca dos temas de conversação, cada um construiu seu discurso influenciado pelo contexto dos EM. Muitos discursos foram movidos a partir dos temas surgidos e, dinamicamente, na relação com os outros participantes, apontando a importância da intersubjetividade em estratégias grupais. Nós construímos a linguagem e a nós mesmos na convivência social, e a intersubjetividade possibilita o desenvolvimento de um domínio cooperativo de interações a partir de referenciais compartilhados.[15]

Estes abordaram temas que faziam parte de sua condição em comum relacionados à situação de adoecimento, tratamento e enfrentamento do câncer, além das próprias vivências no grupo. Mencionaram também aspectos pessoais: histórias de vida, relacionamentos familiares e crenças que ampliaram o conhecimento mútuo.

Nesse contexto, as narrativas dos sujeitos demonstraram a importância dos EM ao promover a expressão de conteúdos significativos para o desenvolvimento pessoal e para a interação grupal, revelando-se um recurso precioso para a produção de dados para a pesquisa. Tudo isso fez que se ampliasse o conhecimento sobre o contexto do adoecimento pelo câncer e do tratamento da quimioterapia e sua influência na vida dos participantes. A seguir, serão discutidos alguns dos temas recorrentes nos discursos dos sujeitos, o que indica o seu envolvimento com os mesmos, como se pode depreender dos seus discursos reproduzidos em alguns trechos.

O câncer e a quimioterapia

Poucos participantes detiveram sua fala circunscrita ao adoecimento em sintonia com o levantamento prévio realizado sobre os temas de interesse para os EM, conforme explicado anteriormente. Entretanto, o que se evidenciou é que, impulsionados pelo contexto, era inevitável que, por vezes, se expressassem sobre sua doença. Tal fato ocorreu, por exemplo, com CF8, que em um episódio de desabafo abordou o momento do diagnóstico:

> Quer dizer, quase morri sem saber que eu estava com câncer, entendeu? É mesmo! Eu falei que o nódulo estava escondido e todo ano eu fazia [exame preventivo] e não descobria nada. Depois fizeram uma mesa redonda e disseram que eu tinha que tirar o seio! Para mim foi um choque. Porque eu fazia exame preventivo anualmente. Imagine se eu não fizesse! Quando eu fosse, como ficaria isso, né? E foi rápido, foi uma coisa corrida, entendeu? Aí, eu... estou conseguindo levar numa boa e as pessoas [...]

Esse discurso aponta para uma indignação do paciente que, apesar de todos os cuidados, foi surpreendida pelo câncer. Os sentimentos e emoções da pessoa perante o diagnóstico de câncer podem não se relacionar somente aos pensamentos de morte, mas também às vivências ligadas às dificuldades no atendimento nos serviços de saúde que aumentam a sua incerteza quanto ao futuro.[28]

Dos participantes que abordaram o tema adoecimento, os que mais falaram foram CM6 e CF7. Isso explica-se pela própria implicação clínica que se depreende dos seus discursos. No 2º EM, CM6 iniciou sua narrativa a partir das alterações no seu cotidiano decorrentes do adoecimento:

> Na verdade, com os problemas que temos, não se tem aquela vontade de ter uma atividade, de se movimentar e procurar alguma coisa para fazer... você se acomoda. Eu acho isso! Eu me acomodei e quase não saía de dentro da casa... ficava sentado na poltrona fazendo as palavras cruzadas. Agora eu estou caminhando e venho ao hospital. O problema era que com a perna esquerda muito inchada não podia andar. Agora felizmente já não está tanto inchada e já procuro me movimentar...

38 CONDIÇÕES CRÔNICAS E CUIDADOS INOVADORES EM SAÚDE

O discurso de CM6 revelou duas percepções para a sua mudança. Uma delas está diretamente relacionada ao aspecto emocional: não ter vontade para realizar tarefas e/ou sair de casa e acomodar-se a um estilo de vida sedentário. Essa percepção de si mesmo parece ser uma reflexão sobre sua atitude posterior ao conhecimento do seu diagnóstico de câncer, "os problemas que temos". A outra percepção está ligada a uma impossibilidade de se movimentar devida à situação clínica decorrente do câncer de próstata, com progressão em linfonodos pélvico e para MIE, que ficou comprometido com um edema intenso. Provavelmente, ambos os fatores – psicológicos e físicos – influenciaram na sua acomodação. Entretanto, não se podem subestimar as repercussões emocionais que podem ser maiores que as de ordem física, por conta das expectativas negativas sobre a doença e o tratamento.[29]

Neste mesmo EM o CF7 abordou outro aspecto importante:

> Quando iniciei o meu tratamento, peguei uma gripe! Fiquei muito mal! Aí virei-me para o médico e perguntei: "Eu estou muito gripada, estou morrendo? [ri com o marido]". A gripe não tem nada a ver! Eu estava tão desesperada... Eu fiquei tão ruim e na hora que você está ruim não se lembra de ninguém, nem de filho nem de neto, de ninguém... Só pensa que vai morrer e acabou! Passei dois dias mal...

O adoecimento pelo câncer desenvolve um estado de angústia que não tem fundamento na real condição clínica, mas no intenso medo da morte, subjacente a toda essa situação. Quando a pessoa é diagnosticada com câncer, lança um olhar sobre a possibilidade de sua própria morte, por relacionar o câncer com uma doença fatal, e isso ocorre mesmo com aqueles que estão no início do tratamento e têm perspectiva de remissão completa da doença.[22]

CF7 abordou a questão do preconceito ligado ao câncer no 6º EM, momento que destacou a importância do interdiscurso para a expressão grupal:

> [...] Eu estou com câncer, tá? Graças a Deus, dependo da misericórdia de Deus, dos remédios, dos médicos [...] E as pessoas que ficam dependendo de outras morrem para fazer um transplante de fígado ou de coração? Ahn, ahn, ahn, não queria essa vida não. Não queria não.

Seu discurso inicialmente não pareceu ter encontrado interlocutores, mas, no final desse encontro, suas palavras mobilizaram CF8 que se referiu às concepções negativas relacionadas ao câncer:

> Doença... não, eu falo que estou com um problema. Tirei o seio e estou me tratando! Não gosto de falar: "Eu estou com câncer." Não é por não falar, entendeu? Eu estou entendendo o lado dela aí [se referindo à CF7]. É que as pessoas ficam com dó e querem chorar na sua frente! E eu tenho que ficar dando força... A gente tem dar força para os amigos, colegas de amigo [...]

Nesse exemplo, o discurso de CF8 apontou as dificuldades por que passa o portador de câncer diante da reação das pessoas. Segundo sua experiência, essas pessoas demonstram pena e não conseguem, efetivamente, apoiá-la. Os papéis acabam invertidos, impelindo a pessoa adoecida a confortar os outros e a mostrar uma força que nem sempre possui e que pode minar suas próprias energias. As representações negativas sobre o câncer geram no doente, e em todos os envolvidos, medo e desejo de ocultação do diagnóstico como uma maneira de minimizar comentários indesejáveis.[30]

Um dos temas mais abordados pelos participantes dos EM foi o tratamento de quimioterapia e suas consequências, fato esperado por ser a situação que vivenciavam no momento. Alguns abordaram esse tema em forma de desabafo como ocorreu com CF15 que realizava QT paliativa:

> Eu quero é dar um testemunho. Estou com esse problema há seis anos... Que eu venho lutando e toda vez que eu venho... Já falei com o médico agora: "Doutor, toda vez que eu venho fico com tanto medo de fazer o tratamento!"

Quando perguntado em que se assentava seu medo, ela respondeu:

> Do tratamento, de algum problema... Porque dá muita reação... Como se diz... Muitos efeitos colaterais. E isso tudo... Eu sofro com isso. Fica na minha cabeça. Não tenho vontade de comer nada... Eu fico uns dias lá jogada, né? E a gente começa a pensar nisso tudo e: "Ah, meu Deus, começar tudo de novo?" Agora eu estou três meses parada com o remédio. Hoje está fazendo três meses... Mas estou ótima, não sinto nada, mas vou tomar esse remédio... E hoje vai ser mais tóxico, segundo ele.

Seu discurso ambivalente revelou todo o receio dos efeitos da QT, renovado a cada ciclo medicamentoso. Essa sensação de ameaça ocorre com as pessoas ao perceberem que há possibilidade de reações singulares ao tratamento que não podem ser antecipadas, pois cada pessoa age e reage diferentemente. O que amedronta é o desconhecido que pode se revelar a cada sessão de quimioterapia.[31]

O receio do que possa acontecer na quimioterapia é um sentimento recorrente entre as pessoas que iniciam o tratamento, como ocorreu com CF17 que estava no primeiro dia da QT quando participou do grupo aparentando uma enorme ansiedade e rebaixamento do humor. No seu discurso, relatou:

> Eu cheguei aqui muito triste. Aqui... para fazer o tratamento. Mais adiante ela explica o seu receio: "Eu achei que fosse doer".

A expectativa negativa sobre os efeitos da quimioterapia ampliou sua ansiedade, e isso ocorre em função das ideias relacionadas ao sofrimento que geralmente cercam o câncer e a QT.

CF15, no 4º EM, apontou também outro efeito da quimioterapia: a alopecia que afeta profundamente a maior parte das pessoas que passam por isso:

> Eu já fiz e não caiu mas nesse último caiu. Até mesmo a sobrancelha. A gente fica pelado! Isso tudo mexe muito com a gente e com o emocional... [...] Comigo mexe. Cada um é uma pessoa. Comigo mexe demais! Mas eu tenho entregado na mão de Deus, de Nossa Senhora! E vou em frente.

CF10, no mesmo encontro, também se referiu à reação que teve:

> Quando caíram os meus cabelos agora... É a primeira quimio que eu fiz... Dias depois começou a cair o cabelo. Mas quando o cabelo maior caiu foi um impacto muito grande pra mim [...]

40 CONDIÇÕES CRÔNICAS E CUIDADOS INOVADORES EM SAÚDE

A alopecia gera um grande sofrimento tanto aos homens quanto às mulheres, sendo considerada o efeito colateral mais devastador, porque afeta quer a aparência física quer o relacionamento social.[32]

Formas de enfrentamento do câncer

É importante pontuar que os participantes revelavam suas dificuldades e temores e mostravam que os estavam superando, mantendo uma postura de enfrentamento, embora os participantes narrassem diferentes formas de tentar superar a situação de adoecimento pelo câncer.

No 2º EM ocorreu um verdadeiro encontro entre dois participantes que mostraram o seu empenho em enfrentar o câncer, tendo CM12 iniciado o tema a partir da reação ao diagnóstico:

> Depois do diagnóstico eu mesmo tive uma crise de pânico e depois caí na real. Enquanto eu puder ter a minha vida normal, eu vou ter! Até a hora que eu ficar em uma cama e não puder ter mais! E, principalmente, não ficar o dia inteiro pensando nisso! Está provado que quando se encuca com uma coisa o cérebro libera uma substância que acaba com a imunidade da pessoa! E essa doença requer que a pessoa tenha uma imunidade alta.

Quando perguntado o que fazia para não pensar o tempo todo na doença, respondeu:

> Bom, tenho a companhia da minha mulher e do meu filho e tenho dois *hobbies*... A música e o computador.

Depois ele aprofundou o tema sobre o *hobby*:

> [...] A fuga é importante. A pessoa foge não sabe porque. Normalmente porque tem uma fobia, tem medo. A pessoa bloqueia. Agora, o *hobby* não, este ajuda. A pessoa procura, cria [...] Seja eu conversando com meus amigos pela internet, seja eu organizando algo no computador [...]. Eu estou fazendo isso porque eu quero. Não é porque estou preocupado. É porque eu me sinto bem fazendo aquilo. Agora se eu fico da sala pra cozinha, da cozinha pra sala, da sala pra cozinha, da cozinha pra sala, eu estou fugindo de alguma coisa.

CM12 traçou um paralelo entre o *hobby* e a fuga, para deixar claro que este não era uma forma de fugir da doença, mas uma prática criativa e produtiva que lhe trazia prazer. Para ele, o que o ajudava no enfrentamento da doença era manter a atividade física e mental. Essa concepção está em consonância com um estudo que aponta que os portadores de câncer sentem prazer e bem-estar ao realizar alguma atividade, como se demonstrassem para si mesmos que são capazes de enfrentar as limitações impostas pela doença.[22]

No mesmo encontro, esse tema mobilizou bastante CM6, que dialogou com CM12 sobre a importância de manter um passatempo:

> Eu acho que essa é uma realidade! Porque eu acho que se a pessoa se entregar e não arranjar um jeito de se libertar e jogar aquilo que ele está sentindo para fora só tende a complicar. Se ele não pode exercer uma atividade normal então ele vai procurar um sistema...

CM12 completou: "Substitutivo!"

CM6 confirmou: "É isso aí!". Posteriormente ele completa sua ideia:

> Procurar se movimentar, arranjar um meio de esquecer esse... problema que tem na cabeça. Porque quando está fazendo alguma coisa você se distrai com o que está fazendo. Pode ser um passatempo, como ele diz, mas também pode ser uma atividade física qualquer... A pessoa se distrai com aquilo que está fazendo na hora.

A interdiscursividade presente nesses enunciados traz uma importante contribuição dos sujeitos para a reflexão de clientes, familiares e profissionais que lidam com o contexto oncológico. Pensar constantemente na doença e/ou na perspectiva da morte pode trazer depressão e ansiedade, diminuindo a capacidade de enfrentamento do câncer. Uma alternativa saudável seria ocupar-se de uma atividade que ajudasse a distrair. CM12 vai mais além e defende a ideia de que a atividade deve ser agradável e possibilitar a expressão da criatividade.

Nesse enfoque, deve-se refletir sobre a importância de a enfermeira engajar-se em práticas artísticas do cuidar-reconstituir, pois isso pode contribuir com o desenvolvimento de atividades criativas que possibilitam uma perspectiva mais positiva de vida no contexto da quimioterapia ou mesmo em outros ambientes de convivência do cliente em tratamento oncológico. Além da música, outras expressões artísticas, como as artes visuais, podem dar um sentido ao tempo ocioso resultando em esperança e alegria de viver.[33]

Nesse contexto, não se pode pensar somente nas intervenções que atendam diretamente às necessidades físicas, mas que também promovam o cuidado relacionado às necessidades psicossociais, reduzindo o estresse que influencia a condição imunológica do cliente portador de câncer.[4]

Assim, se é importante criar espaços para que os clientes e familiares possam falar sobre a doença, tratamento e enfrentamento (caso sintam essa necessidade), também é importante criar outros espaços de compartilhamento em que não seja necessário falar sobre esses assuntos, se assim o desejarem. Nessa linha de pensamento, abordar assuntos diversos possibilita ao enfermo expandir-se e atualizar-se, não ficando restrito ao sofrimento. O enfoque sai da doença para o cotidiano.[22]

Entre as diferentes formas de enfrentamento pelos clientes, uma das mais importantes é a crença religiosa, como foi evidenciado por CF10 ao referir-se à sua fé e crenças pessoais:

> Temos que agradecer tudo o que Deus nos dá! [...] Sem ele não somos nada! Mas... aquele amigo de Jesus que Jesus tirou tudo dele [se referindo à Jó].

Ele disse:

> Obrigado Senhor, obrigado. Ainda tenho você! [...] Foi fiel! A fidelidade também é muito importante, não é? Muito importante... [...] E nós nas nossas entregas diárias, não teremos uma recompensa? Ah, eu acho que sim! Não faço por menos!

Seu discurso abordou a importância de manter a fidelidade em suas crenças porque assim serão recompensados, aproximando-se, nesse contexto, da "barganha" que é uma tentativa de prolongamento da vida e/ou redução de sintomas. É um acordo em que se oferece, insistentemente, a alteração ou manutenção de um comportamento que lhe garantirá em troca o adiamento do desfecho inevitável.[34]

CF15, em tratamento paliativo, mostrou no seu discurso que persistia na busca pela cura por meio da fé:

> [...] E eu tenho pedido muito a Deus. Eu sou uma pessoa de muita fé. Graças a Deus eu sou católica e graças a Deus eu tenho fé. Peço muito a Nossa Senhora e a Jesus. Estou cansada de pedir... Mas estou esperando a graça. A graça ainda não veio porque ainda não estou curada mas estou pedindo e continuo. Vou insistir no pedido. Mas o que eu mais faço é agradecer porque em seis anos eu digo que já sou uma vitoriosa, não sou?

Uma explicação para a manutenção dessa fé, mesmo não tendo alcançado totalmente a graça, como ela mesma apontou, foi verbalizada pela própria CF15:

> O padre "X" afirma que a diferença de quem tem fé para quem não tem é que quem tem sofre consolado. Deus consola. E quem não tem fé cai no desespero. Cai no desespero e não vê mais nada... esse sofre muito mais. É a fé que consola e dá força. Isso eu posso dizer de "cadeira".

Essa visão de CF15 sobre o benefício da fé é corroborada por estudos que apontam a busca ou o incremento das práticas religiosas após o diagnóstico de câncer como uma forma de enfrentamento[3,30] e/ou interligam a crença à qualidade de vida.[22]

A crença religiosa promove qualidade de vida durante o adoecimento e tratamento do câncer o que pode ser relacionado a diversos motivos: amplia a rede de apoio, promove a esperança e dá sentido ao adoecimento. Esse sentido está ligado à maneira particular de cada pessoa interpretar os dogmas religiosos utilizando este recurso para responder a suas questões e encontrar consolo na crença.

Este sentido particular foi apontado na forma como CF10 narrou que a fé a consolou quando seu cabelo começou a cair:

> [...] Aí eu olhei para a minha mão cheia de cabelo e achei que Deus estava me dizendo: "Você nasceu careca. Depois, você teve o cabelo que eu te dei. Agora eu quero de novo... Mas eu vou te dar maior, melhor, mais força, tudo de melhor." Aí eu fiquei contente porque não adianta chorar. Tenho que agradecer.

Em outro encontro, CF10 falou sobre seu profundo sentimento de religiosidade e a emoção sentida após escutar a música religiosa "Noites Traiçoeiras", da autoria do Padre Marcelo Rossi:

> Eu acho que não sou ninguém e que Deus me tocou e que eu tenho que ter força" [fala pausadamente, como se estivesse com dificuldade em pronunciar as palavras]. Então, quando a gente se emociona é porque Deus nos toca dizendo que nós não somos nada. Mas ele está junto e ele nos dá força. Eu não tenho nenhuma força, é ele que me dá. Não é mesmo? Às vezes a gente quer chorar mas vê que ao lado tem outro que está pior ou então em condição igual a minha, então eu tenho que me sentir muito feliz.

Para CF10, a crença promovia um sentimento altruísta que, neste caso, foi inspirado pela música. É importante destacar que há músicas religiosas que promovem um grande consolo durante seu canto. A mensagem da letra, veiculada pela música, provoca grande emoção na pessoa que passa por uma situação de adoecimento grave e lhe aponta um caminho a seguir.[35]

Outro participante, CM11 estabeleceu relação entre a fé religiosa e a proteção contra a morte:

> Uma outra coisa... Nada acontece sem a atenção de Deus. Às vezes passamos por problemas difíceis na nossa vida. Mas quero dizer que Deus sabe de todas elas. As provações que estamos passando, os momentos difíceis que eu passei... já morreram três que fizeram a cirurgia comigo mas graças a Deus eu estou aí firme, lutando. E isso é que nos conforta, nos ajuda nos momentos difíceis da nossa vida. Mas... o Senhor está conosco.

A fé religiosa é como a fé em uma ideia. É uma força profunda que dá ao espírito humano segurança, confiança e esperança, preenchendo-o de certeza de uma verdade salvadora que recalca a corrosão da dúvida.[36] Dessa forma, a fé religiosa e sua certeza da salvação minoram algumas das grandes angústias relacionadas ao câncer: a instabilidade dos acontecimentos futuros que dependem de muitos fatores e, principalmente, a incerteza da cura. Como não podemos viver atentos à morte, desenvolvemos métodos para aplacar esse pavor, entre estes, a crença religiosa.[37]

O sentimento ambivalente de procurar a certeza da fé e lidar com a incerteza da cura foi expressada por CF13 em sua narrativa:

> Porque pensamos em Deus quando não temos mais jeito, né? Às vezes a gente está no pior, pensa que não tem mais jeito mas... é só pedir a Deus que uma hora ele vai te atender. Como o que aconteceu comigo, eu fiquei sem andar... Fiquei de cama, no quarto, sem andar [...] Só Deus mesmo. Minha família é evangélica, foi só orando, orando, e eu ali... aí chegou uma hora que Deus respondeu. Mas teve uma hora em que a gente pensava: "Será que vou sair dessa?" Com toda a fé que a gente tem, mas... já viu, o ser humano é falho mesmo! Mas Deus deu resposta e hoje em dia eu estou andando.

A complexidade relacionada ao contexto do adoecimento e tratamento do câncer impele os clientes e familiares a buscarem respostas seguras às questões sobre as quais não têm domínio, reduzindo assim a ansiedade que surge quando se instaura a crise. A busca de sentido no caos pode ser encontrada na fé religiosa que alimenta a alma com certezas. Um dos elementos do Caritas Processes aponta a importância da fé para a reconstituição do ser quando se refere ao enfermeiro estar autenticamente presente para possibilitar/sustentar/respeitar o profundo sistema de crença e o mundo subjetivo do outro.[18]

Processo de vida/morte

Poucos participantes referiram-se diretamente à morte, por conta da possibilidade de distração no âmbito dos encontros, conforme suas expectativas iniciais. Dessa forma, quase sempre as questões que tangenciavam o tema acabavam circunscritas ao não dito ou às metáforas, como ocorreu com CF1, ao justificar sua escolha musical "Deixa a vida me levar" de Zeca Pagodinho:

> A não ser que já chegue mesmo a hora da pessoa, aí a gente tem que
> se conformar, né? Tem sempre que lutar para viver, lutar até o fim!
> Enquanto tiver força, tem que lutar.

Essa declaração mostrou todo o sentimento ambivalente de CF1 que estava em trata-mento paliativo. De um lado, a necessidade de se conformar com a possibilidade de mor-rer diante da percepção da piora do seu estado. De outro, o desejo de viver, verbalizado no sentido de lutar até o fim. Esse desejo de transformação da realidade, tão dura nessas circunstâncias, foi expresso por canções, narrativas de vida e diálogos, por meio dos quais os participantes mostravam todo o seu empenho em viver, contrapondo-se dessa forma ao medo da morte, fazendo circular a fé e a esperança nos grupos de convergência.

O medo onipresente da morte é um sofrimento que deve ser aliviado. Expressar-se sobre a morte é uma forma de dessensibilizar-se e reduzir a angústia. Assim, enfrentar a morte afasta a amargura, pois lidar com a morte não significa uma vida triste, mas emocionada.[37]

Essa perspectiva pôde ser observada nos encontros, pois todos os participantes que tocaram nesse tema mostraram-se bastante mobilizados, como CF7, que a partir de sua escolha musical, "O que é o que é" de Gonzaguinha, desabafou:

> [...] Não tenho nada contra a morte não, é inevitável. E acho que a vida
> tem que ser assim! Os melhores momentos, tudo tem que ser assim. E eu
> acho que vou ter o prazer de poder dar mais valor agora.

A vida não termina com o diagnóstico de uma doença terminal, pois esse momento pode propiciar que ela recomece de forma mais plena. Ao reconhecer a realidade da morte, os doentes compreendem que estão vivos e que têm de viver no presente, pois só têm essa vida. Assim, o que se pode aprender com os que estão próximos à morte é viver cada dia o mais plenamente possível.[38]

CF7-EM2 posteriormente ampliou sua concepção sobre vida/morte neste mesmo encontro:

> [...] Então, isso pra mim, sempre falei, cinquenta, sessenta anos, é pre-sente de Deus. É presente! Presente maravilhoso... [...] Mas acho que as
> pessoas realmente têm que ter só uma vida. As pessoas que ficam se ar-rastando... dão trabalho no viver, sem dar trabalho pra ninguém, né, que
> já trabalham. Todas as pessoas que trabalham, gostam de mim e tal, mas
> não tem aquela coisa de ficar cuidando [...] Tem que ser como os elefan-tes, que eles... estão velhos... e vão cada um procurar sua tribo, se afastam
> do bando que é para a vida poder seguir, né? Eu acho que a vida... pelo
> menos acho assim, nada é eterno.

A ambivalência do seu discurso apontou a perspectiva positiva de que cada momento vivido é um presente, mas também expressou a preocupação de ser dependente de outras pessoas, já que "todas trabalham". Essa perspectiva está possivelmente ligada à localiza-ção do seu câncer (mama) e ao fato de ser ainda uma mulher com 60 anos em plena ativi-dade, que pensa na possibilidade de ter seus movimentos diminuídos no caso de realizar a mastectomia. Esse tipo de preocupação também foi mencionado em outro estudo que mostra a importância da independência para a mulher mastectomizada, para que ela con-tinue desempenhando suas atividades.[28]

No contexto dos encontros, poucas pessoas verbalizaram suas questões relacionadas à morte. Entretanto, não o fizeram de uma maneira que expressava somente tristeza e perda, mas com uma perspectiva de potência. De um lado, havia a necessidade de tentar se conformar e, de outro, o desejo de continuar lutando. A visão de cada ano vivido como um presente era colocada ao lado do medo da mutilação e da dependência, e a incerteza da cura estava vinculada à certeza da fé. Assim, a possibilidade da morte sempre esteve contraposta ao desejo da vida, e a oscilação entre uma perspectiva e outra ocorria nas vivências individuais, familiares e coletivas dos participantes, narradas por estes, e fazendo parte do processo terapêutico dos EM.

Dessa forma, deve-se refletir sobre o papel do enfermeiro diante da situação dos clientes com câncer e suas concepções e sentimentos acerca das questões da vida e morte. Para prestar uma assistência com a perspectiva do cuidado integral, visando ao processo de reconstituição, um dos elementos do Caritas Processes aponta a importância de abrir-se para o mistério-espiritual e as desconhecidas dimensões existenciais da vida-morte, estando atento aos cuidados da alma.[18]

REFLEXÕES FINAIS

Este estudo originou-se de algumas inquietações acerca das implicações do adoecimento pelo câncer e do tratamento de quimioterapia para os clientes e seus familiares. Na busca de alternativas para o cuidado integral aos sistemas familiares que vivenciam essa situação, utilizou-se o pensamento complexo para compreender os múltiplos fatores que interferem no processo saúde-doença e como uma nova forma de pensar estratégias terapêuticas criativas.

Para o planejamento e desenvolvimento dos EM, a metodologia da PCA foi essencial, uma vez que possibilitou a implementação da estratégia, ao tempo em que forneceu os instrumentos de pesquisa, necessários para a obtenção dos dados, beneficiando assim tanto a assistência quanto a pesquisa. É importante também destacar que os EM vêm ocorrendo sistematicamente, tendo sido inseridos na rotina do Hospital-Dia que serviu de cenário para a pesquisa como parte da assistência aos clientes em tratamento de quimioterapia e seus familiares, constituindo-se como uma contribuição do estudo.

Entre as possibilidades de trabalhar os problemas inerentes ao contexto da quimioterapia, o desenvolvimento dos EM promoveu inovações ao proporcionar acolhimento, elevação do humor e interação por meio da música e das narrativas, alterando positivamente o ambiente e trazendo benefícios a clientes e familiares. Além de ampliar a visão para além da terapêutica convencional, os encontros estimularam os clientes a assumir seu lugar de sujeito ativo e participante do processo de cuidar. O foco passou a estar na coconstrução do cuidado, a partir da interação enfermeira-sistema familiar, visando à promoção da integridade deste sistema e buscando a recuperação e restituição física, emocional e social.

As variadas técnicas utilizadas para a produção dos dados obtiveram êxito não somente para fundamentar a pesquisa, mas para promover a participação ativa dos sujeitos no seu processo terapêutico. A observação realizada no momento dos encontros trouxe grande contribuição para a contextualização do processo grupal, ampliando o conhecimento sobre as possibilidades terapêuticas da música em experiências coletivas. A possibilidade de escolha musical pelos participantes no âmbito dos encontros promoveu a verbalização de seus sentimentos e suas histórias, fazendo-os se apropriar do espaço coletivo para se reafirmar como sujeitos do seu cuidado.

Evidencia-se, dessa forma, a articulação entre o enfoque teórico e o metodológico do estudo, pois o referencial da complexidade se tangencia com a PCA, no sentido de esta também se estruturar de maneira complexa, voltada para diversos níveis de interação. A articulação do paradigma da complexidade ocorre também com o Caritas Processes, pois este refere-se a um processo de cuidar/reconstituir sofisticado e complexo.[18] Essa articulação contribuiu para alicerçar a investigação, enriquecendo a possibilidade de ampliação do contexto, no qual se incluiu o sistema familiar, a arte e o cuidado para desenvolver os EM como estratégia terapêutica grupal multifamiliar.

Os fenômenos aleatórios, inerentes à instabilidade, tornaram-se elementos mobilizadores da criatividade, transformando os limites em possibilidades, o que acabou se revelando como um ponto positivo da estratégia. Contudo, o êxito da estratégia só pôde se dar pela flexibilização das condutas na sua implementação, pois, afinal, se o sujeito está em contínua transformação em virtude das alterações internas e do meio, o cuidado, por ser relacional, também precisa se transformar para acompanhá-lo.

Além da instabilidade, outro pressuposto essencial para a coconstrução da estratégia foi o da intersubjetividade, que, ocorrida na linguagem, não apenas veiculou informações, mas transformou o sujeito/grupo por meio de um domínio cooperativo de interações, a partir de referenciais compartilhados. A visão da coconstrução de realidades, por meio de referenciais compartilhados, é imprescindível para trabalhar no contexto grupal de cuidados interativos, como os que emergiram dos EM, pois reafirma a importância da ética na relação de cuidado que deve respeitar a singularidade e o ponto de vista do outro, legitimando-o como sujeito.

O processo de coconstrução dessa estratégia junto aos clientes e familiares mostrou-se intenso e mobilizador, promovendo um encontro real em que os partícipes do cuidado puderam se expressar, conhecer, acolher e integrar-se por meio da música e/ou da linguagem verbal, criando vínculos que promoveram uma rede de apoio. Possibilitou também que os sujeitos entrassem em contato consigo, com suas necessidades, desejos e reflexões, sendo um momento importante, visto que inúmeras interferências externas ocorrem durante o adoecimento pelo câncer e dificultam que estes entrem em contato com seus próprios sentimentos, e possam identificá-los e refletir sobre eles.

Nesse sentido, a escolha musical e o canto coletivo facilitaram a expressão dos sentimentos e sua identificação, e as narrativas subsequentes sobre a escolha musical puderam contribuir com reflexões acerca de sua condição emocional e suas vivências atuais, o que ampliou o autoconhecimento e o conhecimento grupal.

Os EM possibilitaram que os participantes tivessem múltiplas formas de estar/agir/interagir, que atendiam suas necessidades relacionadas às condições clínicas ou psicossociais, como também ao desejo ou ao seu estilo preferencial de expressão/interação. Essas múltiplas possibilidades de participação proporcionaram oportunidade para que todos pudessem de alguma forma se beneficiar dos encontros, escolhendo a que mais se adequava aos seus propósitos no momento. Assim, a arte da enfermagem, concretizada na facilitação dos EM, possibilitou que cada participante pudesse também expressar a sua própria arte, ou maneira de ser.

Esse processo terapêutico alia-se à criação de um ambiente de reconstituição em todos os níveis, com uma intencional consciência de cuidar, engajada em genuínas experiências de ensinar-aprender que atentem para a pessoa na sua totalidade, dentro do seu sistema de referências. O processo de cuidar-reconstituir baseia-se em uma ética de relacionamento, ligação e consciência que diz respeito à mudança de visão de si e do outro, na procura da própria mudança ontológica no modelo de cuidar. Essa mudança de visão propiciou que os EM se constituíssem como uma estratégia de cuidado expressivo e integrador que não se restringe à clínica da enfermagem em oncologia, mas pode ser aplicada no âmbito dos cuidados fundamentais que sustentam a ciência e a arte da enfermagem em outros contextos.

REFERÊNCIAS BIBLIOGRÁFICAS

1. Instituto Nacional do Câncer. Ações de enfermagem para o controle do câncer: uma proposta de integração ensino-serviço. 3. ed. rev. atual. ampl. Rio de Janeiro: Inca; 2008.
2. Makluf AS, Dias RC, Barra AA. Avaliação da qualidade de vida em mulheres com câncer de mama. Rev Bras de Cancerologia 2006;52(1):49-58.
3. Molina MAS. Enfrentando o câncer em família. [dissertação]. Maringá: Escola de Enfermagem/Universidade Estadual de Maringá; 2006.
4. Amorim MHC. A enfermagem e a psiconeuroimunologia no câncer de mama. [tese]. Rio de Janeiro: Escola de Enfermagem Anna Nery/UFRJ; 1999.
5. Wright LM, Leahey M. Enfermeiras e famílias: um guia para avaliação e intervenção na família. São Paulo: Roca; 2008.
6. Recco DC, Luiz CB, Pinto MH. O cuidado prestado ao paciente portador de doença oncológica: na visão de um grupo de enfermeiras de um hospital de grande porte do interior do estado de São Paulo. Arq Ciênc Saúde 2005 abr-jun;12(2):85-90.
7. Frigato S, Hoga LA. Assistência à mulher com câncer de colo uterino: o papel da enfermagem. Rev Bras de Cancerologia 2003;49(4):209-14.
8. Backes DS, Ddine SC, Oliveira CL, Backes MTS. Música: terapia complementar no processo de humanização de um CTI. Nursing 2003 nov;66(6):35-42.
9. Weber D et al. A música como instrumento de recreação na Unidade Pediátrica. Rev Téc-Cient Enfermagem 2003;364-70.
10. Bergold LB. A visita musical como estratégia terapêutica no contexto hospitalar e seus nexos com a enfermagem fundamental. [dissertação]. Rio de Janeiro: Escola de Enfermagem Anna Nery/UFRJ; 2005.
11. Bergold LB. Encontro Musical: uma estratégia de cuidado de enfermagem junto a sistemas familiares no contexto da quimioterapia. [tese de doutorado]. Rio de Janeiro: Escola de Enfermagem Anna Nery/UFRJ; 2009.
12. Morin E. A cabeça bem-feita: repensar a reforma, reformar o pensamento. Rio de Janeiro: Bertrand Brasil; 2006.
13. Esteves de Vasconcellos MJ. Pensamento sistêmico: o novo paradigma da ciência. 3. ed. Campinas: Papirus; 2003.
14. Morin E. Epistemologia da complexidade. In: Schinitman D. Novos paradigmas, cultura e subjetividade. Porto Alegre: Artmed; 1996.
15. Maturana HR. Ciência e cotidiano: a ontologia das explicações científicas. In: Watzlawick P, Krieg P. O olhar do observador. Campinas: Psy II; 1995.
16. Goolishian H, Anderson H. Narrativa e self: alguns dilemas pós-modernos da psicoterapia. In: Schinitman D. Novos paradigmas, cultura e subjetividade. Porto Alegre: Artmed; 1996.
17. Watson J. Enfermagem pós-moderna e futura: um novo paradigma da enfermagem. Loures: Lusociência; 2002.
18. Watson J. Nursing: the philosophy and science of caring. Rev. ed. Colorado: University Press of Colorado; 2008.
19. Trentini M, Paim L. Pesquisa Convergente Assistencial: um desenho que une o fazer e o pensar na prática assistencial em Saúde-Enfermagem. Florianópolis: Insular; 2004.
20. Trentini M, Paim L. An innovative approach to promote a healthy lifestyle for persons with chronic conditions in Brazil. In: Turley AB, Hofmann GC. Life style and health research progress. New York: Nova Science; 2008.
21. Orlandi EP. Análise de discurso: princípios e procedimentos. 4. ed. Campinas: Pontes; 2003.
22. Mercês NN, Marcelino SR. Enfermagem oncológica: a representação social do câncer e o cuidado paliativo no domicílio. Blumenau: Nova Letra; 2004.
23. Andrade VC, Mikuru PK, Melo OS, Sales CA et al. O estar-só e o estar-com um ente querido durante a quimioterapia. Rev Enferm UERJ 2006 abr-jun;14(2):226-31.
24. Moreira MC, Carvalho V. Relação de ajuda: reflexões sobre sua aplicabilidade no processo assistencial em enfermagem. Esc Anna Nery R Enferm 2004 dez;8(3):354-60.

25. Ferreira MA. O cuidado como objeto epistemológico da enfermagem: fundamento teórico-conceituais do pensamento sistêmico. Anais do 14º Pesquisando em Enfermagem/7º Encontro Nacional de Fundamentos do Cuidado de Enfermagem. maio 2007. Rio de Janeiro: UFRJ; 2007.
26. Wazlawick P. Quando a música entra em ressonância com as emoções: significados e sentidos na narrativa de jovens estudantes de musicoterapia. [tese mestrado]. Curitiba: Pós-Graduação em Psicologia/UFP; 2004.
27. Milleco Filho L, Brandão M, Milleco R. É preciso cantar: musicoterapia, canto e canções. Rio de Janeiro: Enelivros; 2001.
28. Bergamasco RB, Angelo M. O sofrimento de descobrir-se com câncer de mama: como o diagnóstico é experienciado pela mulher. Rev Bras de Cancerologia 2001;47(3):277-82.
29. Silva CHD, Derchain SFM. Qualidade de vida em mulheres com câncer ginecológico: uma revisão de literatura. Rev Bras de Cancerologia 2006;52(1):33-47.
30. Hayashi VD, Chico E, Ferreira NM. Enfermagem de família: um enfoque em oncologia. Rev Enferm UERJ 2006 jan-mar;14(1):13-20.
31. Camargo TC, Souza IE. O ex-sistir feminino enfrentando a quimioterapia para o câncer de mama: um estudo de enfermagem na ótica de Martin Heidegger. Rev Enferm Uerj 2002 mai-ago;10(2):104-8.
32. Fernandes AF, Rodrigues MS, Cavalcanti PP. Comportamento da mulher mastectomizada frente às atividades grupais. Rev Bras Enferm 2004 jan-fev;57(1):31-4.
33. Barbosa IC, Santos MC, Leitão GC. Arteterapia na assistência de enfermagem em oncologia: produções, expressões e sentidos entre pacientes e estudantes de graduação. Esc Anna Nery R Enferm 2007 jun;11(2): 227-33.
34. Kubler-ross E. Sobre a morte e o morrer: o que os doentes terminais têm para ensinar a médicos, enfermeiras, religiosos e aos seus próprios parentes. 8. ed. São Paulo: Martins Fontes; 1998.
35. Bergold LB, Alvim NAT. Família (con)vivendo com o câncer: concepções de enfermeiras inspiradas em uma dinâmica musical. Anais do 3º Simpósio Nacional Enf Cuidar; 2008 out. Rio de Janeiro: Uerj; 2008.
36. Morin E. O método 5: a humanidade da humanidade. Porto Alegre: Sulina; 2002.
37. Yalon ID. De frente para o sol: como superar o terror da morte. Rio de Janeiro: Agir; 2008.
38. Kubler-ross E, Kessler D. Os segredos da vida. 5. ed. Rio de Janeiro: Sextante; 2004.

4 Implementação e avaliação de uma proposta de cuidado às famílias de portadores de doença crônica

SONIA SILVA MARCON
MARIA ANGÉLICA PAGLIARINI WAIDMAN (IN MEMORIAM)
CATARINA APARECIDA SALES
MARIA DAS NEVES DECESARO

INTRODUÇÃO

Nos últimos anos a família tem sido vista pelos profissionais de saúde como aliada na boa condução do processo saúde-doença de seus membros. No entanto, em determinadas situações, os profissionais precisam oferecer-lhe condições de cuidar do familiar doente sem comprometer a saúde da unidade familiar.

Na área da saúde, a família tem sido apontada, na maioria das vezes, como a primeira e a mais constante unidade de cuidado à saúde. Isso se deve aos elementos peculiares e especiais de proximidade e convivência que se desenvolvem de forma geral nos grupos, característica que propicia à família melhores condições de acompanhar o processo saúde--doença de seus membros.[1]

As famílias que possuem em seu núcleo pessoas portadoras de doenças crônicas apresentam uma dinâmica familiar diferente daquelas que não têm esse problema. A dinâmica e a estrutura familiar são diferentes na presença ou não de doenças, e a principal diferença nas características das famílias que possuem um portador de doença crônica em relação as que não o possuem está nas suas necessidades. Na presença de doença, as atividades giram em torno da busca de respostas para satisfazer as necessidades relativas à enfermidade, por exemplo, orientações, apoio, informações, ajuda para desenvolver o cuidado, entre outras atividades. Por outro lado, nas famílias que não têm nenhum de seus membros doentes, as necessidades concernem ao bem-viver, ou seja, de ter bons relacionamentos, envolvendo respeito e confiança mútuos, privacidade, liberdade, autonomia etc.[2]

Na tentativa de minimizar os problemas enfrentados pelas famílias que convivem com um portador de doença crônica, especialmente os portadores de transtorno mental, Waidman[3] desenvolveu um estudo cujos objetivos compreendiam e apontavam as proposições teóricas e metodológicas indicadas pelos autores pesquisados para apresentar uma proposta de cuidados às famílias. Como proposições teórico-metodológicas, a autora destaca o que a seguir se aponta e descreve.

A construção de vínculos fortes é parte essencial do processo de cuidado, implicando uma relação de direitos e deveres entre os envolvidos (família e profissionais). O trabalho com famílias não pode se restringir a algumas estratégias de atuação, mas deve ser amplo e contemplar uma variedade de atividades no âmbito individual e grupal e se manifestar em diferentes cenários, como visitas domiciliares, acompanhamento em sala de espera, grupos em ambulatórios e hospitais-dia, ou seja, onde houver um familiar, o profissional precisa aproveitar a oportunidade para cuidar e apoiá-lo.

Nem sempre a necessidade da família provém da doença – muitas vezes deriva do significado que a doença crônica produz na família. Por isso, a aceitação da doença pelo doente e sua família torna possível um melhor planejamento da vida.

A crença da família no potencial de saúde do familiar ajuda na melhora de seu quadro médico e, consequentemente, na qualidade de vida durante o curso da doença. A aceitação do doente crônico como um ser humano único e valorizado na sua singularidade faz que ele se sinta revigorado e recomece a sonhar em ter uma vida melhor.

A família sofre com a presença da doença crônica em um de seus membros, porém, o ambiente familiar é importante para a adesão do paciente ao tratamento e é determinante para a mudança de seu comportamento. É fundamental à recuperação do doente que haja apoio em seu núcleo familiar.

A relação interpessoal estabelecida entre os familiares e o profissional de saúde é importante para ajudar a família a enfrentar as dificuldades e necessidades, assim como para encontrar caminhos que levem à resolução de seus problemas.

É de fundamental relevância propiciar um ambiente satisfatório em que se possa expressar de forma livre e autêntica sentimentos e pensamentos. Para isso, profissional precisa promover um ambiente adequado e protetor que acolha o familiar, entrando em sintonia com suas peculiaridades desenvolvendo empatia com o doente no tocante à situação que este vivencia.

O profissional precisa levar em conta as mudanças na rotina familiar decorrentes da presença da doença crônica. Esta provoca alteração nas rotinas domésticas e gastos financeiros, além de desgaste físico e psicológico. Isso exige uma adaptação do comportamento por parte de todos os integrantes.

As famílias sentem-se sobrecarregadas por ter de cuidar de seu membro convalescente. Muitos deles são dependentes e necessitam de um cuidado adequado. Esse cuidado precisa se pautar na potencialidade da família e do portador de doença crônica, sem que isso importe em desobrigação do serviço de saúde e do Estado.

O profissional deve oferecer um cuidado que vise ajudar a família a enfrentar os problemas e as dificuldades cotidianas, pois esse cuidado interfere direta ou indiretamente e tanto positiva quanto negativamente nas condições de vida da família. É necessário respeitar as limitações e a autonomia da família, porém encorajá-la quando necessário.

Esses pressupostos são derivados da crença de que para atender a família é preciso oferecer um cuidado individualizado, integrado e interdisciplinar. Ao utilizar essa proposta de cuidado deve-se estar ciente de que, ao trabalhar com famílias, é necessário conhecer suas características e avaliar as estratégias que mais se adaptem às peculiaridades de cada uma delas. Além do mais, esse trabalho precisa envolver parcerias. Logo, a opção pela melhor estratégia exige uma tomada de decisão conjunta do profissional e da família.[3]

As propostas de trabalho com famílias envolvem a realização de grupos terapêuticos, assistência individual e atividades sociais extramuros, como oficinas culturais, psicoeducação familiar, organização de clubes e festas, incentivo à participação em associações de portadores de doenças crônicas e oficinas profissionalizantes.

Nesse trabalho, é imprescindível considerar que as famílias, em seu processo de viver, constroem um mundo de símbolos, significados, valores, saberes e práticas, em parte oriundos de seus ascendentes e em parte decorrentes das interações cotidianas. O mundo de significados é próprio de cada grupo familiar, embora muito disso esteja alicerçado no contexto em que se está inserido.[4]

Assim, considera-se que:

- vários estudos que discutem o tema família preocupam-se em construir e testar metodologias de assistência às famílias;
- as famílias de portadores de doenças crônicas enfrentam dificuldades na convivência com seu familiar e precisam de acompanhamento e apoio profissional;
- a proposta de Waidman[3] ainda não foi testada, e para ser validada e precisa ser aplicada no trabalho com famílias;
- ao validar essa proposta ou parte dela há a possibilidade de tomá-la como referencial teórico para cuidar das famílias atendidas pelo núcleo de estudos, pesquisa, assistência e apoio à família (NEPAAF);
- a validação dessa proposta contribui para o crescimento do conhecimento do trabalho da enfermagem com famílias – definimos como objetivos do presente estudo:
  - implementar a proposta metodológica de cuidado à família de Waidman[3] com famílias de portadores de doença crônica;
  - avaliar a proposta no referente à assistência individual e grupal às famílias.

FUNDAMENTOS TEÓRICOS

Um grupo não é um mero somatório de indivíduos, pelo contrário, constitui-se como uma nova identidade com mecanismos próprios e específicos e, para ser considerado como tal, todos os componentes devem estar reunidos em torno de uma tarefa ou de um objetivo comum. Apesar de o grupo ter uma identidade comum genuína, é indispensável que a identidade de cada um seja preservada.[5]

Para trabalhar com grupos o profissional precisa estar atento e preocupado com as questões que surgem e estar seguro do referencial em uso.[5,6] Por exemplo, relativamente à família, precisam ser observadas a postura, as atitudes, as visões e as preocupações deixando-do, por vezes, que isso venha à tona no grupo para ser discutido.

O profissional deve estar atento para que as suas atitudes, visões e preocupações não interfiram no andamento e na continuidade do grupo. Além de observar cuidadosamente cada participante, levando em conta suas peculiaridades, deve ter uma visão do grupo como um todo.

O grupo tem se revelado um estímulo à troca de experiências entre os familiares e constitui uma ferramenta importante para ampliar a capacidade da família em lidar com os problemas e em ser autêntica ao falar com o doente. As trocas no grupo pressupõem ouvir os relatos e ter disponibilidade para acolher aquele que sofre. O processo de identificação construído facilita aos participantes ver no outro o reflexo de sua própria realidade, o que alivia a sensação de isolamento e solidão, aproxima os membros e faz do grupo um espaço de referência e experimentação.

O grupo terapêutico tem como característica voltar-se prioritariamente para as relações parentais, afastando-se da psicopatologia, ou seja, buscar a força de cada família e de cada membro individualmente – é mais do que encontrar ou tratar a doença do grupo ou das famílias a ele pertencentes.[7]

Ademais, o grupo também é o local onde a família pode expressar seus sentimentos. O choro é a manifestação mais comum, seguido pela raiva, piedade e até desilusão. Esses sentimentos quase sempre vêm associados de pedidos sinceros de ajuda.[8] Geralmente esses momentos expressam o que se passa na casa da família, possibilitando observar a força do grupo baseada em aconselhamentos e instruções provenientes das outras famílias, o que mostra que estão na mesma situação e gera coesão grupal.

ASSISTÊNCIA FAMILIAR

No NEPAAF o trabalho com famílias é descrito[9] com base no relacionamento terapêutico a partir de uma adaptação da teoria de Travelbee.[10] Essa é uma forma interessante de trabalhar, porque possibilita uma aproximação com a família e, com isso, o desenvolvimento de laços afetivos, confiança e empatia. Tais condições levam a família a expor sua vida, o que possibilita aos profissionais, juntamente com ela, avaliar e propor de intervenção com ênfase no relacionamento terapêutico que promove o crescimento e a mudança de comportamento dos envolvidos.

O trabalho individual com a família tem por objetivo atender às suas necessidades. O domicílio tem sido eleito para o desenvolvimento desse trabalho pela possibilidade que oferece de observar *in loco* e conhecer com mais detalhes a realidade da família, o que normalmente não é possível em outros locais, como é o caso do hospital ou a Unidade Básica de Saúde (UBS).

Para que as atividades do profissional sejam realmente efetivas, quando este faz intervenções no domicílio, é preciso estar atento a várias questões, a saber:

- trabalhar em parceria com a família, respeitando suas necessidades, porque nem sempre as necessidades reais da família são aquelas que o profissional tem em mente;
- respeitar valores e crenças e intervir somente quando estes põem em risco a saúde e vida de um de seus membros;
- respeitar a individualidade de cada membro e ver suas necessidades particulares e, concomitantemente, tratar a família como um todo;
- respeitar o direito e a autonomia da família de querer ou de se recusar a participar do cuidado;
- compartilhar saberes e não impor conhecimentos;
- estar atento à postura ética;
- estar disposto a ouvir sem julgar, a trabalhar em equipe e preocupar-se com o compromisso assumido.

MÉTODO

O método utilizado baseou-se em uma pesquisa qualitativa convergente-assistencial, descrita como uma "pesquisa de campo que mantém durante todo o seu processo uma estreita relação com a situação social, com a intencionalidade de encontrar soluções para os problemas, realizar mudanças e introduzir inovações na situação social".[11]

As autoras consideram esse tipo de pesquisa importante para a área de enfermagem, destacando que esta inclui atividades de cuidado e assistência, e por isso (esse método) não se propõe a generalidades. Pelo contrário, é conduzido para descobrir realidades, resolver problemas específicos ou introduzir inovações em situações específicas em determinado contexto da prática. Esse método propõe-se a refletir a prática assistencial a partir de fenômenos vivenciados no seu contexto, o que pode incluir construções conceituais inovadoras.[11]

O estudo foi realizado na cidade de Maringá, com famílias de pessoas com doenças crônicas vinculadas a uma UBS. As famílias foram atendidas por equipes do Programa de Saúde da Família (PSF).

Foram escolhidas cinco famílias para fazer parte do estudo, porém, uma desistiu durante a coleta de dados, por conta da morte do familiar, e mudou de endereço. Assim, foram acompanhadas até o final do período de coleta de dados quatro famílias que possuem portadores de diferentes patologias crônicas, nomeadamente: transtorno e retardo mental, hipertensão arterial, *diabetes mellitus*, artrite reumatoide, patologia renal crônica, sequela de acidente vascular cerebral (AVC), hérnia hipogástrica e epigástrica, úlcera duodenal e sequelas de acidentes automobilísticos que levaram a doenças crônicas, entre outras.

Os dados foram coletados no período de maio a outubro de 2006 a partir de diferentes atividades desenvolvidas junto às famílias: visitas domiciliares, orientações e discussões, realização de cuidados de enfermagem ao portador de doença crônica ou a qualquer outro membro familiar que precisasse de apoio e ajuda à família (principalmente em relação a identificar suas necessidades e buscar possíveis soluções) e reuniões em grupo (três reuniões). Todas essas atividades constituíram-se como importantes fontes de dados e momentos de aprendizado para as famílias e as pesquisadoras.

Em relação às questões éticas, inicialmente foi contatada a Secretaria Municipal de Saúde, à qual se solicitou autorização para o desenvolvimento da pesquisa. Em seguida ao aceite do órgão, as pesquisadoras dirigiram-se à UBS escolhida e selecionaram as famílias. Posteriormente, estas foram contatadas, e na primeira interação foram esclarecidos os propósitos da pesquisa e solicitada sua participação. Foi-lhes apresentado o Termo de Consentimento Livre e Esclarecido para elas lerem e, concordando, assinarem. Foi frisado que a sua participação no projeto não interferiria na assistência recebida da UBS e que o projeto não pertencia ao Programa Saúde da Família (PSF). Além disso, resguardaram-se todos os preceitos éticos que envolvem pesquisas com seres humanos dispostos na Resolução n. 196/96 do Ministério da Saúde (parecer do Copep n. 155/2005).

Como se trata de uma pesquisa convergente-assistencial, os pesquisadores ofereceram cuidados às famílias, e nestes foram respeitadas as normas técnicas essenciais para o desenvolvimento do trabalho com elas. Para tanto, treinamos os pesquisadores para que pudessem agir de acordo com os pressupostos da proposta.

Para a avaliação do trabalho desenvolvido foram levados em consideração os resultados apresentados pelas famílias durante o estudo – melhora do autocuidado e comportamento emocional, esclarecimentos sobre a patologia e sua medicação –, medidas que proporcionam mais qualidade de vida ao paciente e à família. Foi realizada, ainda, uma avaliação oral com as famílias e com as pesquisadoras prestadoras de cuidados sobre as atividades desenvolvidas com o intuito de conhecer o quanto estas interferiram na melhoria da qualidade de saúde e vida da família e a viabilidade da proposta apresentada para o núcleo familiar.

Cada atividade desenvolvida foi considerada coleta de dados, por isso as pesquisadoras fizeram, em um diário de campo, anotações que contemplaram todas as atividades realizadas e comunicações expressas pela e com a família – trabalho denominado "atividades individuais com a família".

Em relação às atividades grupais, foi estabelecido um observador para fazer anotações pertinentes quanto às atividades realizadas durante o grupo e outro para conduzir as discussões. Mesmo assim, todos os encontros grupais foram gravados em fita cassete.

Para a análise dos dados, optamos por utilizar a análise de conteúdo.[12] Essa técnica constitui-se no conjunto de instrumentos metodológicos, em constante aperfeiçoamento, que se aplica às comunicações. Trata-se de um método empírico dependente do tipo de comunicação e do objetivo que se queira alcançar ao se efetuar a análise. Esta trabalha as palavras e suas significações, ou seja, é uma busca de outras realidades por meio da mensagem, usando-se um mecanismo de dedução com base nos indicadores construídos a partir de uma amostra de mensagens particulares.

Para a autora,[12] não há regras rígidas para se fazer a análise de conteúdo, existindo, todavia, algumas regras de base. Por isso, a cada estudo realizado, dependendo da criatividade e esforço do pesquisador, é possível elaborar novas técnicas de análise. Propõe ela algumas etapas de organização da análise: a pré-análise, a exploração do material e o tratamento dos dados obtidos, levando à interpretação.

Fazer uma análise temática consiste em descobrir os núcleos de sentido que compõem a comunicação cuja presença ou frequência de aparição pode ter algum significado para o pesquisador. Foi encontrada uma categoria temática central denominada "cuidando no domicílio", constituída por duas subcategorias: "o cuidado no cotidiano" e "a rede social como suporte para o cuidado domiciliar".[12]

CUIDANDO NO DOMICÍLIO

Conhecendo as famílias

Das famílias em estudo, três são do tipo nuclear (composta por pai, mãe e filhos) e duas do tipo família expandida, que agrega na mesma casa componentes familiares ascendentes (avós) e/ou descendentes (netos).[13] Todas tinham no máximo cinco componentes. Durante o período de visitas domiciliares, observou-se que todas elas tinham baixa condição financeira e viviam de uma renda advinda de auxílio-doença e aposentadoria. Complementarmente, contam com a ajuda financeira de filhos, sogras, genros, entidades religiosas e amigos. Observou-se, ainda, que a maior parte delas apresentava precárias condições de higiene.

Em relação a essa situação é possível inferir dois aspectos:

- a idade dos cuidadores dificulta o desenvolvimento das atividades de cuidado de higiene pessoal e da casa;
- as crenças e valores da família que em determinadas situações valorizam algumas questões em detrimento de outras, podendo estar ou não relacionadas a contrair doenças.

A respeito da alimentação, a maior parte das famílias come o básico (arroz, feijão, verduras, carnes e algumas vezes legumes). Fazem em média três refeições por dia, inclusive o portador de doença crônica. Observou-se que a família, no caso das pessoas com *diabetes mellitus* e com sequelas de AVC que se encontram acamadas sabe da necessidade de a pessoa ingerir alimentos mais vezes ao dia e da importância da variedade desses alimentos, no entanto, as condições econômicas não permitem essa variação.

Verificou-se, a partir do contato com as famílias, que elas se encontram desestruturadas. Entende-se por família estruturada aquela que possui uma forma de organização ou disposição de um número de componentes que se inter-relacionam de maneira específica e recorrente. A estrutura familiar compõe-se de um conjunto de indivíduos com condições e em posições reconhecidas na família e na sociedade. Apresenta, ainda, uma interação regular identificada e recorrente aprovada socialmente.[14]

Verificou-se que todos os cuidadores apresentam sobrecarga física e emocional. Estudos comprovaram que essas situações interferem em sua saúde física e mental,[15] fato muito semelhante aos achados neste estudo.

Um dos pontos que merecem destaque diz respeito ao sexo dos cuidadores. Verificamos que a maior parte deles era do sexo feminino, o que significa que, além das atividades que desempenha na família, a mulher ainda assume o papel de cuidadora de seu familiar doente, justificando-se, assim, sua sobrecarga física e emocional.

Uma característica específica da população estudada é que, em sua maioria, os cuidadores eram tão doentes quanto o paciente e muitas vezes apresentavam também doenças crônicas, como hipertensão arterial e depressão. Acredita-se que isso se deva à idade dos cuidadores, que variou de 60 a 75 anos.

Em geral, as famílias mostravam certo desconhecimento de seus direitos relacionados com a saúde – medicamento gratuito, acesso a serviços de saúde especializados, a auxílio-doença, a assistência jurídica etc.

O cuidado no domicílio envolveu toda a assistência durante os seis meses de observação para o desenvolvimento desta pesquisa.

O CUIDADO NO COTIDIANO

Na categoria "cuidado" foi possível identificar alguns componentes importantes: o autocuidado, o cuidado familiar e profissional, a dependência do cuidado e a dificuldade do cuidador, que envolve a desestrutura familiar e as complicações, para desenvolver o apoio ao doente. No que se refere ao autocuidado no cotidiano da família, este, em certas situações, fica prejudicado quando a pessoa com doença crônica exerce também o cuidado com outro familiar doente, deixando de cuidar de si mesma.

A citação que se segue é da cuidadora, também portadora de doença crônica, e demonstra que ela deixa de se autocuidar para cuidar de seus familiares porque é a cuidadora principal nessa família:

> Eu tempero o arroz e deito. Quando levanto o arroz já queimou, daí eu faço outro... Me internaram. Tava tão ruim... tava roxinha... não parava em pé, não falava. (mãe P)

Observou-se, neste caso, que a cuidadora é responsável pelo cuidado dos dois filhos e do esposo, que também são doentes crônicos (transtorno e deficiência mental e sequela de AVC, respectivamente), e prioriza o cuidado aos outros membros da família, deixando o seu autocuidado a desejar. Ela dedica a eles praticamente a totalidade de seus esforços, anulando, assim, suas próprias necessidades.

Em relação ao cuidado profissional, a família demonstra que precisa de ajuda para que haja mudança na sua vida.

No período em que foi assistida/pesquisada, por falta de profissionais de saúde no PSF, essa família contava apenas com a assistência da equipe de pesquisa. Ressalte-se que a dificuldade principal do grupo estudado era a ausência dos profissionais e sua falta de capacitação para o cuidado à família. Isso se diferencia dos estudos,[16] os quais mostram, frequentemente, que as principais dificuldades enfrentadas pelas famílias estão relacionadas ao cuidar, mesmo fazendo referência aos serviços de saúde e a dificuldades socioeconômicas, fato que é corroborado pelos achados deste estudo.

Vale destacar a necessidade da presença do profissional de saúde (Estratégia de Saúde da Família) para que o cuidador familiar tenha orientação de como proceder nas situações mais difíceis. É igualmente necessário o cuidador receber em casa visitas constantes para supervisão e capacitação que poderão também oferecer apoio e ajudar no cuidado.

Apesar das dificuldades em ir ao serviço de saúde decorrentes de inúmeros problemas, a família ainda encontra obstáculos relacionados à precariedade do serviço, que a desmotivam a prosseguir com os cuidados prescritos, os quais, se por si sós são difíceis de cumprir, sem o auxílio e apoio da equipe de saúde não podem ser executados.

Esse dado confirma o pressuposto de Waidman[3] quando afirma que a família precisa de um cuidado adequado à sua realidade e às suas necessidades.

A atenção do serviço de saúde e dos profissionais é importante para a família, pois auxilia na redução da sobrecarga dos cuidadores e na transferência de informações quanto aos cuidados – sobre uso de medicamentos, técnicas de curativos, comunicação, higiene, mudança de decúbitos, apoio emocional, entre outros.[2]

Quanto ao cuidado familiar, houve a confirmação de que apenas uma pessoa da família é responsável por todos os cuidados mas, ao mesmo tempo, é colocada a relação de afeto como um importante componente do cuidado familiar:

> Mas eu sofro de ver meu filho sofrer... (mãe P)

O sofrimento aqui não é próprio, ou seja, ela não sofre tanto com os seus problemas e dificuldades mas, na verdade, sofre mais em ver seus filhos doentes e por eles não terem as mesmas oportunidades de outras pessoas. Por serem tão dependentes, a mãe criou com eles um forte vínculo de forma tal que tudo que os machuca fere muito mais a ela:

> Amo muito meus filhos... (mãe P)

Evidencia-se que o cuidado é prestado com carinho. O vínculo familiar é muito importante para a mãe P, que não quer ficar sem seus filhos e o marido. Na verdade, pode-se inferir, mediante nossa convivência, que estes são tudo o que ela possui na vida.

A presença de sentimentos como o sofrimento, o medo, o desânimo e a angústia está geralmente relacionada ao cuidador principal, que assume toda a responsabilidade pelo cuidado. Esse fator gera sobrecarga nas atividades diárias desse cuidador, que muitas vezes negligencia seu próprio zelo, prejudicando sua saúde física e mental.[16]

Em relação à dependência de cuidado, verificou-se que todos os doentes, em todas as famílias, necessitavam de alto nível de atenção em quase todos os aspectos relacionados ao cuidado para o atendimento às necessidades humanas básicas. Um exemplo é a família P, cujos filhos dependiam da mãe para se alimentar, realizar a higiene pessoal e ingerir medicamentos, cuidados que são vitais e que sozinhos não conseguiam realizar.

> Tem 44 anos e com um aninho a ideia parou... dois anos pra cá ficou ruim... tá ficando bravo. (mãe P)

As famílias de cuidadores de pacientes em situação de terminalidade precisam de cuidados especiais por parte da equipe de saúde, pois apresentam frequências elevadas de estresse, alterações no humor e ansiedade.[17] Em nosso estudo, os depoentes destacaram fatores que contribuem para a relação de dependência que gera consequências para a saúde do cuidador, entre as quais se podem destacar a dificuldade de transporte do dependente, as condições de locomoção e a idade do cuidador, a falta de suporte da rede social, a dificuldade de acesso ao serviço público de saúde e dificuldades socioeconômicas. Esses aspectos geram problemas em relação à autonomia do cuidador e ao próprio desenvolvimento dos familiares na assistência ao portador de doença crônica.

As complicações para desenvolver o cuidado são as mais variadas possíveis, e vão desde as dificuldades pessoais do cuidador – idade, condições físicas e emocionais –, até a falta de estrutura do ambiente para manter o doente.

> É uma dificuldade para levar e tirar ele para os lugares... eu sempre sozinha, a minha idade, já não dá mais... é um sofrimento... (família S)

A desestruturação familiar pode ser decorrente do despreparo do cuidador e/ou da ausência de um dos membros familiares que ajudam no cuidado.

As intempéries em cuidar emergiam não somente da doença do familiar, mas também das patologias associadas ao cuidador que eram, em maioria, idosos e portadores das complicações próprias da idade.

> Remédio de um dei pro outro... A. toma 8, T. toma 4, eu tomo 2... se eu não der remédio eles não bebem... L., pelo amor de Deus, bebe o seu remédio... mas ele não bebe. (família P)

A cuidadora neste caso é sobrecarregada pela necessidade de medicar todos os componentes da família, gerando medo. Ela sabe o risco que isso acarreta, visto que sua memória e a capacidade de discernimento já não são as mesmas de antes. O marido, que poderia auxiliá-la, não apresenta condições para tal, porque é idoso e teve dois AVC, apresentando déficit de memória.

Outro exemplo é o da família R, em que a responsabilidade de manter e organizar a casa foi abruptamente transferida do marido para a esposa. Esta era acostumada a viver apoiada naquele e agora tem sobre si toda essa responsabilidade, tanto no que se refere ao cuidado do lar e de uma pessoa doente quanto à questão financeira, em que tudo é novo e repleto de complicações.

Além da sobrecarga vivenciada, observamos que os cuidadores encontravam-se despreparados para o desenvolvimento do cuidado. Notava-se um déficit mais relacionado à questão do enfrentamento de situações com grande peso emocional do que ao cuidado técnico, embora não possam ser desprezadas as dificuldades técnicas, que também eram grandes.

Um fator que aumentava ainda mais a sobrecarga familiar está associado à ausência de um dos membros da família – por morte ou por morar distante –, o que de certa forma funciona, principalmente nas famílias estudadas, como fator de desestruturação familiar. Verificamos que isso afetou a família em vários aspectos: sobrecarga de cuidados, sofrimento pela ausência da pessoa e dificuldade de adaptação do membro familiar, o que causava sofrimento e dor, entre outros aspectos.

Um exemplo é a família P. A cuidadora relata a perda de sua filha, que era um grande apoio quer em nível emocional como financeiro. Isso realmente foi um acontecimento que desestruturou a cuidadora. Sua tristeza era observável sempre que se tocava no assunto da morte da filha.

É possível inferir que a ausência da equipe de saúde no cotidiano dessas famílias interferiu de forma negativa no que se refere ao cuidado, pois elas ficaram sem apoio e orientação para lidar com as dificuldades impostas pela patologia e dependência de seus membros familiares.

A doença crônica, pela sua própria característica, pode gerar dependência e tornar-se cada vez mais degenerativa. No entanto, as famílias estudadas demonstravam um anseio muito grande pela independência de seus familiares, principalmente diante das dificuldades encontradas pelos cuidadores. Isso, de certa forma, foi importante, pois levou essas famílias a criar mecanismos de defesa e tornar-se independentes em algumas áreas da prestação do cuidado, ou seja, a desenvolver atividades técnicas como, por exemplo, fazer curativos mesmo sem ter sido preparada para isso, procurar ajuda na comunidade etc. Essa independência surgiu da necessidade vivenciada, visto que para manter o familiar dependente em casa elas empenhavam toda a sua habilidade e atenção mesmo sem conhecimento científico para tal. Contudo, apesar de todo o esforço despendido na realização da assistência, quando não conseguiam alcançar o resultado esperado apresentavam sentimentos de impotência.

É possível observar que no desempenho do cuidado domiciliar o déficit de qualidade do cuidado oferecido gera um alto nível de complicações patológicas acarretando problemas à saúde da família e em alguns casos prejudicando seriamente o portador de doença crônica e também comprometendo a saúde do cuidador.

A REDE SOCIAL COMO SUPORTE PARA O CUIDADO DOMICILIAR

Relativamente à rede social, observou-se que esta pode ser considerada frágil, pois os elementos que a compunham estavam deficientes no momento da pesquisa, ou seja, a unidade básica de saúde estava com insuficiência de funcionários, principalmente dos que atuavam no PSF. Quanto à rede social e familiar, não havia, entre filhos e pessoas da comunidade (vizinhos e amigos), alguém disposto a dividir com os cuidadores as tarefas de cuidado. Observou-se também que não havia pessoas da comunidade religiosa disposta a oferecer, continuamente, apoio emocional e espiritual aos cuidadores.

É possível inferir que a ausência da equipe de saúde no cotidiano dessas famílias interferiu de forma negativa no que se refere ao cuidado, pois elas ficaram sem apoio e orientação para lidar com as dificuldades impostas pela patologia e dependência de seus membros familiares. Nessa subcategoria identificamos alguns componentes:
- a rede social revelada pela equipe profissional de pesquisadores;
- a rede social composta pelos serviços de saúde;
- a rede social ancorada no grupo de família com os elementos empatia, comunicação, solidariedade e espiritualidade;
- a rede social familiar com os elementos da sobrecarga financeira e emocional.

Todas as famílias referem que não pedem ajuda aos filhos para não incomodá-los:

> Não gosto de pedir ajuda para as minhas filhas. Gostaria que elas se oferecessem, não quero ser um fardo para ninguém. (família P)

Por não solicitarem ajuda dos familiares, muitas vezes há uma sobrecarga principalmente no cuidador, revelada de várias formas: física, emocional e financeira.

A sobrecarga financeira constitui um ponto comum entre as famílias pesquisadas, pois todas demonstraram poucas perspectivas de melhora nesse aspecto e na compreensão dessa realidade, ou seja, a ausência de expectativas foi uma das barreiras que as pesquisadoras encontraram:

> A gente queria levar ele mas não achava condição financeira nem de locomoção... (família S)

> Mudar de remédio. Esse aí [mostrando o remédio para a pesquisadora] é muito caro. (família F)

Observa-se que a família priva o paciente de atividades importantes para a recuperação de sua saúde por falta de condições financeiras. Uma das famílias revela que:

> [...] o dinheiro é contado e não pode dar o luxo de ter mais do que o essencial para sobreviver. (família S)

Outro aspecto que se acredita agravar o quadro financeiro da família é a compra de medicamentos na farmácia, o que pode estar atrelado ao desconhecimento de seus direitos de ter medicação gratuitamente ou mesmo à ausência de uma rede social efetiva e atuante.

> [...] compro na farmácia. (família F)

Na compra de medicamentos na farmácia são despendidas quantias muito limitadas, pois a maioria das famílias vive abaixo da linha de pobreza. Assim, a aquisição do remédio torna-se uma grande preocupação, prejudicando o sono e repouso, a alimentação etc. Isso causa ainda maiores problemas de saúde. Uma das famílias ainda refere ficar angustiada e ansiosa por depender financeiramente de outras pessoas, instituições de caridade etc.

> [...] a gente vive de favor, de doações... (família F)

Segundo os componentes familiares, muitos amigos e conhecidos auxiliam os cuidadores das pessoas com doença crônica com dinheiro, comida, abrigo etc. Este auxilio é positivo do ponto de vista da rede social mas negativo quando se percebe, a partir da fala do cuidador, certa acomodação quanto à situação. Observa-se, assim, um conflito relativamente ao receber ajuda, pois, se por um lado incomoda, por outro é bom, pois eles ficam sempre à espera de que outros façam o que seria dever deles mesmos. Essa atitude mostra acomodamento.

A sobrecarga física foi observada em quatro dos cinco cuidadores. Apesar de outros autores[18] já terem registrado essa situação de sobrecarga, neste estudo isso agravou-se, pelo fato de eles serem idosos e terem doenças típicas do envelhecimento.

Uma cuidadora relata que também precisava de cuidados:

> Precisei me internar... estava tão ruim... tava roxinha... não parava em pé, não falava, não tinha quem cuidasse dele... (família P)

A sobrecarga emocional também foi observada e identificada como uma das que afligiam as famílias em geral. Estas se queixavam de que não havia quem as escutasse, consolasse e lhes desse apoio. Nesse aspecto, a presença da equipe de pesquisa foi de extrema importância para as famílias, pois encontravam em nós o suporte que lhes faltava. De certa forma, a equipe foi uma rede social de apoio importante para as famílias, ajudando a aliviar a sobrecarga emocional causada pelo cuidado constante da família doente.

> Doença é muito triste, causa muito sofrimento... (família S)

> Medo... a qualquer momento pode piorar tudo de novo. A gente sofre demais. (família P)

60 CONDIÇÕES CRÔNICAS E CUIDADOS INOVADORES EM SAÚDE

Percebe-se, a partir das falas, que a família sofre com a presença da doença, que não é vista só como uma anomalia biológica produtora de sequelas, mas também como produtora de tristeza. Isso leva-nos a inferir que a família necessita de alguém com quem conversar e desabafar. Alguém a quem contar seus problemas e até mesmo falar sobre assuntos comuns como clima, política e outros temas que possam diminuir a ansiedade e o estresse.

Além do mais, o estado patológico gera insegurança e apreensão. Uma das cuidadoras da família P refere que nunca pode sair tranquila, pois o medo de que algo ocorra é constante. Percebe-se nos seus olhos o quanto é ruim viver com medo e insegurança de um futuro próximo. Ela vive na apreensão de que algo ocorra, e isso é um fator estressante.

Em relação a sentimentos, as famílias de portadores de transtornos mentais não sabem como lidar com as situações adversas que encontram no cotidiano e na convivência com seu familiar, mas é possível perceber seu sentimento de culpa e vergonha em relação à doença de seu familiar. Não obstante, alguns familiares externam sentimento de empatia, colocando-se no lugar do seu parente que sofre psiquicamente.[3] O mesmo pode ser observado nas famílias estudadas, uma vez que muitas delas apresentavam sentimentos de tristeza e culpa e em muitos momentos se colocavam no lugar do familiar doente.

Outro fator que, segundo este estudo, leva ao desgaste emocional é o fato de a pessoa ser a única cuidadora. Verificou-se na família S que a sobrecarga de responsabilidades, sem suporte emocional e técnico para lidar com a situação, provoca grandes modificações, causadas por dificuldades em enfrentar as situações geradas pelo cotidiano (doença do pai, cuidados com a casa, filha pequena, serviço doméstico, entre outros.). Isso provocou na cuidadora momentos de profunda tristeza e desespero, fazendo-a chorar em nossa presença e, como ela referiu já ter experienciado episódios depressivos, fomos alertadas para o risco de reincidência da doença. Em uma das visitas nos relatou:

> Parei de sair, né? Sair é perder tempo. Correr risco de chegar em casa e ele estar pior... (família S)

Observa-se que determinadas atividades que causavam prazer e bem-estar, como realizar um passeio, tornam-se agora motivos de culpa ou medo.

Quando o portador necessita de dedicação exclusiva, a tarefa de cuidar impõe uma elevada exigência ao cuidador, levando-o a deixar de realizar muitas de suas atividades, em favor dos cuidados dispensados. Alguns cuidadores abandonaram até mesmo o emprego e passaram a realizar, exclusivamente, o cuidado, o que os levou ao isolamento social e à depressão.[18]

A rede social revelada pelo suporte oferecido pela equipe profissional de pesquisadores foi ressaltada principalmente pela natureza desta pesquisa, a qual proporcionou maior interação da família com a equipe de pesquisadores.

Nos encontros, as famílias demonstraram afeto e disposição para interagir durante as visitas, evidenciando gostar de conversar, de ouvir as orientações com atenção e, na medida do possível, colocá-las em prática na sua realidade diária. Em uma das famílias, dois membros mostraram-se incomodados com o fato de a mãe estar conversando conosco. A impressão que tivemos é que a nossa presença instigava a família a exigir mais atenção e cuidado dos filhos.

Por outro lado, as famílias revelaram-se bastante insatisfeitas no que se refere à rede social dos serviços de saúde. Percebemos em suas falas insatisfação, dificuldade de acesso ao serviço, deficiência do serviço e falta de recursos humanos. Talvez isso se deva ao fato de, naquele momento, o serviço do PSF daquela unidade estar inativo.

Talvez seja por isso que as famílias deixaram de forma clara e contundente sua insatisfação com o serviço de saúde. Durante as visitas e reuniões de grupo esse assunto sempre esteve presente e foi motivo de várias críticas. Cabe aqui ressaltar que o município, à época, enfrentava dificuldades burocráticas para contratar pessoal para o serviço de saúde da família, por isso a UBS em estudo estava totalmente desamparada no que tange ao atendimento de saúde.

Foi observado certo descaso do serviço de saúde, dificuldade de acesso e falta de recursos humanos como fatores geradores de deficiência no atendimento, como pode ser observado nas falas:

> Má qualidade do serviço de saúde... falta do PSF. Eles não estão fazendo visita. Não tem médico aqui na casa. (família F)

> Largou a gente lá... ele chorava... olha passei um apuro... cheguei a chorar. (família S)

A precariedade dos serviços de saúde gera no cuidador uma carga extra de preocupações e sofrimento, situação paradoxal pois, ao invés de proporcionar cura na evolução do prognóstico do cliente, o serviço gera mais doença.

Por sua vez, a rede social grupo de famílias foi extremamente importante para os núcleos familiares que conviviam com o dependente de cuidados, pois nele as famílias puderam expressar seus sentimentos e experimentar situações novas, identificando os encontros grupais como uma rede social de apoio e ajuda mútua. Nessa rede social, identificamos os componentes empatia, solidariedade, comunicação e espiritualidade.

A empatia foi observada entre as famílias quando necessitam de alguém que as compreenda e ajude. Empatia é uma forma saudável de identificação, permitindo a uma pessoa sentir-se como a outra, de forma a compreender seus sentimentos e experiências, e é o principal instrumento a ser utilizado pelo profissional que deseja ajudar outra pessoa.[19] A empatia foi observada quando um relatava sua história no grupo e outro se colocava no seu lugar e colocava sua experiência, dando apoio e às vezes complementando a exposição com outras situações vivenciadas.

A comunicação esteve presente na relação desenvolvida com as famílias, em que os membros tiveram a oportunidade de desabafar e protestar contra todas as suas sobrecargas. Poder falar e ser ouvido no grupo foi um momento muito importante para as famílias.

Outro ponto a ser ressaltado é a capacidade do profissional de ouvir atentamente, para que se estabeleça o diálogo empático, e não somente impor regras e normas à família. O ouvir atento e reflexivo é o ponto-chave para atender o doente/família ou para que eles se envolvam no processo de relacionamento terapêutico. O ouvir é uma estratégia de comunicação com o propósito não só de compreender o outro, mas também de ser compreendido.[19]

A solidariedade, como um sentimento mútuo de ajuda e de compreensão das dificuldades enfrentadas foi um dos pontos marcantes nos grupos terapêuticos.

A realização dos grupos oportunizou à família descentralizar seus problemas e ter um olhar mais amplo a respeito das suas dificuldades, vendo que o sofrimento não é algo exclusivo a eles. Proporciona também um momento de solidariedade e empatia com os demais.

Como último componente dessa rede social temos a espiritualidade, a crença materializando-se na fé e esperança, algo em que as famílias eram muito ligadas. Todas, de uma forma particular, acreditavam em Deus e tinham a esperança de que Ele resolveria suas dificuldades. Todas as famílias pertenciam a alguma igreja e eram atendidas e ajudadas por seus participantes, seja por meio de visitas religiosas seja com ajuda material. Em geral apresentavam muita fé de que Deus poderia melhorar a situação deles e isso agia como um forte aliado para que não desistissem de esperar melhoras.

O profissional que vai promover um trabalho educacional com famílias precisa definir o seu próprio modelo de compreensão de família no que diz respeito às crenças, valores e procedimentos que são adotados na vida familiar. É conveniente que atue de modo a não julgar o que é melhor ou pior, mas, sim, a oferecer elementos para a análise da situação, deixando que a família tome sua decisão.[20]

AVALIANDO A PROPOSTA DE CUIDADO

No que se refere à avaliação da proposta, as famílias referiram que, de forma geral, a proposta foi adequada, ajudou durante o processo de doença do membro familiar e serviu principalmente de apoio ao cuidador:

Foi bom para nós as visitas. (família P)

Tive com quem conversar, foi muito bom. (família R)

Ajudaram muito, tiraram minhas dúvidas. (família F)

Do ponto de vista dos pesquisadores, a proposta admite a formação de fortes vínculos com as famílias: acomoda o entendimento da realidade e crenças das famílias, desenvolve a capacidade de empatia e comunicação entre pesquisador e família e proporciona aos pesquisadores novas experiências sobre como relacionar-se com as situações encontradas no ambiente familiar.

Ainda na perspectiva dos pesquisadores, o desenvolvimento da proposta possibilitou oferecer às famílias um cuidado integral pautado na realidade delas, respeitando suas limitações e sua autonomia, porém, encorajando-as quando necessário. Além disso, proporcionou-lhes a experiência de desenvolver uma pesquisa em que, ao mesmo tempo em que se cuida, coletam-se dados.

Os pontos fracos encontrados na implementação da metodologia foram a impossibilidade de realizar grupos terapêuticos grandes e contínuos, a dificuldade de transformar realidades negativas enfrentadas pela família e a incapacidade de formar novos cuidadores para o auxílio permanente ao cuidador.

CONSIDERAÇÕES FINAIS

A metodologia proporcionou o alcance dos objetivos propostos e de alguns não propostos, já que durante o período de convivência com as famílias foi possível ter uma maior aproximação à realidade em que elas vivem e principalmente identificar as dificuldades e necessidades que enfrentam no dia a dia no cuidado ao portador de doença crônica.

Observou-se que, apesar dos obstáculos enfrentados, o cuidador tem um laço afetivo forte com o familiar doente e que este laço é fundamental para a manutenção da vida do outro. Verificou-se também que esse trabalho vem confirmar estudos anteriores que destacam a sobrecarga do cuidador, levando a apresentar sinais de problemas físicos e emocionais.

Foi corroborada a maioria dos pressupostos colocados pela autora em relação à proposta teórico-metodológica, especialmente aqueles relacionados às necessidade da família, os que envolvem o respeito a crenças e valores da família, o estímulo à autonomia e sua independência e a usar as forças das famílias.

Foi visível, ainda, que nem sempre a necessidade da família provém da doença, pois muitas vezes deriva do significado que ela produz na família – o sofrimento. O estudo confirmou também o pressuposto de que o ambiente familiar é importante para adesão do paciente ao tratamento e é fator determinante para a mudança de comportamento do doente e da família.

Um dos pressupostos confirmados com maior frequência foi aquele relativo às mudanças na rotina familiar, principalmente no que concerne à sobrecarga familiar, pois há um aumento dos gastos financeiros, do desgaste físico e psicológico dos familiares e das rotinas domésticas, exigindo da família uma readaptação do comportamento de seus membros.

A proposta é de fácil implementação, pois é flexível e pode ser adequada a qualquer tipo de família que tenha um portador de doença crônica ou aguda, permitindo ao cuidador adaptar-se à realidade vivenciada.

A realização deste estudo permitiu a formação de vínculos fortes a partir da empatia e da comunicação terapêutica, o que culminou numa proposta de cuidado integral pautada na realidade das famílias. Notaram-se transformações nos participantes, famílias e equipes de pesquisa-cuidado, o que somente aconteceu em virtude do tempo de atuação no campo e da proposta metodológica utilizada, que favoreceu maior interação dos pesquisadores com os pesquisados.

Foi possível por parte dos pesquisadores uma vivência muito mais próxima do objeto de pesquisa, o que lhes permitiu maior sensibilidade no momento de preparar ações de intervenção a serem desenvolvidas junto aos portadores de doenças crônicas e suas famílias. Tudo isto, porque apesar de serem famílias com uma história de vida única, as experiências vividas se assemelham e podem ajudar outras famílias na busca de um viver melhor, apesar de enfrentarem as vicissitudes de ter um de seus membros com dificuldades/necessidades.

Em termos práticos, a pesquisa beneficiou as famílias assistidas à medida que os pesquisadores se colocaram à disposição para ouvi-las verdadeiramente, orientá-las sobre a importância de cuidados específicos e os relacionados com as atividades do dia a dia, assim como as estratégias que poderiam facilitar que os mesmos fossem colocados em prática. Também constituiu um benefício o fato de criar um espaço concreto para a família refletir sobre a sua situação e realidade, bem como confrontar e comparar com a realidade experienciada por outras famílias. A proposta permitiu aos pesquisadores, ao possibilitar que estes conhecessem a realidade e crenças das famílias, que eles desenvolvessem a capacidade de empatia e comunicação. Permitiu que experienciassem o relacionar-se e o posicionar-se ante as diversas situações encontradas nas famílias e, ainda, oferecer um cuidado integral pautado na realidade das famílias, respeitando suas limitações e sua autonomia, porém encorajando-as, quando necessário.

Por fim, consideramos que essa modalidade de pesquisa é de muita valia para a práxis da enfermagem, pois utiliza a prática para investigar a realidade e, a partir dela mesma, modificá-la. Seus resultados podem promover um tipo de intervenção imediata, a qual por sua vez, pode subsidiar de alguma forma a melhoria da realidade vivida. No caso do presente estudo, os resultados encontrados possibilitaram e auxiliaram na busca de melhor qualidade de vida para as famílias estudadas, além de propiciarem pensar ações e programas para cuidar de outras famílias de doentes crônicos que possam, porventura, passar por situações semelhantes.

REFERÊNCIAS BIBLIOGRÁFICAS

1. Marcon SS, Waidman MAP, Carreira L, Decesaro MN. Compartilhando a situação de doença: o cotidiano de famílias de pacientes crônicos. In: Elsen I, Marcon SS, Silva MRS. O viver em família e a interface com a saúde e a doença. Maringá: Eduem; 2004. p. 311-36.
2. Waidman MAP, Elsen I. Família e necessidades... revendo estudos. Acta Scientiarum Health Science 2004;26(1):147-57.
3. Waidman MAP. O cuidado às famílias de portadores de transtornos mentais no paradigma da desinstitucionalização. [tese]. Florianópolis: Universidade Federal de Santa Catarina/UFSC; 2004.
4. Elsen I. Cuidado familial: uma proposta inicial de sistematização inicial. In: Elsen I, Marcon SS, Silva MRS. O viver em família e sua interface com a saúde e a doença. Maringá: Eduem; 2004. p. 11-24.
5. Zimerman DE. Fundamentos básicos das grupoterapias. 2. ed. Porto Alegre: Artmed; 2000.
6. Osório LC. Grupos, teorias e práticas: acessando a era da grupalidade. Porto Alegre: Artmed; 2000.
7. Melman J. Família e doença mental: repensando a relação entre profissionais de saúde e familiares. São Paulo: Escrituras; 2001.
8. Contel JOB, Vilas-Boas MA. A psicoterapia de grupo multifamiliar (PGA) em hospital-dia (HD) psiquiátrico. Rev Bras Psiquiatr 1999;21(4):225-30.
9. Waidman MAP. Enfermeira e família compartilhando o processo de reinserção social do doente mental. [dissertação]. Florianópolis: Universidade Federal de Santa Catarina; 1998.
10. Travelbee J. Intervencion em enfermeria psiquiatrica. Cali: Carvejal; 1979.
11. Trentini M, Paim L. Pesquisa convergente assistencial: um desenho que une o fazer e o pensar na prática assistencial em saúde-enfermagem. 2. ed. Florianópolis: Insular; 2004. p. 28.
12. Bardin L. Análise de conteúdo. Lisboa: Edições 70; 2008. p. 105.
13. Prado D. O que é família. São Paulo: Brasiliense; 1995.
14. Minuchin S. Famílias: Funcionamento & Tratamento. Porto Alegre: Artes Médicas; 1990.
15. Figueiredo D, Sousa L. Percepção do estado de saúde e sobrecarga em cuidadores familiares de idosos dependentes com ou sem demência. Revista Portuguesa de Saúde Pública 2008;26(1):15-24.
16. Marcon SS, Lopes MC, Antunes CRM, Fernandes J, Waidman MAP. Famílias cuidadoras de pessoas com dependência: um estudo bibliográfico. Online Brazilian Journal of Nursing 2006;5(1).
17. Soares M. Cuidado da família de pacientes em situação de terminalidade internados na Unidade de Terapia Intensiva. Rev Bras Ter Intensiva 2007;19(4):481-4.
18. Almeida KS, Leite M T, Hildebrandt L M. Cuidadores familiares de pessoas portadoras de Doença de Alzheimer: revisão da literatura. Rev Eletr Enf 2009;11(2):403-12. Disponível em: http://www.fen.ufg.br/revista/v11/n2/v11n2a23.htm. Acesso em: 01 fev. 2010.
19. Stefanelli MC, Carvalho EC. A comunicação nos diferentes contextos da enfermagem. Barueri: Manole; 2005.
20. Waidman MAP, Radovanovic CAT, Scardoelli MGC, Estevam MC, Pini JS, Brischiliari A. Estratégia de cuidado a famílias de portadores de transtornos mentais: experiências de um grupo de pesquisa. Ciênc Cuid Saúde 2009;8(Supl):99-105.

5 O convívio conjugal como contribuinte na prevenção de doenças crônicas transmissíveis*

VALÉRIA SILVANA FAGANELLO MADUREIRA
MERCEDES TRENTINI

INTRODUÇÃO

Conforme defende Foucault, a heterossexualidade é a norma aceita no campo da sexualidade, o que pode fazer que seja considerada conhecida de antemão. Talvez por isso a inclusão de homens heterossexuais não seja tão comum nas pesquisas no campo das doenças sexualmente transmissíveis (DST), especialmente da síndrome da imunodeficiência adquirida (Aids). Dessa constatação nasceu o interesse pelo estudo das relações de poder no casal heterossexual desde a perspectiva dos homens e no contexto da prevenção de doenças crônicas transmissíveis como as DST/Aids.

Entende-se que, apesar de a heterossexualidade representar o normal instituído no campo das relações afetivo-sexuais, o que se passa na intimidade do casal é ainda um enigma evidenciado no crescimento das DST/Aids por contaminação heterossexual e nas diferenças entre o que propõem as iniciativas de prevenção no país (uso de preservativo, por exemplo) e o que acontece no viver cotidiano dos sujeitos. Entre mulher e homem que convivem em relação afetivo-sexual duradoura, a prevenção envolve o acreditar e o querer, o que ultrapassa o "saber sobre", o conhecer e a decisão individual, enredando-se nas teias de poder e gênero que marcam essa relação.

Embora essenciais, a informação em saúde e as políticas públicas de intervenção para controle da epidemia traduzem uma perspectiva externa, refletindo a compreensão científica da epidemia, o que pode estar distante das pessoas em geral. As interações, as relações, as sexualidades, os afetos assumem dinâmica diferente no viver, em que as normas, as regras, as possibilidades, as interdições, as transgressões e as ligações possivelmente adotem lógica diferente da científica e não estejam ainda bem compreendidas.

A epidemia de Aids e a percepção que as pessoas têm dela se particularizam e a pouca compreensão que ainda se tem desse vivido pode dificultar as iniciativas de prevenção de Aids. É preciso considerar também o íntimo relacionamento comumente estabelecido en-

---

* Capítulo extraído de Madureira VSF. A visão masculina das relações de poder no casal heterossexual como subsídio para a educação em saúde na prevenção de DST/Aids. [tese]. Florianópolis: Curso de Pós-graduação em Enfermagem, Universidade Federal de Santa Catarina; 2005.

tre masculinidade e força, coragem, autoridade, autonomia, heterossexualidade, liberdade (inclusive sexual) e controle sobre as emoções. Essa estereotipia está diretamente ligada à vulnerabilidade masculina às DST/Aids.

O cenário constituído pelas relações de poder, pelas relações de gênero e pelo crescimento da Aids por transmissão heterossexual, que volta cada vez mais o foco do biopoder e da disciplina para as relações homem-mulher, forma o pano de fundo deste estudo. Os contornos assumidos pela epidemia de Aids provocaram esforços organizados para controlá-la, e questões relacionadas com o viver íntimo passaram a ser de interesse coletivo, pois o controle da epidemia depende também do que se passa "entre quatro paredes",[1] na vida sexual. Fica evidente aqui a localização que Foucault faz da sexualidade no ponto de articulação entre o indivíduo e a população, o que inclui comportamentos e práticas individuais sujeitas ao controle coletivo.[2] Dessa forma, normas, regras, sanções, limites definidos no espaço do biopoder visam controlar, disciplinar comportamentos, definir práticas e regular vidas. Sob essa perspectiva, as campanhas e medidas de prevenção e controle da Aids favorecem os mecanismos reguladores da disciplina e da sujeição dos corpos e exercem-se de cima (das configurações da epidemia, das ações governamentais) para baixo (para a população), impondo-se às pessoas.

A compreensão da visão masculina das relações de poder no casal heterossexual possibilita a atuação no sentido contrário: de baixo para cima, invertendo o fluxo de ação ao tomar a realidade das pessoas e a percepção que elas têm dessa realidade como ponto de partida para iniciativas de promoção à saúde e de prevenção às DST/Aids. Essa inversão de fluxo possibilita a aproximação entre a compreensão científica da realidade e a maneira como as pessoas a percebem, abrindo um espaço para a educação em saúde baseada no diálogo.

PODER, GÊNERO E AIDS

Para Foucault,[3,4] o poder não tem localização definida, é disseminado pelo corpo social, envolve todos e atua na produção de cada indivíduo. Embora uma relação de poder sempre pressuponha assimetria de posições, o outro tem a possibilidade de resistência interna à própria trama das relações de poder, que se configura em contra-poder. Essa visão positiva do poder enfatiza sua força produtiva e tem a produção do sujeito como um de seus principais resultados. Assim, o poder só se exerce em relação, e é possível pensar nesta como um jogo no qual o poder oscila, variando de intensidade entre os que se relacionam, tendo sempre presente a possibilidade de inversão de posições. Nessa forma de pensar, as polaridades dominador-dominado são incompatíveis por remeterem a posições fixas, a unidirecionalidade de forças e à face negativa, repressiva do poder.

Foucault retira o poder da esfera das grandes estruturas socioeconômicas e políticas para situá-lo na vida cotidiana, considerando-o imanente a todas as relações, conferindo-lhes outras nuanças, mesmo quando pensadas em termos de dominação, nas quais um dos sujeitos é colocado na posição de submissão. Exemplo disso é a representação comum das relações entre homem e mulher, ocupando o polo em que incide o seu poder. Esse é o espaço da conjugalidade heterossexual, construído no encontro de ambos, de feminilidades e masculinidades produzidos nas relações sociais. No contexto das relações de casal, a conjugalidade heterossexual é estabelecida como "normal", e a partir dela as outras formas de relacionamento constituem-se como diferentes. A conjugalidade normalizada pressupõe um ideal de homem, de mulher e de relação, com papéis e lugares feminino e masculino dados de antemão, de acordo com o que é socioculturalmente aceito como normal.

Isso revela outro aspecto das relações de poder e, de resto, de todas as relações sociais – sua generificação. Gênero, relações de poder e relações sociais imbricam-se, construindo-se mutuamente, de tal forma que se pode imaginá-los como um emaranhado que se envolve no corpo social. Gênero faz referência ao processo social, histórico e cultural de construção do ser homem e do ser mulher, da masculinidade e da feminilidade, do qual o biológico também faz parte. Assim falando, gênero rejeita a naturalização das diferenças entre ambos os seres que justifica, com base na natureza, a posição, a situação e a condição deles/as na sociedade. Focaliza as significações sociais e simbólicas relacionadas a um dever-ser para homens e mulheres, levando a pensar as relações entre eles/as cujas diferenças estão marcadas pelo poder, determinando vantagens e desvantagens. A diferença é compreendida como "fruto da convivência social mediada pela cultura",[5] o que possibilita a percepção das subjetividades como históricas e não como naturais.[6]

Com base nessa compreensão, o dever-ser que se impõe a homens e mulheres, que é percebido como natural e que determina, em grande medida, a dinâmica das relações estabelecidas entre eles/as, enfatiza as diferenças existentes, especialmente aquelas inscritas no corpo, é vislumbrado como uma construção sociocultural. Esse dever-ser sugere que ambos os sexos fazem parte de um jogo com regras estabelecidas de uma vez para sempre, enquadrando o ser homem e o ser mulher em normas válidas para todos, negando as diversidades e universalizando o que é plural. Nas relações de gênero, os dois são considerados sujeitos sob a ótica da dupla concepção de Foucault:[3] sujeito a alguém e preso à sua identidade pela consciência e autoconhecimento, que revela duas faces do sujeito no sujeitar e no sujeitar-se. Ambos são produzidos nessas relações tendo como referência um "normal" aceito como verdadeiro e que, segundo a perspectiva foucaultiana, provoca resistências, transgressões e tentativas de modificação daquele dever-ser tido como verdadeiro.

Negados os determinismos e os essencialismos, pode-se dizer que, em diferentes contextos culturais, a compreensão de masculino e feminino também difere, bem como o caráter das relações de poder que entre eles circulam. Dessa forma, mulher e homem não existem como categorias neutras e universais, mas como sujeitos diversos constituídos nas/pelas relações sociais. A essencialização das diferenças pautada na biologia, fixa homens e mulheres em posições polares, contrapostas e irredutíveis, compondo uma "lógica dicotômica"[7] ou binária, que condiciona a percepção do mundo. Essa lógica revela-se em uma série de oposições de referência aos gêneros.

Exemplos dessas oposições são as relações binárias público/privado, razão/emoção, ativo/passivo, forte/fraco, tão presentes no cotidiano a ponto de serem naturalizadas, sem que nos apercebamos de que circunscrevem espaços masculinos e femininos, instituindo normas para o ser homem e o ser mulher. É principalmente dentro dessa lógica que mulheres e homens, masculino e feminino, constituem-se e constituem seus lugares na sociedade. Nesse processo, as diferenças biológicas têm servido como justificativa natural de desigualdades em todos os setores do viver, no plano mais íntimo e familiar ou nas leis e políticas públicas. Nesse sentido, as desigualdades são maiores para as mulheres do que para os homens.

As assimetrias abrem o espaço ideal para o exercício do poder que, em uma visão foucaultiana, circula entre sujeitos que ocupam posições diferentes, assimétricas, mesmo que a assimetria seja em caráter transitório. Por vezes, essas assimetrias são também marcadas com relações tão fixas que se caracterizam como repressão ou dominação, mas ainda assim há possibilidade de resistência, mesmo manifestada em pequenas astúcias cotidianas que não levem à inversão de posições.[3] Isso remete novamente à conjugalidade heterossexual, ao jogo de poder nessa relação que tem como pano de fundo as polaridades de gênero com papéis sexuais bem definidos.

É importante também considerar a dupla moral sexual para o comportamento sexual de homens e mulheres.[1] De acordo com ela, espera-se da mulher um comportamento mais contido, com parceiro único, em relacionamento estável e, de preferência, formalizado pelo casamento. Para os homens, as expectativas são menos restritivas, com comportamento sexual mais ativo, mais agressivo, o que define um normal de masculinidade. Isso estabelece um aspecto da masculinidade e da feminilidade ideais que, transgredido, expõe o transgressor à recriminação revelando uma verdade íntima sobre ele.

As doenças crônicas sexualmente transmissíveis inscrevem-se no âmbito da sexualidade, considerada um dispositivo de constituição do sujeito,[3] relacionadas a práticas e comportamentos que revelam a identidade de quem as tem, o que o sujeito é. Assim, a DST não está de acordo com o perfil ideal de mulher – não são doenças de esposas e de mães. Da mesma forma, embora sejam geralmente consideradas parte do universo masculino, em que a prontidão para o sexo é tida como normal, não o são para o esposo e pai de família. Entretanto, na vida cotidiana, os universos masculino e feminino não são assim tão separados e a DST sempre transitou entre ambos, embora cercadas por silêncio, segredo e vergonha. A Aids tornou público o que era considerado íntimo, discutindo sexo e sexualidade, comportamentos, práticas e orientações sexuais.

Hoje, a Aids está presente nas relações heterossexuais estáveis, nas quais as relações de gênero são marcadas por assimetrias, as quais se revelam também no campo sexual, em que se manifestam as construções socioculturais da masculinidade e da feminilidade. Nesse cenário, é ideia comum que a sexualidade masculina é instintiva, incontrolável, agressiva, desligada do afeto e das emoções,[8-12] uma necessidade biológica que permite a busca incondicional de satisfação.[1] Sobre esses supostos foram construídas "normatividades de gênero"[12] que conformam um dever-ser para os homens.

Em contrapartida, a sexualidade feminina é vista em íntima relação com o mundo dos afetos,[13] condicionada à existência de uma relação, o que coloca a sexualidade feminina na dependência do amor e do desejo do outro e podendo trazer dificuldades para a incorporação da ideia de prevenção.[14] Dessa forma, as assimetrias nas relações entre os gêneros e a sexualidade masculina e feminina contribuem para dificultar a negociação das trocas estabelecidas entre o casal, especialmente em relacionamentos duradouros. Isso se manifesta nas iniciativas de prevenção baseadas na noção de sexo mais seguro, ressaltando o uso do preservativo masculino controlado pelo homem e cujo uso depende da cooperação mútua entre os parceiros. Isso contribuiu para que a mulher assumisse o controle da contracepção que, aliado à vinculação mulher/reprodução e à dinâmica da circulação de poder nas relações de gênero, reforçou o afastamento masculino de decisões na vida sexual.

Hoje, a participação masculina na vida reprodutiva e sexual do casal é desejada, o que traz implicações para o homem, tais como controlar sua sexualidade concebida como irrefreável; preocupar-se com sua própria fecundidade; perceber-se suscetível a uma série de riscos, dentre os quais as DST e a Aids; cuidar de si e de outros, como, por exemplo, da parceira; questionar aspectos tidos como naturais na masculinidade, na feminilidade e nas relações homem-mulher. Além disso, a negociação em um encontro sexual, especialmente do uso da camisinha, traz à tona a fidelidade, considerada essencial às relações afetivo-sexuais.

Assim se configura o terreno em que se inscreve a Aids, no qual se entrelaçam normas e interdições à sexualidade, características femininas e masculinas dessa sexualidade, relações de gênero e de poder, valorização da fidelidade, de sentimentos como o amor e de códigos morais.

O poder circula nas relações de gênero, nas relações afetivo-sexuais de casais heterossexuais. Foucault trata de relações de poder que podem ser comparadas a uma grande teia engendrada nas próprias relações sociais e que envolve a todos expandindo-se por todo o corpo social. Ela é móvel, instável, sem pontos fixos, e no seu interior se dão as lutas pela inversão de posições, mesmo que temporária e relativa. Nesse movimento, retiram-se do poder as polaridades segundo as quais alguém teria todo o poder, enquanto outros se submeteriam. Ao mesmo tempo, a posse do poder é relativizada, pois um tem mais e outro menos poder, porém com a perspectiva contínua de inversão de posições.[15]

Assim compreendido, poder não é sinônimo de repressão ou de dominação, que pressupõe um poder centralizado. Foucault[3] descarta essa hipótese repressiva, pois o poder é aceito e se mantém porque "[...] não pesa só como uma força que diz não, mas que [...] permeia, produz coisas, induz ao prazer, forma saber, produz discurso. Deve-se considerá-lo como uma rede produtiva que permeia todo o corpo social". O caráter positivo e produtor do poder o fortalece. Entretanto, existem relações cujas determinações estão saturadas, fortemente assimétricas, com possibilidades fechadas de deslocamento e que caracterizam repressão. Nelas, a violência é comumente usada para abafar, reduzir ou aniquilar as resistências, caracterizando um estado de dominação. Nesse caso, as resistências podem revelar-se em pequenos enganos e astúcias cotidianos, no matar e morrer para não submeter-se, mas as posições de poder não se invertem.[16]

As resistências, situadas em pontos móveis e transitórios distribuídos pelo meio social, remetem à liberdade, elemento central no exercício do poder e condição de sua existência, que indica o envolvimento ativo de sujeitos. Resistência é uma atitude-limite nas fronteiras do que é suportável ou não nas relações de poder.[17] Como condição indispensável em uma relação de poder, a liberdade deixa aberta a possibilidade de lutas contra o exercício do poder e se manifesta nas resistências a ele. O exercício do poder só se dá entre sujeitos livres. No centro da relação de poder localizam-se a liberdade e o querer, que exercem sobre ela provocação permanente.[15] O reconhecimento e manutenção do outro como sujeito de ação e a abertura de possibilidades para respostas, reações, efeitos, inversões, são elementos essenciais de uma relação de poder.

As relações de poder implicam força desigual e relativamente estabilizada, remetendo a diferenças de potencial, mesmo no nível dos micropoderes. De acordo com Foucault,[3] para um movimento de cima para baixo é preciso a ocorrência simultânea de "uma capilaridade de baixo para cima", que sustenta uma relação de poder. Essa dinâmica dá a ideia de troca, de movimento, como dois pratos de uma balança que pendem de um lado a outro, podendo sempre inverter as posições. O indivíduo não existe fora dessa rede dinâmica de relações e, nela, o poder circula entre os sujeitos.

Foucault[15,18] fala de formas diferentes de poder. A primeira, o poder pastoral, supõe a existência de algo maior que cuida de todos e de cada um, protegendo-os como um pastor a suas ovelhas, cuja relação baseia-se na dependência individual e completa com vínculo de submissão pessoal à vontade do pastor, o que faz da obediência um fim em si mesma. A segunda forma, o poder disciplinar, incide sobre os corpos dos indivíduos usando a disciplina como tecnologia de controle. É feito de técnicas e métodos que controlam gestos, atitudes, hábitos, comportamentos, discursos, impondo docilidade e utilidade aos corpos e produzindo o indivíduo necessário ao funcionamento e manutenção da sociedade capitalista.[19] As disciplinas têm o papel de aumentar a utilidade dos indivíduos, moralizar condutas e modelar comportamentos, ordenando as multiplicidades humanas.[20]

Segundo Foucault,[3,4] as disciplinas criam aparelhos de saber e domínios de conhecimento, veiculam o seu próprio discurso (da regra natural e da norma) e, segundo ele, definem um código de normalização. O saber é condição essencial ao exercício do poder, de tal forma que "não há relação de poder sem constituição de um campo de saber, como também [...] todo saber constitui novas relações de poder".[19]

Uma terceira forma é o biopoder – poder sobre a vida –, voltado para o homem enquanto espécie. A biopolítica enfatiza a liberdade de fazer viver e de deixar morrer[4] e, sob esse prisma, a morte é o termo da vida e o termo do poder, "momento em que o indivíduo escapa a qualquer poder, volta a si mesmo".[4] Exerce-se em dois polos, que formam tecnologias de poder que ainda caracterizam a vida contemporânea: um polo é a disciplina, focalizada no corpo, e o outro polo centra-se na espécie humana visando à população.[2]

A biopolítica introduz diversos elementos importantes. Primeiro, introduz a noção de população como problema político. Segundo, foca fenômenos coletivos que aparecem nos seus efeitos econômicos e políticos. Finalmente, instala mecanismos de previsão, medição e intervenção nas determinações desses fenômenos, mecanismos reguladores que fixam um equilíbrio, maximizam forças e as extraem, instituindo uma regulamentação. A morte é desqualificada e se torna algo que se esconde.[4]

Na sexualidade, o biopoder reúne dois aspectos: um, individual, de comportamento a ser controlado, vigiado e disciplinado; outro, relacionado à procriação e relativo à população. A sexualidade encontra-se no limiar do corpo e da população, sujeita a mecanismos disciplinares e regulamentadores articulados entre si.[4] As práticas e o ato sexual, os desejos e a vida sexual são disciplinados por normas, regras e interdições que devem ser assumidas como verdades. Os indivíduos se constituem como sujeitos aceitando-as, negando-as, relativizando-as ou opondo-se a elas. Por outro lado, processos como reprodução, fecundidade, natalidade, morbidade, são controlados e regulamentados como fenômenos de população, assumindo características mais globais.

Há aqui uma intensa medicalização da sexualidade, na qual os desvios da norma merecem atenção especial pois, nesse campo, o que é privado pode ter grandes efeitos sobre a população, que podem manifestar-se nas taxas de natalidade, nos abortos, nas mortes maternas e nas doenças sexualmente transmissíveis, entre outros aspectos.

As DST são geralmente tratadas em segredo e recobertas por um forte preconceito, o que remete à consideração da sexualidade como dispositivo de constituição do sujeito, reveladora de sua íntima verdade. O fato de ser portador de uma doença sexualmente transmissível parece expor aos olhos dos outros o que o indivíduo é, a verdade sobre ele: infiel, promíscuo, prostituto, homossexual, bissexual, pervertido. Essa série de rótulos marca os indivíduos e os excluem. Nesse caso, as estatísticas são falhas e prejudicam a clareza do diagnóstico e tratamento.

No limiar entre corpo e população no qual se encontra a sexualidade, há uma luta contínua entre o coletivo e o individual, com o primeiro tentando disciplinar o segundo, que, por sua vez, inscreve-se no âmbito íntimo, no qual as práticas dão novas dimensões ao dito e não dito, ao interdito, às transgressões e às proibições. A emergência da Aids deu novo relevo aos discursos nessa área do saber, os quais têm estatuto e função verdade e, no Ocidente, são representados pelo discurso científico.[3] As medidas de controle da Aids reforçam o saber-poder sobre o corpo e seu uso, práticas e hábitos sexuais, normas, medidas de prevenção e programas de saúde pública. Essas medidas têm pelo menos duas faces: uma, voltada para a prevenção da propagação da doença; outra, que se imiscui na vida dos indivíduos para extrair a verdade sobre eles e sobre suas condutas. O indivíduo sujeita-se a uma verdade que "disciplina, fabrica saber, classifica, exclui, pune".[21]

Um discurso tido como verdadeiro fortalece o poder. Na Aids, a necessidade de controle, a letalidade, o saber científico, a velocidade das novas descobertas e o papel do comportamento sexual individual na propagação da doença compõem a armadura de verdade que investe o poder. Há aqui uma rede de relações de poder urdida a partir de uma necessidade de controle do Estado: da multiplicidade de vontades e desejos; de comportamentos dos indivíduos em geral; das diferenças de crenças, culturas, valores e saberes; da necessidade de disciplinar práticas e comportamentos; das resistências à regulamentação e à disciplina; das liberdades individuais e das necessidades gerais. Pode-se imaginar uma teia cujos fios se estendem em/de todas as direções e que delineia o campo no qual são travadas as lutas para controle da epidemia, diagnóstico e tratamento dos portadores e doentes para a manutenção da vida. Nessa teia, as tensões são marcadas pelo preconceito, pela possibilidade sempre presente de exclusão e, ainda, pela relação que pode ser (e frequentemente é) estabelecida no imaginário popular entre sexo-transgressão-erro-punição como base da doença. O discurso científico assume estatuto de verdade, e a partir dele as normas são produzidas com o objetivo de preservar a vida e, por extensão, preservar o Estado, que necessita de cidadãos sadios e úteis para funcionar.

O disciplinamento dos corpos e práticas sexuais dirige as iniciativas de prevenção, focalizando sobretudo o uso do preservativo masculino. Entretanto, essa medida tem surtido efeito nos grupos homossexuais masculinos, mas não nos relacionamentos heterossexuais, fato demonstrado pelo crescimento de casos entre mulheres que se declaram heterossexuais e com parceiro único. Isso remete a outras questões do relacionamento afetivo-sexual entre homens e mulheres como fidelidade, amor, confiança, respeito, submissão, desigualdades, especificidades de gênero, dentre outras tantas que dificultam a aplicação no relacionamento dos conhecimentos que o indivíduo já tem sobre prevenção da Aids. Por isso, as relações de poder no casal heterossexual merecem atenção, pois também nelas se pode pensar nas metáforas da teia e da balança, cuja ideia de jogo de forças parece mais compatível. A compreensão dessas relações pode ajudar a entender um pouco mais os limites e dificuldades de prevenção da Aids.

Ainda hoje, não são muito comuns as pesquisas em Enfermagem no campo da prevenção da Aids que têm homens de orientação heterossexual como participantes. Com base nessa constatação, esta pesquisa está destinada a analisar discursos de homens verbalizados em uma investigação conduzida anteriormente, objetivando reinterpretar as formas de saber e de poder que homens heterossexuais sustentam em relação à prevenção de doenças crônicas sexualmente transmissíveis, em especial a Aids.

O PERCURSO METODOLÓGICO

Este estudo foi conduzido com utilização do método de análise secundária, que consiste em analisar dados de pesquisa obtidos e analisados em um estudo prévio. Essa análise pode ser feita tanto pelo(s) pesquisador(es) do estudo original quanto por outros. A intencionalidade da análise secundária consiste em responder a diferentes questões daquelas estabelecidas no estudo original ou, então, responder as mesmas sob outro ponto de vista e utilizando outros métodos e técnicas.[22] Na literatura das ciências sociais, o termo análise secundária configura-se como método a ser aplicado aos enfoques essencialmente dedutivos, no entanto, há controvérsias quanto a essa afirmação. Esse delineamento considera a possibilidade de aproximações analíticas secundárias aos conjuntos de dados qualitativos usando método analítico do tipo indutivo interpretativo.[23]

Os dados do estudo original aqui analisados foram obtidos para uma tese de Doutorado – "A visão masculina das relações de poder no casal heterossexual como subsídio para a educação em saúde na prevenção de DST/Aids"[24] –, que objetivou compreender as relações de poder no casal heterossexual a partir da perspectiva do homem, bem como suas vinculações com a prevenção da Aids. Para tanto, dez homens de orientação heterossexual que vivem relações afetivo-sexuais duradouras, legalmente formalizadas ou não, em co-habitação com a companheira e que tinham pelo menos o nível fundamental de instrução participaram do estudo. As proposições de Foucault sobre relações de poder e constituição da subjetividade formaram as bases teórico-filosóficas que deram sustentação ao estudo que tomou a Pesquisa Convergente-Assistencial (PCA) como referencial metodológico. Os dados foram coletados por meio de discussões de grupo desenvolvidas no decorrer de seis encontros, nos quais foram abordadas diversas temáticas relacionadas com sexualidade e as DST. Os encontros de grupo integraram uma iniciativa de educação em saúde que propiciou a convergência entre a pesquisa e a assistência preconizada pela PCA. Essa pesquisa é um instrumento útil para "aprender a pensar o fazer",[25] pois tem um caráter de proximidade e afastamento diante do saber-fazer assistencial, no qual ocorrem permutas de informações nos processos de prática assistencial e de pesquisa. Além desses encontros, os dados também foram coletados em duas entrevistas individuais realizadas com cada um dos homens, cujo guia incluía temas relativos ao viver em casal e à vida afetivo-sexual do homem e do casal. O estudo original foi do tipo convergente-assistencial e permitiu ao investigador envolver os participantes em um processo de educação em saúde e, ao mesmo tempo, coletar dados para pesquisa, utilizando-se da técnica de reflexão e discussão em grupo.

Os dados obtidos nessas discussões e nas entrevistas foram gravados e, posteriormente, integralmente transcritos. Para o presente estudo, foram disponibilizados os dados referentes às reflexões e discussões feitas no grupo. Registrou-se tudo em fitas cassete – as entrevistas e o diário de campo da pesquisadora. A análise dos dados, neste estudo, foi feita pela técnica qualitativa de narrativas que consiste em uma exposição circunstanciada e simbólica de eventos vivenciados e ou imaginados pelo narrador e apresentados pela palavra falada ou escrita.[2]

A abordagem de narrativas tem crescido com a valorização da pesquisa qualitativa e seu uso é um trabalho complexo, pois o pesquisador não procura apenas clarear e refletir sobre interpretações já conhecidas, mas procura interpretar e revelar temas ainda desconhecidos. O papel do pesquisador é ler e reler tudo o que os participantes da pesquisa revelaram, identificar temas comuns e reunir as narrativas de acordo com o tema correspondente.[26,27] O pesquisador não se limita ao que o participante disse, questionando-se sobre o que este poderia ter dito e não disse explicitamente.[28] Dessa forma, o responsável pela pesquisa deverá ter a sensibilidade para ler entrelinhas, pois está comprometido com a produção de novas ideias e novos conceitos.

Finalmente, na prática, o profissional está comprometido com o cuidado do usuário a ele confiado enquanto o pesquisador está comprometido com a contribuição na construção do conhecimento.

A organização e interpretação dos dados seguiram os seguintes passos:
- leitura de todas as falas do grupo de participantes de cada encontro;
- resumo das falas de cada encontro;
- extração dos relatos comuns;

- eliminação dos relatos repetidos;
- reelaboração dos relatos de maneira a seguir um eixo para a elaboração de um único relato que se constituiu em uma narrativa.

Seguindo a regra apresentada neste estudo, as histórias devem ser redigidas na terceira e/ou na primeira pessoa do singular, não representando uma experiência singular, mas uma síntese de relatos de várias pessoas que expressaram experiências comuns em relação a certos eventos, mantendo-se fidelidade às expressões dos participantes.

No estudo original, todos os cuidados éticos recomendados pela Resolução n. 196/96 do Conselho Nacional de Saúde foram assegurados aos participantes e o projeto foi aprovado pelo Comitê de Ética em Pesquisa da Universidade Federal de Santa Catarina (UFSC).

RESULTADOS E DISCUSSÃO

Os achados deram origem a dois temas com suas respectivas narrativas: Homem – ser ou tornar-se? –, vida afetivo-sexual no casal.

Homem: ser ou tornar-se?

Para compreender a circulação do poder no casal é importante que se entenda o que é ser homem para os participantes do estudo e a maneira como concebem a vida afetivo--sexual no casal. Ser homem é uma conquista que se dá em processo ao longo da vida, norteada por um modelo ideal.

Narrativa 1. Homem de verdade

> Homem é do sexo masculino, mas não é só isso, o caráter vai definir que é um *homem de verdade*. Os gestos e as atitudes credenciam um cara a ser ou não um homem de verdade. *Homem tem relação heterossexual*, tem caráter, bom comportamento, *trabalho*, é honesto e tem palavra. Ser homem é assumir suas responsabilidades pela *família* e mantê-la, não só financeiramente mas também na união.

Com esse ideal, convivem uma variedade de versões de homem e de possibilidades de sê-lo que conferem diferentes nuanças à hombridade. Pode-se imaginar a existência de uma escala conhecida e aceita por todos os homens desse grupo. Usam-na para avaliar a hombridade de cada um (de si e do outro), situando-se e situando o outro em um patamar compatível com avaliação feita das respostas de cada um às diferentes demandas com que se deparam. São diferentes gradações de hombridade para homens diferentes e para o mesmo em situações espaço-temporais diferentes.

Embora difícil de alcançar, o ponto máximo dessa escala coloca-se como o ideal capaz de conferir o reconhecimento como homem de verdade. É percebido como difícil ou impossível porque o modelo não é fixo, modificando-se continuamente. Cumprindo as demandas da vida cotidiana, o homem pode ascender na escala, mostrando-se merecedor de ocupar um patamar mais elevado. Para habilitar-se ao reconhecimento como homem de verdade três demandas são consideradas essenciais por esse grupo de homens:

- Ser heterossexual: sentir desejo e fazer sexo somente com mulheres. Estudos conduzidos em diferentes países[1,29-32] relatam estreita relação entre o masculino/ativo em oposição ao feminino/passivo. Embora a masculinidade esteja relacionada com a atividade em todos os âmbitos do viver, estaria especialmente relacionada com a atividade sexual penetrativa, possibilitando que aquele que penetra o outro mantenha intacta sua masculinidade e a percepção de si como heterossexual mesmo em relação com outro homem. No entender dos participantes do estudo, a penetração é considerada apenas nas relações sexuais com mulheres, e a simples menção relações sexuais com outro homem já ameaça a verdadeira masculinidade (sempre heterossexual) independentemente de sua atuação ativa ou passiva. A atividade é também valorizada na vida em geral.

- Trabalho: para esse grupo de homens, o trabalho é essencial na vida, pois possibilita sua realização pessoal, ascensão profissional e recursos para atender às necessidades de sua família. A falta de trabalho atenta contra a masculinidade, pois limita a capacidade do homem (ou o impede) de prover o lar e a família.
- Família: nos encontros do grupo, os participantes chegaram ao consenso de que, ao constituir uma família, o homem demonstra publicamente qualidades da hombridade, tais como heterossexualidade, responsabilidade, maturidade, compromisso, autonomia, capacidade de prover, seriedade, envolvimento, bom caráter. A família traz uma outra demanda, o "mandato da paternidade",[30,33] que implica ter filhos e assumi-los em todos os aspectos. Aqui, o homem pode comprovar (para si e para os outros) sua heterossexualidade, sua fecundidade, sua responsabilidade – demonstrada pela estruturação de um lar, pelo exercício da paternidade, pelo casamento (formalizado ou não) e por sua condição de chefe de família.

Essas três demandas interdependentes formam a base da hombridade e devem ser atendidas para conquistá-la. Resultado semelhante foi encontrado em estudos desenvolvidos no Chile[30] e no Peru.[32] De acordo com Olavarria,[30] dentre os mandatos do referente de ser homem distinguem-se a heterossexualidade ativa, o trabalho e a paternidade/chefia da família. Fuller[32] aponta o trabalho, o matrimônio, a paternidade e a sexualidade heterocentrada como essenciais. Cabe chamar a atenção que, nos discursos desse grupo de homens e nos estudos citados, a paternidade vem sempre vinculada à chefia da família.

Entre os homens coexistem o machão e o homossexual. Ambos não cumprem com as exigências colocadas para os homens de verdade.

Narrativa 2. Homem machão

> O homem machão pode ser valentão, machista ou pegador. O machão machista quer manter a mulher submissa, dependente e quer que ela permaneça inferior para ele não perder a autoridade. Não admite que a mulher trabalhe fora de casa e acha que se não puder sustentá-la, melhor seria cortar as "embalagens" fora. Tem quem pensa que ser homem é sair com várias mulheres e quanto mais melhor – este é o pegador. O homossexual até pode ter uma imagem de homem, mas tem um caráter, um temperamento diferente de um homem normal. Pode ter responsabilidade, atitudes e tomar decisões igual a um homem normal, mas é outro homem. O homossexual pode manter sua imagem desde que as outras pessoas não saibam que ele é.

As três versões do machão (valentão, machista, pegador) nem sempre excluem uma à outra e representam aspectos considerados primitivos do homem que devem ser superados: disposição para brigar, crença em sua superioridade sobre as mulheres e sexualidade voraz. Tudo isso é incompatível com a ideia de homem de verdade, que tem controle sobre si e respeita a mulher.

O homossexual representa uma afronta ao homem por lhe faltar a heterossexualidade, condição imprescindível à hombridade. Por seu relacionamento sexual com homens, encarna a negação do masculino, independentemente da atividade/passividade assumida na relação. O ponto central é o relacionamento entre homens, e não a atividade/passividade sexual. Isso sugere que o reconhecimento da hombridade solicita três movimentos simultâneos: um que se dá dos outros para o homem; outro, do homem para si próprio e um terceiro, do homem para os outros. Um homem de verdade se reconhece como tal, é reconhecido pelos outros e demonstra aos outros que o é. São os movimentos capilares, simultâneos e em sentido contrário tratados que sustentam as relações de poder.[3]

É possível dizer que o homem é definido pelo não ser: não ser homossexual, mulher ou machão. Nessa perspectiva, é necessário deixar explícitas e as diferenças entre ele e um homossexual, uma mulher, um valentão, um machista, um pegão, um irresponsável, e assim por diante. A esse não ser alia-se um dever ser com prescrições baseadas em expectativas socioculturais para o homem de verdade. A conquista da hombridade é um projeto de uma vida. Para alcançá-la, ele deve ser sujeito de suas ações e ultrapassar uma série de demandas e ao olhar avaliador dos outros. Quando é, e se for alcançada, é tênue e transitória, sempre questionável e questionada nas relações com os outros. Além disso, é importante demonstrar que é homem e que continuamente se prepara para sê-lo amanhã. Mais do que ser homem, trata-se de um vir a ser que solicita esforço constante para assim se tornar.

Vida afetivo-sexual no casal

A concepção de homem reflete-se na vida afetivo-sexual do casal, na qual os elementos amor, desejo, prazer e fidelidade, aceitos como verdadeiros, delineiam uma maneira de viver em casal construída com o envolvimento e a participação de ambos. Nessa construção, os parceiros podem interpretar a vinculação entre esses elementos de forma estrita ou relativa.

Narrativa 3. Sexo e amor

> O sexo é importante e tem que existir, mas não é o mais importante num relacionamento sério. Um relacionamento envolve muitas outras coisas, por exemplo, conversas e carinho. Há uma diferença entre fazer sexo e fazer amor. Amor você faz quando tem interesse pela pessoa, sexo você faz por fazer com qualquer uma.

Uma interpretação estrita considera amor, desejo, prazer e fidelidade interdependentes, inseparáveis e sem valor isolado. Viver em casal segundo essa compreensão exige um trabalho contínuo, pois a vinculação entre as condições citadas no viver em casal faz parte da sua formação como homem. Sua interpretação não se limita ao campo do relacionamento sexual. A constituição como homem solicita um trabalho sobre si mesmo para alcançar soberania, no que está incluído a vida afetivo-sexual e os elementos que ela engloba (vida sexual, casamento, família e filhos). Esse campo é regulado por códigos de conduta que balizam os limites dentro dos quais o homem pode viver seus afetos e sua sexualidade.

Há, aqui, convergência entre o vivido por esses homens e as reflexões de Foucault[34] sobre a noção de *enkrateia*, que define "uma forma ativa de domínio de si que permite resistir ou lutar e garantir sua dominação no terreno dos desejos e dos prazeres [...] é comedimento, tensão, 'continência'[...] domina os prazeres e os desejos, mas tem necessidade de lutar para vencê-los".[34] *Enkrateia* implica um relacionamento de dominação/obediência sobre uma parte de si mesmo.[35] O aspecto central é a dominação de si por si em uma relação de luta pessoal constante. Na relação conjugal compreendida como um todo que integra amor, desejo, prazer e fidelidade, a luta do homem é estabelecida com seus possíveis desejos e impulsos.

Essa maneira de viver em casal sugere relações mais igualitárias entre homem e mulher, pois as expectativas de amor, desejo, prazer e fidelidade são as mesmas para ambos, bem como a necessidade de investimento pessoal para que ela seja possível. Homem e mulher têm um projeto de vida em comum, sendo parceiros sexuais, no delineamento de objetivos e na administração da vida cotidiana, mesmo quando a mulher não tem renda própria. Ambos têm autonomia na tomada de decisões. Em uma relação conjugal com essas características, o trabalho realizado demanda a participação do outro e está voltado também para o convívio no casal e nas relações sociais, revelando um ponto de interseção entre privado e público.

No viver em casal, os vínculos entre amor, desejo, prazer e fidelidade podem receber interpretação relativa, que delineará os contornos desse viver e tem dois desdobramentos possíveis, conforme será tratado a seguir.

Primeiro desdobramento

Existe uma cisão que separa amor, desejo e prazer da fidelidade. Apesar da satisfação que a vida conjugal lhe proporciona em termos globais, o homem mantém relações sexuais extraconjugais esporádicas por vários motivos: demonstrar virilidade para os outros homens, evitar ser confundido com um homossexual, não ser chamado de frouxo, experimentar algo diferente e acompanhar os amigos. Fica aparente uma separação entre o viver em casal, com a família e o lar, representando um mundo onde os afetos têm primazia, que dá segurança ao homem e que deve ser protegido. No outro lado da vida, que se passa à vista dos demais, procura corresponder a um modelo de homem que enfatiza a prontidão sexual e a heterossexualidade, que devem ser continuamente reafirmadas..

Narrativa 4. Sexo e prazer

> Minha mulher nunca toma a iniciativa. Se dependesse dela, a gente nunca teria sexo. Isso começou a atrair outras mulheres, quando eu saio com outra mulher, ela sente prazer, é uma coisa diferente, é maravilhoso!

Essa duplicidade não parece comprometer a imagem que o homem tem de si nem interferir na constituição de si como homem de verdade, desde que o mundo não tome conhecimento do outro. Isso é importante porque a força e a demanda do mundo de fora sobre o homem parece enfraquecer-se com o tempo, à medida que o domínio dos afetos se fortalece e se mantém. As relações entre homem e mulher são menos igualitárias e as expectativas de amor, desejo, prazer e fidelidade não são as mesmas para ambos. O homem considera suas possíveis traições e infidelidades compreensíveis, perdoáveis e mesmo naturais no comportamento de um homem casado, mas crê que o tanto de amor, desejo e prazer que existe em sua relação de casal bastem à mulher, também em razão de uma suposta natureza feminina diferente da do homem, especialmente em termos sexuais. Espera que a mulher compreenda e releve suas traições caso saiba delas, mas a infidelidade da mulher é inaceitável.

Nessa maneira de viver em casal, há pouca ou nenhuma participação do homem nas tarefas domésticas. Nas questões que envolvem investimentos, a participação da mulher limita-se à discussão do assunto, mesmo quando ela tem renda própria. O homem não toma decisões sem ouvir a opinião dela. A função de provedor do lar é importante para o homem, que regula a autonomia da mulher na tomada de decisões, a qual se restringe a alguns aspectos do viver (compras de supermercado, por exemplo). A impressão é que, enquanto o homem mantém as referências do público e do privado articuladas (e também independentes) na sua vida, o mesmo não acontece com a mulher, pois, embora ela tenha inserção no mundo público por meio do trabalho, sua referência situa-se no lar e na família, pelo menos na interpretação do homem.

A norma da fidelidade no casal é reinterpretada e, ao vinculá-la aos sentimentos, o homem não reconhece como infidelidade relacionamentos ocasionais rotulados por ele como puramente físicos. Aparentemente, essa reinterpretação não traz prejuízos à busca pelo ideal de homem, pois permite o cumprimento de um mandato essencial: casar com a mulher escolhida, constituir família e assumir suas responsabilidades com ela. Ao mesmo tempo, essa reinterpretação possibilita ao homem a manutenção de um espaço de relativa inconsequência em sua vida, manifestada no sexo sem compromisso das relações ocasionais.

Nessas relações, o domínio de si (*enkrateia*) não é buscado na fidelidade, mas no controle de infidelidades e traições, cuidando para que elas não ameacem a família e o casal. Viver assim parece requerer certo domínio sobre si, manifesto no comedimento, na estratégia e no segredo que solicita. O princípio da escolha também fica preservado, indicando a presença de um espaço de liberdade para o homem, que não se vê como um escravo de seus desejos e prazeres, pois os regula. Há, aqui, uma aproximação com a noção de *sophrosyne,* pensada como "superioridade da razão sobre o desejo".[33]

Entretanto, o fato de o homem considerar-se levado à infidelidade/traição indica certa passividade ante os apelos que o atraem, o que o aproxima da intemperança – "[...] escolha deliberada de maus princípios [...]".[33] Ser intemperante "[...] é encontrar-se em um estado de não resistência e em posição de fraqueza e submissão em relação à força dos prazeres [...]".[31] Então, o homem sobrepõe-se aos seus desejos, selecionando e dosando suas relações extraconjugais para que não ameacem o relacionamento conjugal, mas deixa-se eventualmente dominar por eles.

Segundo desdobramento

Por outro lado, verifica-se uma cisão que situa os filhos em campo diferente do amor, desejo, prazer e fidelidade entre os parceiros. O homem revela insatisfação com sua vida conjugal e busca satisfação sexual e o prazer a ela associado fora da relação conjugal, na qual mesmo o afeto entre o casal é questionado. Infidelidades e traições são comuns por parte do homem. Ele não considera a sua uma relação de parceria com projeto de vida compartilhado. Os filhos mantêm a relação pelo amor que têm por eles, pela importância que atribuem à presença/participação paterna e do lugar do ser pai no modelo ideal de homem.

A insatisfação do homem com sua vida conjugal justifica as relações fora do lar, mas não contribui para que se sinta mais satisfeito consigo próprio. Ao contrário, parece considerar que falha no atendimento de vários aspectos do modelo de homem de verdade: como marido, pai, companheiro, parceiro sexual da esposa, chefe de família. Ao mesmo tempo, cumpre seu papel de trabalhador, provedor da família, cumpridor de seus compromissos e responsável com os filhos e com a família. Sexualmente, seu comportamento fora do lar é "predatório"[36], atestando e reforçando sua heterossexualidade.

78 CONDIÇÕES CRÔNICAS E CUIDADOS INOVADORES EM SAÚDE

O homem sente-se em erro ao trair a mulher, mas sente-se incapaz de conter seus impulsos sexuais, envolvendo-se em relações extraconjugais para atender a uma necessidade de sexo e preencher um vazio existente na relação conjugal provocado pela insuficiência de sexo. Nesse segundo desdobramento, a norma da fidelidade no casal não é seguida pelo homem, embora a considere importante no relacionamento conjugal. Sentir-se incapaz de respeitá-la tem efeitos sobre sua autoimagem como homem e o afasta do ideal. A ideia de erro é onipresente, mas o homem parece não considerar a situação como resultado de escolha sua.

Em sua conduta, o homem não exerce controle sobre os *aphrodisia*, entregando-se a eles sem exercer domínio sobre si no campo da atividade sexual, o que o aproxima da incontinência (*akrasia*). O "[...] incontinente se deixa levar, contra sua vontade e a despeito de seus princípios razoáveis, seja porque não tem força para operá-los, seja porque não refletiu suficientemente sobre eles [...]".[33] Nessa forma de viver, a falta de responsabilidade e a intensidade da vida sexual em relações com diferentes parceiras conflituam com a existência da esposa e da família, centrais no processo de tornar-se homem.

Em tempos de Aids, o uso do preservativo masculino assume lugar de destaque na vida afetivo-sexual e é considerado pelos homens do grupo em duas situações: relação conjugal e extraconjugal.

Narrativa 5. Preservativo traz desconfiança

> Eu uso preservativo nos intervalos do comprimido. Uso mais para evitar filho, porque pelas doenças, pela Aids, eu sei que não pego, porque não sou desses que sai por aí dando sopa para todo mundo. Geralmente os homens só usam em casa se a mulher não pode tomar pílula ou se tem algum problema que precisa usar. Acho que até a mulher tem dificuldade para aceitar o preservativo se ela for normal e puder tomar comprimido. Preservativo com a esposa põe em dúvida a confiança. A esposa vai pensar que ele tem alguma coisa fora de casa ou que ele desconfia dela.

Em cada uma das diferentes relações (conjugal e extraconjugal), a forma de usá-lo também difere. Assim, no relacionamento de casal, o preservativo pode ser usado de maneira intermitente, coincidindo com os intervalos no uso do anticoncepcional oral (AO) ou, então, de maneira contínua, quando a mulher não pode utilizar anticoncepcional oral. Nas relações extraconjugais o preservativo masculino pode ser usado em todas as relações para evitar riscos ao relacionamento conjugal ou, por outro lado, nunca ser usado, em razão do caráter não premeditado delas, aliado ao risco de perder a oportunidade sexual ao propor o uso à parceira. A utilização desse método anticoncepcional pode ser feita de uma maneira restrita aos primeiros encontros sexuais com uma parceira e dispensado após avaliação do histórico sexual e de demonstrações que o homem considere indicadoras de fidelidade por parte dela. Caso a parceira demonstre pouca experiência sexual, este também poderá ser dispensado desde o início. O mesmo raciocínio pode ser levado a cabo quando o homem crê que a mulher se cuida para não engravidar. Nestas quatro últimas situações a ideia de erro e o medo estão sempre presentes.

A prevenção de gravidez é o foco principal do uso do preservativo no relacionamento conjugal. No casamento, quando a vinculação amor-desejo-prazer é interpretada de maneira estrita, o pressuposto da fidelidade mútua restringe o uso do preservativo aos intervalos no uso do AO. Nesse caso, homem e mulher negociam os termos de sua vida sexual e a confiança mútua alicerça sua conduta. O AO é a primeira escolha contraceptiva, em razão da importância dada por esse grupo de homens à limitação do número de filhos e ao temor de falhas no uso do preservativo. Os filhos são essenciais em um projeto comum de vida e tê-los deve ser escolha de ambos os parceiros, o que leva ao uso do AO, considerado mais eficaz do que o preservativo masculino. No relacionamento conjugal, a contracepção merece muita atenção dos homens, que a manifestam dialogando com a esposa para definir o tamanho da família. Por outro lado, ajuda a esposa a decidir sobre o método a ser utilizado. Apoia-a assumindo a contracepção quando ela não pode ou nos intervalos de seu uso. Pode também lembrar a esposa na toma do anticoncepcional, para garantir que ela o faça.

O preservativo masculino pode ser o método de eleição do casal, o que não significa que seja a primeira escolha e usado quando a mulher não pode usar AO. Mesmo assim, o fato de o homem assumir a contracepção aponta para um relacionamento de casal com relações de poder mais equilibradas, favoráveis ao diálogo e à negociação. A atenção do homem à contracepção no relacionamento conjugal visa adequar o número de filhos à sua capacidade de provimento, o que parece ocorrer mesmo quando a esposa tem sua própria renda e compartilha a manutenção do lar e da família. É possível vislumbrar uma relação entre participação nas decisões reprodutivas, capacidade de provimento e tipo de relacionamento.

A fidelidade é um princípio no relacionamento conjugal (mesmo quando não é seguido) que influencia a confiança entre homem e mulher. A proposição de uso regular do preservativo pode abalar essa confiança, por levantar interrogações sobre a fidelidade. A confiança na parceira, por sua vez, forma uma díade ambivalente com a desconfiança quando se refere à fidelidade dela na relação. É uma aposta que o homem faz na relação conjugal, a qual traz alguns riscos, pois ele só pode ter certeza de seu próprio comportamento.

A fragilidade do argumento da fidelidade usado nas iniciativas de prevenção de DST/Aids, especialmente nos relacionamentos conjugais, está relacionada com a desconfiança que fomenta entre os parceiros. Assim colocado, esse argumento aprofunda a vinculação das DST e especialmente da Aids com relações ilícitas e, ao mesmo tempo, vincula o preservativo masculino à infidelidade. Da mesma maneira, essas iniciativas não levam em conta as diferentes possibilidades de interpretação da fidelidade.

No relacionamento conjugal, o sexo seguro e a prevenção de doenças não estão diretamente ligados ao uso do preservativo, mas à confiança, à cumplicidade, à fidelidade, ao diálogo, ao companheirismo existente no casal e à qualidade da vida sexual. Assim, em um casamento que conte com esses elementos, os parceiros tendem a dispensar o uso do preservativo e a centralizar suas atenções na contracepção. Homem e mulher firmam um pacto de confiança e fidelidade, zelando pelo fortalecimento e manutenção da relação e da família.

Evocando a analítica do poder de Foucault, cabe a cada um dos parceiros vigiar a si próprio (mais do que ao outro) para atender as demandas desse pacto. A percepção do que é ser homem exerce grande influência nesse intento e, o autocuidado, compreendido como um trabalho continuamente exercido pelo homem sobre si próprio, conduzindo-se de maneira compatível com um código de conduta que tenha para si, posição central na prevenção de DST/Aids e no sexo seguro.

De tudo isso, depreende-se que o uso do preservativo nas relações conjugais não é uma questão de normatização cientificamente fundamentada de comportamentos, vinculada a uma situação de saúde. Aos saberes científicos em promoção da saúde e, especificamente, em prevenção de DST/Aids, emaranham-se outros aspectos vinculados a crenças, mitos, estereótipos em saúde, aos saberes de cada um, a questões de gênero e a características dos relacionamentos homem-mulher. Esses elementos apontam para o equívoco de iniciativas de promoção de saúde e de prevenção de DST/Aids tomadas a partir da perspectiva científica e universalizadas. Diante da complexidade dos saberes científicos que avançam com novas descobertas, o viver das pessoas não é menos complexo e deve ser considerado em iniciativas de educação em saúde.

O PODER NAS RELAÇÕES DE CASAL

A compreensão do que é ser homem, da vida afetivo-sexual e do uso do preservativo permite perceber nuanças das relações de poder no casal heterossexual e variações na dinâmica de circulação das mesmas. Para compreender essas variações, foram considerados elementos do viver em casal abordados nas discussões de grupo e nas entrevistas, tais como organização da vida cotidiana, administração da renda familiar e tomada de decisões família.

Em todas as variações de circulação do poder no casal, fidelidade, desejo, prazer sexual e família ocupam posição central, exercem forte influência sobre o relacionamento conjugal e são por ele influenciados. A compreensão do que é ser homem é pano de fundo do relacionamento conjugal e da circulação de poder no mesmo. Da mesma forma, o relacionamento de casal e o convívio com a esposa e com a família são parâmetros para a avaliação que o homem faz de si e para a avaliação que os outros fazem dele. A primeira variação (Figura 5.1) identificada como relações equilibradas de poder, com pacto de fidelidade entre marido e mulher e satisfação do homem com a vida sexual e com o relacionamento conjugal como um todo, tem como características:

- O pacto de fidelidade no casal com exclusividade sexual para ambos fundamenta a confiança entre homem e mulher, incluindo a família. Aceitar esse pacto é escolha do homem que opta por abandonar a vida sem responsabilidades, sem compromisso e sexualmente intensa da juventude para constituir família e preservá-la.
- Ambos sentem desejo e prazer sexual. O homem está satisfeito com a vida sexual do casal. A mulher toma iniciativa no campo sexual, o que é importante para a autoavaliação do homem como tal e como afirmação do afeto da esposa por ele.
- O homem participa rotineiramente das tarefas domésticas de acordo com a disponibilidade de tempo, as variações no horário de trabalho, a execução de hora-extra no trabalho e as condições de saúde de cada um. Ele pode assumir a maior parte das tarefas domésticas.
- A chefia do lar e a administração da renda são compartilhadas. As decisões são tomadas em conjunto e as despesas são assim planejadas, mesmo quando a mulher não tem renda.
- A mulher é independente, assertiva, toma iniciativas e decisões na vida cotidiana.
- O diálogo marca o relacionamento e medeia os acordos estabelecidos. Há cumplicidade, respeito e um projeto comum de vida no casal.
- Quando a mulher não exerce atividade remunerada, assume a maior parte das tarefas do lar. As decisões (mesmo financeiras) são conjuntas.
- O amor pela esposa motiva e justifica essas características. Com base nele, o homem investe no relacionamento conjugal, dedicando-se à esposa e à família, elementos que o confirmam como homem de verdade e o ajudam a ser reconhecido pelos outros. Nessa dinâmica de relações de poder, homem e mulher ocupam posições iguais e centrais. O poder circula de um para o outro e os envolve, promovendo uma movimentação equilibrada da teia de poder, sem prevalência duradoura de um em detrimento do outro. As relações de gênero são mais igualitárias, sem polaridades de papéis.

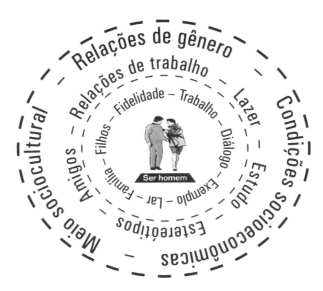

Figura 5.1 – Primeira variação na dinâmica de circulação de poder no casal heterossexual.

A segunda variação (Figura 5.2), relações assimétricas de poder nas quais o homem ocupa posição de destaque, está satisfeito com a vida sexual do casal e com o relacionamento conjugal como um todo, considera normal que o homem traia e que a mulher seja fiel, apresenta similaridades e diferenças com a primeira:

- A fidelidade é valorizada, especialmente para a mulher. O homem diferencia infidelidade (relação com afeto) de traição (relação sem afeto), utilizando parâmetros como o tempo de duração e o tanto de afeto envolvido no relacionamento extraconjugal. A traição, mais frequente, não abala o relacionamento e os sentimentos pela esposa e pela família.
- Há desejo e prazer sexual na relação conjugal e, embora o homem afirme sentir mais desejo do que a mulher, sente-se satisfeito com a vida sexual do casal. A mulher toma a iniciativa de um encontro sexual e, embora o faça com menor frequência, é importante na autoavaliação que o homem faz de si como tal e como indicativo do afeto da esposa por ele.
- Há um projeto de vida em casal no qual a participação do homem é maior na proposição, delineamento e implementação dos planos. A opinião da mulher é considerada nas decisões.
- A pouca participação do homem nas atividades domésticas é comandada pela mulher. O homem identifica sua contribuição como ajuda.
- O homem chefia o lar, toma as decisões relativas à família, especialmente aquelas que envolvem somas maiores de dinheiro e demandam planejamento. Como chefe, administra a renda familiar e decide o destino dela ouvindo a opinião da mulher. Isso também ocorre quando a mulher tem renda, porque ela também acredita que a administração financeira seja função do homem ou porque o homem acredita que ela não saiba lidar com dinheiro.
- Marido e mulher conversam, mas as posições são assimétricas. O diálogo não se dá entre iguais e o homem considera-se a consciência do casal, a quem cabe a última palavra. A mulher é submissa a ele e dependente.
- O homem ama a esposa e diz sentir-se amado por ela.

- O homem separa o mundo de fora do mundo do lar e da família. O trânsito da mulher pelo mundo de fora restringe-se quase exclusivamente à vizinhança e/ou ao trabalho. O homem transita pelos dois mundos e esforça-se para mantê-los separados, para que muitas de suas atividades fora (as traições, por exemplo) não abalem a família e o relacionamento conjugal.

Nessa dinâmica de relações de poder no casal, o homem é a figura central e ocupa posição superior à mulher. Ele exerce domínio sobre grande parte do viver em casal, restando à mulher as atividades tradicionalmente vinculadas ao feminino. A vida conjugal tem característica hierárquica, compatível com relações tradicionais de gênero, nas quais o homem exerce sua autoridade (mesmo que gentilmente) sobre a mulher e os filhos.

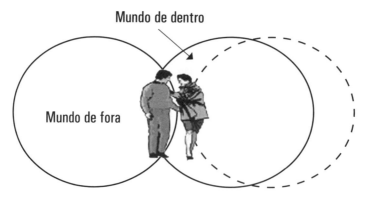

Figura 5.2 – Segunda variação na dinâmica de circulação de poder no casal heterossexual.

A terceira variação (Figura 5.3) na dinâmica das relações de poder, identificada como relações de poder desordenadas, conflituosas, nas quais o homem demonstra insatisfação com a vida sexual do casal e com o relacionamento conjugal como um todo, envolve-se em infidelidades e traições, embora espere que a mulher lhe seja fiel, tem como características:
- A fidelidade é valorizada como essencial na relação conjugal, mas o homem mantém relações extraconjugais ocasionais ou duradouras.
- O desejo sexual no casal é assimétrico. A mulher raramente sente desejo/prazer sexual e nunca inicia um encontro sexual. As relações sexuais são espaçadas e poucas (segundo o homem), coincidem com o período fértil da mulher ou acontecem como concessão dela.
- O homem sente-se frustrado com vida sexual do casal e insatisfeito com sua vida conjugal, o que influencia negativamente a avaliação que faz de si próprio como homem.
- Não há projeto de vida em comum. Homem e mulher parecem ter planos, interesses e vontades convergentes, mas prioridades diferentes. Diálogo e acordos são difíceis.
- O homem tem pouca ou nenhuma participação nas tarefas domésticas.
- A chefia da família é conflituosamente exercida por ambos.
- O destino da renda familiar é decidido em conjunto e a administração do dinheiro é assumida principalmente pela mulher. Nesse aspecto, conseguem negociar. A mulher é provedora também.

Nessas relações, o casal compartilha a família, os filhos e a casa. Para o homem, os filhos mantêm o casal, mas a convivência é difícil. Ele considera a falta de desejo/prazer sexual da esposa como o principal motivo da situação, o que justifica suas relações extraconjugais. Ao mesmo tempo, acredita que a mulher se manterá fiel a ele, pois, segundo ele, ela não gosta de sexo. Apesar da insatisfação com a vida conjugal e dos recorrentes pensamentos de separação, o homem desdobra-se para manter suas relações extraconjugais em segredo, pois ameaçariam a família e haveria a possibilidade de perder os filhos.

As relações extraconjugais têm efeitos negativos sobre a busca pelo reconhecimento público como homem. O comportamento heterossexual predatório, comumente considerado inerente ao homem, entra em conflito com outros elementos essenciais a um homem adulto e responsável: esposa, família e filhos, refletindo negativamente na sua evolução no processo de tornar-se homem de verdade.

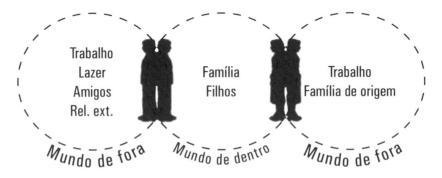

Figura 5.3 – Terceira variação na dinâmica de circulação de poder no casal heterossexual.

CIRCULAÇÃO DO PODER E EDUCAÇÃO EM SAÚDE

Cada uma das variações descritas tem implicações no trabalho de educação em saúde com vistas à promoção desta focando-se nas DST/Aids. Assim sendo, na primeira variação, a possibilidade de DST/Aids é apenas remotamente considerada e, quando o é, está relacionada com formas de contaminação concebíveis em um relacionamento conjugal. O pacto de fidelidade assumido como compromisso contribui para tornar remota a hipótese de contaminação sexual, mas o homem sente-se dependente da parceira nessa questão. Procura superar a insegurança confiando nela e estabelecendo diálogo para fortalecer a relação.

Mesmo declarando-se fiel à esposa desde que assumiu compromisso com ela, o homem não exclui a possibilidade de um relacionamento extraconjugal em razão do caráter incerto do futuro. Apesar de ter escolhido essa maneira de viver em casal, de esforçar-se para construí-la e fortalecê-la, de estar satisfeito com ela e de não querer/buscar relacionamento fora, essa vinculação entre fidelidade e incerteza do futuro confere à primeira um caráter instável e temporário (mesmo com o longo tempo de exclusividade sexual) e contribui para manter as DST/Aids como possibilidade na sua vida.

As DST/Aids aproximam-se de sua vida e são motivos de preocupação quando pensa nos(as) filhos(as). A importância do pai na vida deles/as é evocada e a crença na força educativa do seu exemplo leva-o a vigiar seu comportamento. Além da educação pelo exemplo, o diálogo com os filhos é valorizado como forma de fortalecer laços afetivos e de estabelecer uma relação de confiança que permita abordar questões relativas à sexualidade, dentre as quais as DST/Aids.

A prescrição do uso do preservativo associado à fidelidade tem pouca ressonância, pois o consideram desnecessário, por conta do pacto de fidelidade mútua. Entretanto, o caráter potencialmente instável da fidelidade permite discussão sobre o uso do preservativo na eventualidade de relacionamentos extraconjugais. Neste particular, as experiências do homem devem ser o ponto de partida das discussões, valorizando as diferentes vivências e opiniões. O profissional participa do grupo, compartilhando suas vivências e saberes em um relacionamento com posições de poder mais simétricas. Assim, o caráter prescritivo, impositivo e definitivo geralmente relacionado ao saber científico é amenizado e/ou eliminado, possibilitando o diálogo.

Nessa abordagem, a recomendação para o uso do preservativo em relações extraconjugais tem menos possibilidade de ser interpretada como um estímulo à infidelidade e como aceitação/reforço de um dever-ser masculino que tem a infidelidade como característica natural dos homens. Esta pode ser uma via possível de aproximação com o homem heterossexual que se esforça para manter uma relação conjugal monogâmica com as características aqui descritas e que tem a responsabilidade e a família como valores centrais na sua vida, indispensáveis para seu *status* de homem.

Nesses relacionamentos, este se considera separadamente de sua família, o que, aliado ao valor que atribui à fidelidade, faz que a recomendação do uso do preservativo em possíveis relações extraconjugais visando a sua própria proteção não encontre eco. Da mesma forma, a relação com a esposa não é considerada isoladamente da família, o que faz que as orientações dirigidas ao homem sobre o uso do preservativo como forma de proteção da saúde dela não tenham o efeito esperado. A família tem tal valor e significado que se pode pensar no homem e na mulher como partes de um mesmo pacote – a família –, motivo e objetivo de suas ações. Ambos perdem quando considerados fora desse contexto. Essa compreensão coloca a família como elemento-chave para a promoção da saúde.

Na segunda variação da dinâmica das relações de poder, as implicações para o trabalho de educação em saúde assemelham-se e diferem da situação anterior. Dentre as diferenças, desponta a separação entre os mundos conjugal e extraconjugal, associada ao duplo padrão sexual existente para homem e mulher e à posição ocupada pela fidelidade. A separação de espaços faz que o homem deixe transparecer duas faces aparentemente antagônicas de si: uma revelada na família e outra fora dela. No campo sexual, o que as diferencia é o afeto e/ou compromisso que marca as relações e que caracterizam a fidelidade. Estabelecida essa diferenciação, o homem adota condutas diferentes para os dois mundos.

Mesmo combinando o viver em casal com infidelidades e traições, o homem valoriza muito a família, em relação à qual assume um papel protetor nos dois mundos. Para evitar ameaças a ela, as traições são cercadas por cuidados que incluem seleção da parceira, uso do preservativo em todas as relações extraconjugais e duração curta (um ou dois encontros). Esse papel protetor da família é ambíguo, especialmente no que se refere ao mundo de fora, porque regulando o trânsito da família por ele, o homem protege a si próprio, evitando que infidelidades e traições venham à tona. Assim, protege a família de ameaças externas, reduzindo as chances de que sua própria vida nesse mundo de fora seja descoberta.

Contrariamente ao encontrado nas duas primeiras, na terceira variação das relações de poder a família é motivo de conflito para o homem, que se sente incapaz de atender às demandas que ela exerce sobre ele. Mesmo casado e com filhos, mantém intensa atividade sexual em múltiplas relações extraconjugais, compatível com a concepção de uma sexualidade masculina incontrolável. Dificilmente uma oportunidade de manter relação sexual é desperdiçada e o uso do preservativo é ocasional, o que aumenta a vulnerabilidade do homem e das mulheres (esposa e outras) às DST/Aids.

A preocupação maior do homem é com os filhos, com aquilo que seu exemplo pode representar na educação deles, com o cumprimento de suas responsabilidades para com eles, provendo-os da melhor maneira possível. Mantém suas relações em segredo para que sua imagem perante os filhos não seja abalada. A esposa faz parte da família, mas ocupa posição periférica com valor vinculado ao papel de mãe. Para um trabalho de educação em saúde, a figura do homem-pai surge como possibilidade de abordagem em razão da importância dos filhos no processo de tornar-se homem e da preocupação do homem com a influência do seu exemplo na educação deles. Mesmo com a referência aos filhos, a preocupação principal do homem é consigo próprio. Imaginando-se uma escala de valoração, pode-se falar em graus decrescentes de preocupação do homem: ele próprio, os filhos e a mulher (como mãe).

No que se refere às DST/Aids, a prevenção, visando à saúde da mulher, não tem ressonância. Isso porque o homem mantém um distanciamento da esposa e das demais mulheres, o que relativiza sua responsabilidade nesse aspecto. A busca pelo prazer sexual é o elemento central e, embora valorize também o prazer da mulher, fá-lo pelo seu próprio prazer, que é maior quando a relação é prazerosa para a mulher. Esse aspecto deve ser considerado nas iniciativas de educação em saúde para possibilitar a discussão sobre autoproteção, práticas de sexo mais seguro para a prevenção de DST/Aids, juntamente com discussões de gênero, estereótipos de masculinidade e feminilidade, processo de tornar-se homem, sexualidade e paternidade, por exemplo.

CONCLUSÃO

As considerações até aqui denotadas evidenciam a insuficiência de iniciativas de educação em saúde baseadas na recomendação de cuidados a serem tomados no campo sexual para prevenção de DST/Aids que recortam o viver das pessoas destacando e isolando a sexualidade. Essas recomendações são importantes e necessárias, especialmente em campanhas de prevenção feitas nos meios de comunicação de massa. Entretanto, não têm o mesmo valor quando a educação em saúde se dá com número reduzido de pessoas, em que o relacionamento interpessoal é mediado pelo diálogo e se desenvolve em circunstâncias que favorecem a proximidade e uma relação de confiança entre os participantes, dissipando o anonimato e a uniformidade no compartilhar de experiências vividas.

Os sujeitos envolvidos na prática de educação em saúde fazem a mediação entre o conhecimento científico e o viver cotidiano, aproximando-os. A negociação entre os saberes e as vivências é mediada pelo diálogo, evitando as prescrições de conduta. A vinculação entre responsabilidade e família – consideradas características essenciais de um homem de verdade –, sugere um caminho para a educação em saúde. Nesse sentido, é importante problematizar o significado e a amplitude dessa responsabilidade, inclusive na vida sexual. Noção de responsabilidade e valorização da família compõem um forte fator de estímulo à promoção da saúde e à prevenção de DST/Aids. Esses elementos, associados ao valor atribuído aos filhos e à importância da paternidade, coloca os homens em posição privilegiada para promover a saúde no lar, atuando como educadores também no que se refere à sexualidade, o que pode ser enfatizado em uma iniciativa de educação em saúde. Essa possibilidade exige a discussão de aspectos relacionados ao gênero, que impõem um dever ser naturalizado para homem e mulher, situando-os em posições diferentes e desiguais e que tende a ser reproduzido na educação.

Valorizar a figura do homem-pai na vida dos filhos requer rompimento com as estereotipias que alardeiam o distanciamento emocional, a natureza sexual e infiel, o pouco envolvimento na educação dos filhos e o não gostar de falar de assuntos íntimos como características próprias dos homens. Naturalizadas, essas estereotipias são reproduzidas na educação dos filhos, contribuindo para a manutenção de situações que aumentam a vulnerabilidade de homens e mulheres não somente às DST/Aids. Além disso, essas estereotipias são geralmente aceitas como naturais também por profissionais da saúde, que as traduzem no seu cotidiano. Então, discutir o viver em casal, a educação dos(as) filhos(as), a concepção de homem sob a perspectiva de gênero contribui para a percepção do caráter de construção sociocultural dessas questões. O diálogo é indispensável para que a experiência de vida do homem fundamente e oriente a iniciativa de educação em saúde.

Outro aspecto a considerar é a diferença entre o comportamento sexual esperado de um homem solteiro e de um homem casado com família. Para um homem solteiro, a multiplicidade de parceiras sexuais é considerada parte da descoberta do sexo, da euforia que a acompanha e da experimentação necessária para aquisição de experiência. Esse momento é marcado pela inconsequência e pela pouca responsabilidade e, nele, o homem precisa aproveitar a vida para depois assumir os compromissos e responsabilidades de um adulto. Na consideração desses homens, essa é condição básica para um bom convívio conjugal e em família. Da maneira como é expressa, a ideia de aproveitar a vida parece ser incompatível com a vida em família e com a responsabilidade que ela exige. Embora seja comum a associação do aproveitar a vida com homens solteiros, homens casados, com filhos e família também o fazem, levando uma vida sexual e/ou social paralela à vida conjugal/familiar.

O foco de atenção dos homens que vivem essa fase (intensa vida sexual e valorização do grupo de amigos) está centrado neles, o que pode torná-los menos sensíveis a recomendações de práticas sexuais mais seguras para proteção da saúde da parceira. Nesses casos, a ênfase na autoproteção pode ser mais efetiva, especialmente quando discutida com outros homens de diferentes idades. O diálogo e a troca de experiências permitem aprender com os outros, revendo e reconsiderando a própria experiência, o que pode abrir outras possibilidades de escolher e decidir. A aceitação da existência de comportamentos sexuais diferentes para homens casados e solteiros como verdade indica uma percepção de maior vulnerabilidade às DST/Aids durante um período da vida (adolescência e jovem adulto), o que contradiz as estatísticas da Aids.

A noção de cuidado de si como um exercício de conhecimento próprio continuamente desenvolvido ao longo do viver pode ajudar o homem a encontrar-se no meio das demandas, muitas vezes contraditórias, que o pressionam. Conhecer-se, reconhecendo quais são os valores fundamentais em sua vida, o que é ser homem para si e dentre as demandas que se impõem quais as que reconhece como verdadeiras e adota, possibilitará um certo grau de liberdade do sujeito, definindo um modo de vida congruente consigo mesmo. Isso reforça a necessidade de promoção da saúde pelo desenvolvimento de iniciativas de educação em saúde baseadas na vivência das pessoas, evitando prescrições de conduta e fomentando um movimento capilar de baixo para cima que facilite o encontro entre o vivido pelas pessoas e as descobertas e recomendações cientificamente fundamentadas.

Esse movimento pode ser possível somente quando as hierarquias que geralmente marcam as relações entre profissionais da saúde e entre os próprios homens forem amenizadas em favor de uma maior simetria nas relações de poder. Nessas condições, o diálogo é possível sem que os envolvidos julguem a conduta como certa ou errada. Mais do que diferenciar o certo do errado, trata-se de aprender com as experiências e saberes compartilhados para melhor escolher e decidir, o que está de acordo com os princípios da promoção da saúde.

Nas relações extraconjugais, o uso do preservativo como forma de proteção da família está mais relacionado à prevenção de gravidez do que à de DST/Aids, o que sugere que, mesmo nessas relações, o homem considera remota a possibilidade de contaminação. Aliando essa compreensão à alusão feita à cuidadosa seleção de parceiras nas traições, percebe-se a necessidade de reforçar aspectos relativos à epidemia, tais como perfil epidemiológico, modos de transmissão, vulnerabilidade e prevenção na educação em saúde. Além disso, outros aspectos merecem ser abordados no desenvolvimento de iniciativas de educação em saúde visando à promoção desta, e não apenas a prevenção de DST/Aids. Dentre eles incluem-se as relações de gênero, a posição/situação/condição de mulheres e homens no mundo contemporâneo, os direitos das mulheres como direitos humanos, as relações conjugais e o poder nelas circulantes, as estereotipias, os direitos reprodutivos e sexuais. Todos eles oferecerão subsídios para a orientação/educação dos filhos, valorizando a figura do homem-pai na família.

Pensar, escolher e decidir os rumos de sua vida e, neste caso, especialmente de sua saúde, é objetivo central da promoção desta e implica ser sujeito de seu próprio viver. Essa ideia pode sugerir uma postura egoística do indivíduo, que pensa, escolhe e decide com base em si mesmo e em seu favor pessoal. É preciso considerar que o pensar, o escolher e o decidir não se dão no vazio nem no contexto de uma vida vivida isoladamente. Ao contrário, dão-se no convívio com os outros, no seio de uma teia de relações de poder que se irradia pelo corpo social e que é influenciada por forças de toda ordem.

Dar centralidade ao sujeito e ao seu próprio viver pode também sugerir a ideia de que cada um é o principal responsável por sua própria saúde e, logo, culpado por seus problemas apesar das condições de vida e de acesso aos serviços de saúde. É importante considerar que pensar, escolher e decidir os rumos de sua vida e de sua saúde, percebendo-se responsável por ambas, significa compreender que escolhas e decisões não dependem unicamente da vontade e da disposição individual, mas que ambas são importantes para as decisões pessoais e para aquelas que se referem à própria organização e funcionamento dos serviços de saúde, por exemplo.

Mais do que transferir conhecimentos e prescrever condutas para substituir os(as) anteriores, trata-se de suscitar questionamentos sobre o viver em um meio que favoreça a busca de respostas possíveis. Estas poderão ser buscadas na experiência dos outros e na reflexão/avaliação sobre/do próprio viver/saber de cada um. Em razão da importância atribuída aos seus saberes e experiências, o indivíduo não se dissipa em uma coletividade nem tampouco prescinde dela, na medida em que esses saberes e experiências não são solitariamente construídos e são compartilhados em grupo. Da mesma maneira, o conhecimento científico não é descartado em favor do viver, do saber e do pensar de cada um, mas encontra-se com eles em um mesmo patamar de valoração, no qual as trocas e o compartilhar mediados pelo diálogo são possíveis.

REFERÊNCIAS BIBLIOGRÁFICAS

1. Parker R. Corpos, prazeres e paixões: a cultura sexual no Brasil contemporâneo. 3. ed. Rio de Janeiro: Best Seller; 1991.
2. Dreyfuss H, Rabinow P. Michel Foucault: uma trajetória filosófica – para além do estruturalismo e da hermenêutica. Rio de Janeiro: Forense Universitária; 1995. p. 148,185.
3. Foucault M. Microfísica do poder. Rio de Janeiro: Graal; 1995b. p. 8,189,250,257.

4. Foucault M. Em defesa da sociedade: curso no Còllege de France (1975-1976). São Paulo: Martins Fontes; 2000. p. 45,286,296,300.
5. Saffioti HIB. Posfácio: conceituando o gênero. In: Saffioti HIB, Muñoz-Vargas M. (orgs.). Mulher brasileira é assim. Rio de Janeiro: Rosa dos Tempos; 1994. p. 271-83.
6. Rago M. Descobrindo historicamente o gênero. Cadernos Pagu. Campinas 1998; 11:89-98.
7. Louro GL. Gênero, sexualidade e educação. 2. ed. Petrópolis: Vozes; 1998. p. 34.
8. Aguirre R, Guell P. Hacerse hombres: la construcción de la masculinidad en los adolescentes y sus riesgos. OPS/OMS. Sintesis de estudios cualitativos sobre salud sexual y reproductiva de adolescentes y jóvenes varones en países seleccionados de América Latina, 2002.
9. Luco A. El sexo imaginario. In: Olavarria JA (ed.). Hombres: identidad/es y violencia. 2º Encontro de Estudios de Masculinidades: identidades, cuerpos, violencia y políticas públicas. Santiago: Flacso; 2001. p. 85-90.
10. Olavarria JA, Benavente C, Mellado P. Masculinidades populares: varones adultos jóvenes de Santiago. Santiago: Flacso; 1998.
11. Ramirez RL. Nosotros los boricuas. In: Valdés T, Olavarria J. (eds.). Masculinidades: poder y crisis. Ediciones de Las Mujeres, n. 24. Santiago: Isis Internacional; 1997.
12. Villela WV. Refletindo sobre a negociação sexual como estratégia de prevenção para a Aids entre mulheres. In: Parker RG, Galvão J (orgs.). Quebrando o silêncio: mulheres e Aids no Brasil. Rio de Janeiro: Relume-Dumará; 1996.
13. Guzmán MLJ, Guerrero OT. Notas sobre negociación coital. In: Figueroa JG (coord.). Elementos para un análisis ético de la reproducción. México: Miguel Ángel Porrua; 2001. p. 139-54.
14. Barbosa RM, Villela WV. A trajetória feminina da Aids. In: Parker RG, Galvão J (orgs.). Quebrando o silêncio: mulheres e Aids no Brasil. Rio de Janeiro: Relume-Dumará, 1996. p. 24.
15. Foucault M. O sujeito e o poder. In: Dreyfuss H, Rabinow P. Michel Foucault: uma trajetória filosófica – para além do estruturalismo e da hermenêutica. Rio de Janeiro: Forense Universitária; 1995a.
16. Foucault M. Hermenêutica del sujeito. Madrid: La Piqueta; 1987. p. 105-41.
17. Prado Filho K. Trajetória para a leitura de uma história critica das subjetividades na produção intelectual de Michel Foucault. 1998. [tese]. São Paulo: Faculdade de Filosofia, Letras e Ciências Humanas, Universidade de São Paulo; 1998. p. 259.
18. Foucault M. Dits et écrits: 1954-1980. Omnes et singulatim: por uma crítica da razão política. v. 4. Paris: Gallimard; 1994. p. 134-61
19. Machado R. Introdução: por uma genealogia do poder. In: Foucault M. Microfísica do poder. Rio de Janeiro: Graal; 1995b. p. XXI.
20. Foucault M. Vigiar e punir: nascimento da prisão. 24. ed. Petrópolis: Vozes; 2001.
21. Araújo IL. Foucault e a crítica do sujeito. Curitiba: UFPR; 2000. p. 160.
22. Szabo V, Strang VR. Secundary analysis of qualitative data. Adv Nurs Sci 1997; 20(2):66-74.
23. Thorne S. El análisis secundario en la investigación cualitativa: asuntos e implicaciones. In: Morse JM (ed.). Asuntos críticos en los métodos de investigación cualitativa. Medellín: Universidad de Antioquia; 2005.
24. Madureira VSF. A visão masculina das relações de poder no casal heterossexual como subsídio para a educação em saúde na prevenção de DST/Aids. [tese]. Florianópolis: Universidade Federal de Santa Catarina; 2005.
25. Trentini M, Paim L. Pesquisa em enfermagem: uma modalidade convergente-assistencial. Florianópolis: UFSC; 1999. p. 28.
26. Frid I, Öhlén J, Bergbom I. On the use of narratives in nursing research. Journal of Advanced Nursing 2000;32(3):695-703.
27. Silva DGV, Trentini MS. La narrativa en investigación en enfermería. In: Prado ML, Souza ML, Carraro TE. Investigación cualitativa en enfermeria: contexto y bases conceptuales. Washington: Organización Panamericana de la Salud; 2008. p. 195-211.
28. Diekelman N. Narrative pedagogy: Heideggerian hermeneutical analyses of lived experiences of students, teacher and clinicians. Advances in Nursing Science 2001;23(3):53-71.

29. Parker R. Abaixo do equador. Rio de Janeiro: Record; 2002.
30. Olavarria JA. Hombres a la deriva? Poder, trabajo y sexo. Santiago: Flacso; 2001a.
31. Welzer-Lang D. A construção do masculino: dominação das mulheres e homofobia. Revista de Estudos Feministas (Florianópolis) 2001;9(2):460-81.
32. Fuller N. Fronteras y retos: varones de clase media del Perú. In: Valdés T, Asculin J (eds.). Masculinidades: poder y crisis. Ediciones de Las Mujeres, n. 24. Santiago: Isis Internacional; 1997.
33. Olavarria JA (ed.). Hombres: identidad/es y violencia. Santiago: Flacso; 2001c. p. 62,78,80.
34. Foucault M. A historia da sexualidade: o uso dos prazeres. 8. ed. v. 3. Rio de Janeiro: Graal; 1998. p. 61.
35. Ortega F. Amizade e estética da existência em Foucault. Rio de Janeiro: Graal; 1999.
36. Almeida MV. Senhores de si: uma interpretação antropológica da masculinidade. 2. ed. Lisboa: Fim de Século; 2000.

6 Redes sociais e condição crônica de saúde: o desafio do cuidado integral

SABRINA DA SILVA DE SOUZA
DENISE GUERREIRO
BETINA H. SCHLINDWEIN MEIRELLES
FABIANE FERREIRA FRANCIONI

INTRODUÇÃO

O propósito do presente capítulo é lançar um olhar sobre as redes de apoio social como parte do cuidado integral em Enfermagem e saúde às pessoas em condições crônicas. Tem como referência a interdisciplinaridade e a intersetorialidade, buscando avançar na construção de alternativas que possibilitem um viver mais saudável, convergente à proposta da Organização Mundial da Saúde (OMS), na perspectiva de cuidados inovadores que permitam modificar o quadro de saúde mundial.[1]

A temática das redes sociais vem sendo focalizada pelo grupo de pesquisa NUCRON[*] desde 2005, com estudos envolvendo as redes de apoio às pessoas em condições crônicas, como: *diabetes mellitus*, problemas cardíacos crônicos, problemas respiratórios crônicos, tuberculose, Aids e estomias.

Resultados de vários estudos desenvolvidos no NUCRON no decorrer das duas últimas décadas têm evidenciado que o apoio social faz a diferença no modo de levar a vida das pessoas em condições crônicas. Essa percepção também é sustentada em outros trabalhos que destacam maior adesão ao tratamento e melhor enfrentamento da condição crônica e das alterações dela decorrentes, tanto as de ordem física quanto as emocionais e sociais.[2-4] Na prática profissional em saúde em que se baseia este trabalho, tem-se observado que grande parte dos problemas de saúde dos usuários do Sistema Único de Saúde (SUS) apresenta-se em inter-relação com as condições de acesso aos bens e serviços determinados e produzidos pela conexão entre diversos fatores, exigindo para sua compreensão uma multiplicidade de abordagens e definições. No entanto, os profissionais da saúde, muitas vezes, não conseguem perceber e compreender a complexidade dessas relações, necessárias para enfrentar na prática esse desafio, não só de curar ou prevenir doenças e complicações, mas especialmente de promover a saúde, mesmo para aqueles que já tenham uma doença crônica.[5]

O apoio social, que inclui o suporte emocional, prático, material e/ou financeiro e o aconselhamento, é um elo fundamental no processo de viver com uma doença crônica.

---

[*] Núcleo de Estudos e Assistência em Enfermagem e Saúde a Pessoas em Condição Crônica. Grupo de pesquisa vinculado ao Departamento de Enfermagem e Programa de Pós-graduação da UFSC, criado em 1987 e cadastrado no CNPq.

Os diferentes tipos de apoio recebidos, necessários para viver de forma mais harmônica e saudável com sua condição, envolvem a compreensão das variadas formas de conexão e interconexão que se estabelecem, na perspectiva de juntas conformarem o que é denominado redes sociais.

Na concepção deste texto, a abordagem foi de redes de apoio social, compreendendo como o conjunto de pessoas e/ou instituições ou organizações que dão algum tipo de apoio para o viver em condição crônica, visando contribuir para o bem-estar dessas pessoas.

Redes sociais, como são aqui compreendidas, nem sempre configuram interações explícitas e reconhecidas entre seus integrantes. No entanto, o fato de as pessoas buscarem e/ou receberem apoio de diferentes fontes (pessoas e/ou instituições) acaba por iniciar a tecitura dessas redes. A proposta é reconhecer inicialmente a existência de apoios, de quem dá apoio, o que estes oferecem, em que momentos e com qual intenção, para posteriormente avançar na compreensão das interações entre esses suportes. A importância de a Enfermagem estudar redes de apoio social está exatamente na possibilidade que tem de contribuir para a mobilização dos integrantes dessas redes, na perspectiva da integralidade do cuidado.

As redes de apoio social têm um papel determinante no viver com uma doença crônica, uma vez que seus integrantes podem proporcionar o apoio necessário para enfrentar a condição com realização dos cuidados e tratamentos, auxílio nos momentos de crises e promoção do suporte essencial para capacitar as pessoas a viver de forma mais independente. Nessa concepção, as redes podem constituir uma alternativa efetiva para a promoção da qualidade de vida e a conquista de uma vida com mais autonomia e de exercício de cidadania.

A percepção das redes de apoio como parte do cuidado em saúde ancora-se na concepção da integralidade desse cuidado, que por sua vez tem diferentes perspectivas, partindo da concepção de que a doença não é apenas um evento biológico, mas um processo vinculado à história de vida das pessoas, de suas famílias e da sociedade.[6] É compreendida no plano individual do cuidado ou no plano sistêmico das ações oferecidas pelo conjunto de serviços de saúde e envolve um movimento contrário à fragmentação das ações dos profissionais, dos serviços e das políticas. A integralidade pressupõe um conjunto de atitudes éticas e técnicas decorrente da compreensão e apreensão ampliada das necessidades das pessoas, de modo a atender o conjunto dessas necessidades, superando a racionalidade e a fragmentação das práticas em saúde.[7]

A integralidade envolve a gestão de um rearranjo institucional capaz de integrar as práticas tradicionais de atenção à saúde e os recursos terapêuticos, pedagógicos, culturais, religiosos e outros disponíveis, em um processo permanente de diálogo e recriação do conhecimento e ressignificação das experiências de vida. Integralidade ao abranger o nível individual inclui as dimensões física, emocional e espiritual.

A incorporação da dimensão da rede de apoio social na prática do cuidado expande a capacidade descritiva, uma vez que permite observar processos adicionais até então não reconhecidos, o que facilita o desenvolvimento de novas hipóteses acerca das causas dos problemas, das soluções, dos fracassos, dos sucessos e dos conflitos envolvidos na situação.[8]

Este capítulo é composto por uma discussão inicial sobre o que envolve o viver em condição crônica, destacando as mudanças e os requerimentos decorrentes dessa condição; pela apresentação do conceito de redes sociais e de resultado de pesquisa realizada pelo NUCRON sobre redes de apoio social para o viver em condição crônica; e, finalmente, pelo desafio da intersetorialidade na perspectiva da consolidação do cuidado integral.

VIVER COM UMA CONDIÇÃO CRÔNICA

A situação da saúde brasileira enfrenta um momento de mudanças, tanto do ponto de vista da implementação e avaliação do SUS quanto no seu perfil, decorrente das precárias condições de vida de uma parcela importante da população e do envelhecimento populacional, que têm promovido um aumento expressivo das doenças crônicas. Esse crescente aumento das condições crônicas tem sido motivo de várias reflexões e propostas de ações, como, por exemplo, a apresentada pela OMS[1] de cuidados inovadores. Um dos aspectos mais relevantes nessa situação é que, apesar de sua expressão, tanto em termos de investimentos em saúde como as consequências na vida das pessoas e no desenvolvimento social e econômico dos países, os modelos de atenção ainda são orientados para as doenças agudas e com enfoque nos aspectos biomédicos do processo de adoecer.

O reconhecimento da especificidade da condição crônica é o ponto de partida para modificar esse quadro. Nesse sentido, sobressai a necessidade de apreender a perspectiva de quem vive nessa condição e daqueles que interagem com essas pessoas para podermos efetivamente construir um modelo convergente à condição de cronicidade, que supere a fragmentação dos cuidados e ofereça uma resposta ao sofrimento das pessoas. É necessário que as ações estejam voltadas para a pessoa e não para a doença, em uma prática interdisciplinar que contemple a integralidade do cuidado em saúde, considerando todos os aspectos do viver dessas pessoas.

Os cuidados e tratamentos das condições crônicas envolvem mudanças importantes em hábitos e rotinas. Pode-se exemplificar essa situação com o *diabetes mellitus*, cuja incidência vem aumentando consideravelmente, especialmente em países em desenvolvimento, sendo o principal fator de risco para cardiopatias e doenças cérebro-vasculares e que, normalmente, ocorre associado à hipertensão arterial – outro importante fator de risco para outros problemas crônicos. Essa doença, em sua expressão mais comum, a tipo 2, pode ser mantida sob controle por um tempo considerável, apenas com mudanças na alimentação e inclusão de atividades físicas regulares. No entanto, a adesão** aos cuidados é extremamente baixa, conforme indicam alguns estudos,[10-12] evidenciando a complexidade envolvida na adoção das mudanças na vida cotidiana das pessoas.

Assim, viver com uma condição crônica implica ao indivíduo conhecer suas possibilidades e limitações, pois a partir do momento em que aprende a conviver com tais fatores, pode traçar suas metas e buscar atingir seus objetivos. As pessoas não incluem a condição crônica em sua vida de maneira imediata, passando por um processo que, às vezes, envolve revolta e negação até chegar à aceitação de todas as mudanças necessárias. O apoio que recebem de seus familiares, de outras pessoas próximas, além dos profissionais da saúde e de organizações/instituições, especialmente as de saúde, é um dos fatores de grande influência na maneira como os doentes lidam com a condição. Nessa concepção, estão implícitas as diferentes possibilidades que cada pessoa tem, ou seja, do tipo de apoio que recebe, da intensidade desse apoio, quem apoia, quando recebem apoio, das experiências compartilhadas, enfim, uma variedade de situações que expressam a complexidade de li-

---

** Os termos mais utilizados na língua inglesa *adherence* e *compliance* têm significados diferentes: o termo *compliance*, que pode ser traduzido como "obediência", "cumprimento de regras", pressupõe um papel passivo do paciente, e *adherence*, ou aderência/adesão, como o termo utilizado para identificar uma escolha livre das pessoas em adotarem ou não certa recomendação, uma "concordância autônoma" (ou *patient empowerment*).[9]

CONDIÇÕES CRÔNICAS E CUIDADOS INOVADORES EM SAÚDE

dar com uma condição crônica e as diferenças óbvias entre a perspectiva dessas pessoas e dos profissionais da saúde.

Estudos realizados pelo NUCRON têm voltado sua atenção para compreender o significado do viver em condição crônica. Entre esses estudos, destacam-se temáticas variadas, como a qualidade de vida,[13,14] o itinerário terapêutico,[15,16] as representações sociais do viver com tuberculose e *diabetes mellitus*,[17-19] as complicações crônicas do *diabetes mellitus*,[20] o processo de aceitação do viver com *diabetes mellitus*,[21] as narrativas do viver com *diabetes mellitus*,[22] entre outros. Os resultados desses estudos convergem para a concepção de que viver com uma condição crônica envolve diferentes âmbitos da vida dessas pessoas, indo além dos aspectos físicos da doença, pois cada pessoa co-habita, interage, age e reage em um mundo vasto de possibilidades e significações.

Tem-se percebido também que a inexistência ou limitação de apoio social é considerada pelos paciente como fragilizante, aparecendo como ponto de inquietação, queixas e mesmo de decepção. Por outro lado, as pessoas que contam com apoio social consistente mostram-se mais motivadas, mais dispostas a cuidar de sua condição de saúde e conseguem conviver de forma mais saudável com sua doença crônica.

A maioria das pessoas que integraram esses estudos do NUCRON ressaltou a dificuldade em lidar com as mudanças trazidas pela condição crônica, vinculando, muitas vezes, ao silêncio de doenças como a hipertensão arterial e o *diabetes mellitus*; a noção de que essa condição "é para o resto de suas vidas", trazendo-lhes a possibilidade de que sempre haverá tempo para implementar cuidados e tratamentos; além da percepção de que são doenças que acompanham o processo de envelhecimento e, portanto, inevitáveis e progressivas.

Ao integrar o processo de viver das pessoas, a condição crônica envolve também suas famílias. Nesse sentido, é preciso compreender que as famílias possuem diferentes formas de organização e interação. A condição de saúde de um de seus integrantes pode promover mudanças que favoreçam esse apoio e que permitam manter a dinâmica familiar com a redistribuição das atividades ou mesmo com as mudanças de papéis necessárias. Cada pessoa tem um modo de ser, agir e interagir, que, no entanto, é socialmente construído. As famílias declaram que as condições para que as pessoas possam conviver estão no respeito à individualidade. Não é fácil para um interpretar o comportamento do outro e reconhecer as diferenças.[23]

O desgaste e o sofrimento que muitas vezes está presente na convivência com a condição crônica pode ainda comprometer a situação financeira da família, seja em função dos custos com o tratamento ou da redução da contribuição com a renda familiar e também os relacionamentos.[24]

A família que convive com uma condição crônica, em diferentes momentos do seu desenvolvimento, sofrerá mudanças que acarretarão movimentos internos de reorganização, alteração de comportamentos, introspecção ou isolamento social. Ou movimentos externos ampliam o olhar e suas buscas para as possibilidades de cuidado fora do âmbito familiar. Com o intuito de levar uma vida mais próxima da normalidade, tanto a pessoa em condição crônica quanto as pessoas próximas procuram compreender suas experiências, incorporar a doença em seu cotidiano, mantendo suas rotinas diárias com as necessárias adaptações.

Assim, compreende-se que, ao lidar com pessoas em condição crônica e seus familiares, é necessário olhar para eles como uma unidade de cuidados. O grupo familiar e a comunidade são espaços naturais de proteção e inclusão social. Além disso, essas estruturas possibilitam a conservação dos vínculos relacionais e a inclusão em projetos coletivos, o que permite melhoria na qualidade de vida.

REDE DE APOIO SOCIAL: CONCEPÇÕES TEÓRICAS

O conceito de rede social tem inúmeras conotações e é aplicado em diferentes contextos, além de envolver distintos elementos estruturais – tamanho, densidade, composição e distribuição, dispersão, homogeneidade ou heterogeneidade – e diferentes funções – companhia social, apoio emocional, guia cognitivo e de aconselhamento, regulação social, ajuda material e de serviços, acesso a novos contatos.[8] Segundo Meneses,[25] apesar de pequenas diferenças entre os autores, existe um acordo sobre as funções básicas fundamentais da rede: apoio emocional, apoio instrumental e apoio de informação.

Além das diferenças na concepção de redes sociais, há também diferenças entre conceitos que muitas vezes são usados de forma indistinta: rede social, rede de apoio e apoio social. Gracia apud Meneses[25] refere que rede social faz referência às características estruturais das relações sociais; rede de apoio é o conjunto de relações que desempenham funções de apoio; e apoio social refere-se às funções que presta essa rede e o efeito sobre o bem-estar das pessoas.

Marteleto[26] amplia a compreensão de rede social como um "sistema de nodos e elos; uma estrutura sem fronteiras; uma comunidade não geográfica; um sistema de apoio ou um sistema físico que se pareça com uma árvore ou uma rede". Nesse sentido, a rede social passa a representar um conjunto de participantes autônomos, unindo ideias e recursos em torno de valores e interesses compartilhados.

Nessa mesma perspectiva, outros autores acrescentam que as redes sociais envolvem um grupo de pessoas com as quais as pessoas têm algum vínculo,[27] incluindo os relacionamentos mais próximos, como família e amigos íntimos, e relacionamentos formais, como outros grupos.[28] Pode ser entendida também como um sistema composto por vários objetos sociais (pessoas), funções (atividades dessas pessoas) e situações (contexto) que levam a um sentimento de pertencer ao grupo.[29] Ainda pode ser definida como a soma de todas as relações que um indivíduo percebe como significativas ou que define como diferenciadas da massa anônima da sociedade. Essa rede corresponde ao nicho interpessoal da pessoa e contribui substancialmente para seu próprio reconhecimento, como indivíduo, e para a sua autoimagem.[8]

A analogia das redes sociais às redes de pescadores, também destacada por Meneses,[25] faz referência à inter-relação entre os diferentes nós dessa rede, no sentido de que ao tensionarmos um lado da rede, os demais serão afetados de algum modo, mesmo que indiretamente. Além disso, as redes são estruturas abertas, capazes de se expandir de forma ilimitada, integrando novos nós,[30] assim como uma rede de pesca.

Nessa perspectiva, Dabas e Perrone[31] acrescentam que a rede é um sistema, além de aberto, multicêntrico, que se dá por meio de um intercâmbio dinâmico entre os integrantes de um coletivo, que pode incluir: família, equipe de trabalho, bairro, organizações, tais como hospital, escola, associações profissionais, centros comunitários, e com integrantes de outros coletivos, possibilita a potencialização dos recursos que possuem e a criação de novas alternativas para a resolução de problemas ou a satisfação de necessidades. Cada membro da rede enriquece em virtude das múltiplas relações que desenvolve.

Uma concepção um pouco distinta de redes sociais estabelece a necessidade de haver alguma forma mais intencional de inter-relação entre seus integrantes, no desejo de juntar esforços, evitar duplicidade, alcançar, por complementaridade, uma maior capacidade resolutiva, ser mais eficaz e eficiente no que se faz como produto do intercâmbio e da colaboração. A perspectiva de Meirelles,[5] de alguma forma reforça essa concepção ao compreender redes como:[6]

> [...] um tecido de relações e interações que se estabelecem com uma determinada finalidade e se interconectam por meio de linhas de ação, trabalhos conjuntos, ações integradas ou conjuntos de ações. Os pontos dessa rede podem ser pessoas, grupos e instituições, governamentais ou não.

As pessoas que compõem a rede de apoio social e as funções que exercem mudam de acordo com o contexto sociocultural, o tempo histórico e o estágio de desenvolvimento do indivíduo e da família enquanto grupo. A família pode ser pensada como "rede", não constituindo somente um núcleo, mas com suas ramificações que resultam na concepção de uma rede que enreda os indivíduos em dois sentidos: ao dificultar sua individualização e ao viabilizar sua existência, dando-lhes apoio e sustentação básica, solucionando problemas do cotidiano e possibilitando o sistema de trocas necessário à manutenção dos vínculos sociais e da comunicação.[32,33]

O apoio social fornecido pelas redes evidencia os aspectos positivos das relações sociais, como o compartilhamento de informações, o auxílio em momentos de crise e a presença em eventos sociais. Na situação de enfermidade, a disponibilidade do apoio social aumenta a vontade de viver e a autoestima da pessoa em condição crônica, o que pode contribuir com o sucesso do tratamento.[34]

O apoio social tem um importante papel na saúde humana, derivando de redes de relacionamento ou elos sociais podendo ser compreendido como emocional, incluindo intimidade, segurança, carinho e o reconhecimento de saber que pode confiar em alguém. Esse apoio pode facilitar a realização de uma alimentação mais saudável e o manejo do autocuidado. A perda do apoio social pode ser tão devastadora para a pessoa, havendo maior mortalidade entre aquelas que não possuem esse apoio, especialmente entre pessoas idosas. Perder o contato com outras pessoas provoca ao longo do viver a perda de interesse pela vida. Para uma adaptação adequada é imprescindível que haja um ambiente em que a pessoa possa se sentir como parte integrante de um grupo social.[35]

As redes sociais vêm sendo consideradas uma possibilidade para melhor contemplar as necessidades político-sociais na institucionalização do SUS, pois o atendimento adequado às necessidades de saúde de uma população requer uma aproximação que contemple as múltiplas interconexões socioculturais que existem entre as pessoas, os profissionais de saúde e os membros da comunidade, considerando que a condição de saúde é determinada pela experiência subjetiva dos indivíduos e dos membros da comunidade, mais do que pelos aspectos clínicos e físicos. Isso exige considerar tanto tais aspectos pessoais como também os aspectos comunitários, culturais, sociais e econômicos que interferem nas redes de apoio para enfrentamento da situação.[36]

Reconhecendo o importante papel das redes, realizamos uma pesquisa com o objetivo de conhecer as redes sociais de apoio às pessoas em condição crônica em um município do Sul do Brasil, cuja síntese dos resultados é apresentada a seguir.

Rede de apoio social: um estudo qualitativo

O estudo foi realizado entre 2006 e 2008 com pessoas com *diabetes mellitus*, estomia, problemas respiratórios e cardíacos crônicos. Foi uma pesquisa qualitativa que se iniciou com entrevistas com pessoas em condição crônica e, a partir delas, foram entrevistadas pessoas e/ou instituições por elas indicadas como provedoras de apoio para conviver com sua condição. Integraram o estudo 148 pessoas, sendo 61 pessoas com doenças crônicas (22 pessoas com *diabetes mellitus*; 12 com ostoma; 9 com problema respiratório;

18 com problemas cardíacos); 64 familiares e amigos/vizinhos de pessoas com doenças crônicas e 23 representantes de instituições/organizações indicadas pelas pessoas com doenças crônicas.

A composição da rede

A rede de apoio social de pessoas em condição crônica está composta por membros da família, amigos e vizinhos, profissionais da saúde, por instituições de saúde, clube, grupos de convivência, religiosos e de idosos.

A família é a principal referência de apoio, sendo que dentre seus membros foram indicados especialmente esposa/esposo, filhas/filhos, nora/genro, cunhada, irmã, sobrinhos.

O cônjuge é o principal pilar de apoio, sendo que percebe esse apoio como parte do compromisso assumido com o casamento e da relação de amor e amizade estabelecida. Quando a pessoa em condição crônica é a mulher, o marido geralmente compartilha com os filhos os cuidados. Porém, quando é o marido que está em condição crônica, a esposa assume integralmente os cuidados. As mulheres têm destaque como apoiadoras, sendo sempre as mais sobrecarregadas, abrindo mão de suas próprias necessidades para poder ajudar o esposo ou outro familiar que necessite de ajuda. Essa situação é convergente ao que Galastro e Fonseca[37] referem sobre a mulher ser cuidadora, como parte da essência feminina, sendo o cuidado uma dimensão que diferencia profundamente os papéis de gênero na sociedade.

O apoio está vinculado às inter-relações existentes entre os membros da família, sendo estas decisivas na forma como lidam com a condição crônica. Poder contar com a compreensão e o respeito às suas limitações ajuda na conquista de uma vida mais harmônica e permite superar a situação de sofrimento.

As pessoas que moram na mesma casa ou mais próximas são geralmente aquelas que mais dão apoio, incluindo vizinhos e amigos do trabalho. No entanto, a ajuda que recebem dessas pessoas é ocasional e depende de situações individuais, não sendo parte do cotidiano das pessoas.

O posto de saúde é um dos principais locais onde as pessoas em condição crônica buscam ajuda, porém nem sempre reconhecem a instituição como aquela que dá apoio, pois a referência são as pessoas que fazem parte da unidade de saúde, ou seja, os profissionais da saúde. O médico foi o mais referido, no entanto, os enfermeiros são reconhecidos como o apoio mais consistente, especialmente entre as pessoas com estomia. Outros profissionais referidos foram: farmacêutico, assistente social, auxiliar de enfermagem, além dos agentes comunitários de saúde.

Instituições de saúde que consideram como apoio são hospitais, farmácias, serviços de pronto-atendimento e clínicas particulares.

Os grupos de convivência vinculados à saúde (*diabetes mellitus*, hipertensão arterial, estomia) também foram referendados como fonte de apoio, promovendo maior integração entre pessoas que vivem com condição crônica semelhante, com trocas de experiências, relatos de vida e com a formação de laços de amizade. Essas trocas ajudam a compreender melhor sua situação, aceitar os limites e encontrar novas estratégias de lidar com os cuidados e tratamentos.

Os grupos religiosos, como, por exemplo, os grupos de oração e Legião de Maria e as igrejas, constituem fonte de apoio, que os ajuda a manter a esperança e acreditar que é possível superar a doença. A expressão foi mais de uma espiritualidade individual, não recorrendo aos agentes religiosos (padres, pastores, entre outros). Ir à igreja rezar, acredi-

98 CONDIÇÕES CRÔNICAS E CUIDADOS INOVADORES EM SAÚDE

tar na força de sua própria fé e pedir a Deus força para superar suas dificuldades foram as formas mais encontradas. Esses achados distinguem-se de outro estudo realizado por integrantes do NUCRON sobre o itinerário terapêutico no qual os agentes espirituais tiveram uma expressiva relevância no processo de cuidar de sua condição crônica, sendo importantes ao confortar, estar disponíveis para ouvir e interpretar o que elas sentem, além de aconselhar.[38]

A rede de apoio identificada evidencia grande densidade no sentido de atender à maioria de suas necessidades, pois referem que, sempre quando precisam, encontram esse apoio. A extensão da rede foi de no mínimo uma fonte de apoio, porém estendendo-se para até dez diferentes fontes.

O apoio social é sempre visto em sua positividade, não havendo muitas situações de reconhecimento da falta desse apoio. Preferem se concentrar naquilo que têm, evitando muitas vezes, falar sobre o que lhes falta, especialmente relacionado à família e aos profissionais da saúde.

As funções do apoio

O apoio deve favorecer a qualidade de vida das pessoas em condição crônica, tanto com relação à sua saúde física quanto seu bem-estar social e emocional, e é descrito como apoio emocional, instrumental e informacional.

Apoio emocional

O apoio emocional é o mais destacado, e é recebido especialmente dos familiares. A inexistência de um familiar com quem possam contar é substituída por um amigo que passa a ser considerado da família. Profissionais e outras pessoas próximas, como vizinhos e colegas de trabalho, também dão esse apoio, porém em momentos mais pontuais, especialmente durante crises ou conflitos.

Os grupos de convivência, tanto os de pessoas com condição semelhante (grupos de *diabetes mellitus*, grupos de pessoas com estomia) quanto os grupos comunitários (grupos de oração, grupos de rendeiras, grupos de idosos) também dão um importante apoio emocional. Tal apoio envolve o sentir-se mais "normal", percebendo que as dificuldades que enfrentam também são vivenciadas por outras pessoas, ficando, assim, mais encorajados para assumirem os cuidados. Esses grupos são também um importante espaço de socialização para muitas pessoas, servindo como estímulo para o retorno ao convívio social.

Consideram que o apoio emocional vindo da família facilita a aceitação da condição, ajuda a superar as dificuldades relacionadas aos limites e preconceitos, especialmente entre as pessoas com estomia, envolve o estar disponível para conversas, ajudar a decidir, aconselhar, estar junto nos momentos críticos, acompanhar e aceitar as mudanças decorrentes da condição e ser uma presença constante.

Em relação aos profissionais da saúde, as pessoas consideram que receber atenção e carinho deles é requisito fundamental para que possam conviver melhor com sua condição crônica. Essa atenção envolve ouvir, aconselhar na condução do tratamento e em outros âmbitos da vida, vibrar com seus avanços e melhora física, valorizar queixas e priorizar atendimentos.

Destaca-se que o momento do diagnóstico de sua condição crônica tem menor impacto quando os profissionais dão apoio emocional, no sentido de se mostrarem atenciosos, compreenderem suas angústias, demonstrarem interesse genuíno por sua condição, não terem pressa no atendimento, conseguindo tempo para ouvi-los. Com o passar do tempo, ressaltam a importância de poderem estabelecer vínculo com alguns profissionais, a quem possam recorrer em diferentes situações. Esse apoio não se restringe apenas a olhar para a condição crônica, mas estabelecer uma relação de confiança. Um exemplo disso é quando uma pessoa com *diabetes mellitus* tem uma consulta e o profissional consegue entender que a dieta pode ser algo secundário no controle da glicemia que está alterada, não o julgando, mas ouvindo o que ela precisa dizer e compreendendo o momento que o paciente está passando.

O apoio emocional referido por Meneses[25] como característica das amizades mais intensas é uma realidade para esse grupo de pessoas em condição crônica. Incluíram os profissionais da saúde como dando apoio emocional, evidenciando a importância do estabelecimento do acolhimento e vínculo, contemplando o que está na Política Nacional de Humanização.[39] A ligação afetiva e ética entre usuários e profissionais da saúde é necessária para uma convivência de ajuda e respeito mútuo, sendo promovida pela existência de uma equipe de referência para essas pessoas.[40]

O apoio emocional não é algo específico, no sentido de não se expressar em uma única atitude, mas atuar como um conforto, uma maneira de fortalecer para o enfrentamento dos desafios do dia a dia e a própria condição de saúde.

Apoio instrumental

O apoio instrumental relaciona algum tipo de colaboração eficaz, geralmente envolvendo ajuda física ou material que favorecem a resolução de problemas práticos e/ou facilitam a realização de tarefas cotidianas. Muitas vezes, esse apoio está integrado ao apoio emocional, pois quando a pessoa recebe ajuda material, para ela, está recebendo também atenção, como decorrência de um bem querer. As pessoas que dão apoio muitas vezes também têm a mesma perspectiva, porém percebem mais como um compromisso em decorrência do vínculo familiar ou como parte de sua função profissional. O apoio emocional aparece como algo mais espontâneo, e o apoio instrumental como um compromisso.

Esse suporte é fornecido por familiares, profissionais da saúde, vizinhos e pessoas próximas, além de instituições de saúde e alguns grupos comunitários. Diferentemente do que acreditávamos, as organizações não governamentais não foram incluídas como oferecendo apoio instrumental ou de outro tipo.

O apoio instrumental dado pela família expressa-se nos cuidados cotidianos, como, por exemplo, com a troca de bolsas em pessoas com estoma, na aplicação de insulina, na tomada dos medicamentos, na realização da dieta por meio da compra e do preparo de alimentos adequados a sua condição crônica, no transporte para a realização de consultas, tratamentos ou realização de exames, no auxílio financeiro, especialmente na ajuda na compra de medicamentos ou de alimentos, além de outros de acordo com situações específicas. Os familiares também viabilizam outros apoios, solicitando ajuda de outros familiares e/ou amigos.

No início da nova condição, esse apoio é ainda mais fundamental, compreendido como etapa transitória em que a pessoas estão se adaptando à nova condição. A passagem da responsabilidade desses cuidados para a própria pessoa é, algumas vezes, complicada e aceita com dificuldade, especialmente em atividades que requerem certo preparo, como a aplicação de insulina e a troca de bolsas de ostomia. Alguns sentem-se abandonados quando o familiar insiste em que assumam o cuidado, mas ao final reconhecem o quanto isso foi importante para a sua autonomia. Os familiares, ao dar apoio, percebem que isso nem sempre é algo fácil, exigindo deles dedicação e paciência. Ter de assumir mais uma função no dia a dia tem implicações, pois precisam aliar o apoio às demais atividades diárias. No entanto, ao perceber a importância de seu apoio, abrem mão de suas necessidades ou sobrecarregam-se, na intenção de promover o apoio, como parte de seu compromisso familiar.

Os amigos, especialmente os vizinhos, contribuem de diferentes maneiras, tais como transporte em situações de urgência ou quando a família não dispõe de transporte próprio. Outra forma de apoio instrumental é quando algum vizinho ou amigo assume cuidados com a casa, por exemplo, ao cortar grama, recolher lixo, cuidar das crianças nas idas para consultas, dentre outros.

Os profissionais e as instituições de saúde dão apoio instrumental ao fornecer materiais ou equipamentos para o controle glicêmico e para a realização de curativos; verificar a pressão arterial; viabilizar consultas ou exames; dispor de atendimento preferencial, sem enfrentar filas. O fornecimento de medicamentos é o apoio que mais comumente recebem e que é reconhecido como fundamental e, para muitas pessoas, é a única maneira de ter acesso aos mesmos.

Mesmo sendo reconhecido como de grande importância para o viver com uma condição crônica, as pessoas o colocam sempre como de menor importância que o apoio emocional. Esse apoio assume maior importância quando as pessoas têm limitações para realizar atividades cotidianas.

Apoio informacional

O apoio informacional refere-se ao processo pelo qual as pessoas recebem informações ou orientações relevantes que as ajudam a compreender sua condição de saúde, os cuidados e os tratamentos, e também ajustar-se às alterações decorrentes de sua condição.

Entre os familiares esse tipo de apoio se expressa na orientação para tratamentos coadjuvantes com chás e uso de alimentos especiais. Quando a pessoa em condição crônica é bastante idosa, os familiares buscam informações acerca da condição crônica e dos cuidados e tratamentos e ajudam a pessoa a compreender melhor o que os profissionais disseram, como uma tradução da linguagem biomédica.

O apoio informacional dos profissionais de saúde inclui as explicações sobre a doença, o tratamento, os cuidados e prognóstico. Essas informações, quando são apreendidas, tanto no sentido cognitivo quanto comportamental, auxiliam na continuidade do tratamento.

Os enfermeiros são referidos como os profissionais que dão maior apoio informacional, especialmente quando as pessoas têm necessidade de adquirir alguma habilidade, como a realização de um procedimento especial: glicemia, curativo, insulina, dentre outros. No entanto, os outros profissionais como médicos e farmacêuticos também os ajudam a compreender melhor sua condição.

Os grupos de convivência apoiam por meio do compartilhar informações: sobre como obter algum benefício em relação a sua condição, sobre cuidados e tratamentos e, mais especificamente, sobre a dieta, o uso de medicamentos e outras informações de âmbito mais pessoal.

A inexistência ou limitação de apoio social é fragilizante, aparecendo como ponto de inquietação, mesmo que silencioso. Por outro lado, as pessoas que contam com apoio social consistente, mostram-se mais motivadas, mais dispostas a cuidar de sua condição de saúde e conseguem conviver de forma mais saudável com sua doença crônica.

O apoio proporcionado é decorrente da concepção de ajuda mútua, envolvendo diferentes momentos da experiência com a condição crônica e também acreditamos "no potencial do apoio social enquanto fator que diminui o estresse e favorece os mecanismos de enfrentamento entre doentes crônicos".[41]

Corrobora-se com Dias et al.[42] que os membros da família são os principais apoiadores e oferecem entre si apoio emocional, disponibilizando tempo, compartilhando vivências cotidianas, preocupações e emoções e oferecendo carinho e afeto; apoio instrumental por meio da provisão de material, dinheiro, trabalho, tarefa domésticas. O apoio é sempre uma ação recíproca, e em alguns casos a recompensa é apenas a satisfação de constatar resultados positivos no controle da doença e o bem-estar do ente querido.

Os profissionais da saúde têm papel de destaque na promoção das redes de apoio, especialmente favorecendo a interação entre os diferentes componentes, com importante intermediação dentro, fora e entre a família e os demais integrantes, motivando, trazendo reforços, validando comportamentos e reconhecendo as fontes de estresse.[42]

Sluzki[8] pontua que a incorporação da dimensão rede social na prática da saúde expande a capacidade descritiva, uma vez que permite observar processos adicionais até então não reconhecidos; a capacidade explicativa, facilitando o desenvolvimento de novas hipóteses acerca das causas dos problemas, das soluções, fracassos, sucessos, conflitos que constituem a prática da saúde; e a capacidade terapêutica, podendo orientar no sentido de sugerir novas intervenções.

Todas as perspectivas de rede levam em conta as relações, fazem foco nelas e pensam sempre de modo relacional. Existe forte evidência de que uma rede social pessoal estável, sensível, ativa e confiável protege a pessoa contra doenças, atua como agente de ajuda e encaminhamento, afeta a pertinência e a rapidez da utilização de serviços de saúde, acelera os processos de cura, e aumenta a sobrevida, ou seja, é geradora de saúde. Por outro lado, também existe evidência de que a presença de doença em uma pessoa, especialmente uma doença crônica, altera a qualidade de sua interação social e, em longo prazo, reduz o tamanho e a possibilidade de acesso a sua rede social. A presença de uma doença crônica não só provoca modificações na rede social habitual como, às vezes, também pode gerar novas redes, tais como as que correspondem aos serviços sociais e de saúde. Essas redes de serviços adquirem um caráter, às vezes central, não só por seus atributos instrumentais, mas também por sua capacidade de apoio instrumental e emocional substantivo.[8]

Para incorporar a concepção de redes de apoio nas práticas de saúde é necessário, em primeiro lugar, dar visibilidade a essas redes para, em seguida, ativá-las ou fortalecê-las. A capacidade de visibilizar as redes é um dos elementos mais importantes do pensamento e da abordagem em redes sociais.

Tem-se buscado estabelecer relações mais efetivas entre os profissionais de saúde e a população, valorizando os saberes e as iniciativas populares, interagindo com os usuários e com os movimentos sociais. Porém, observamos que ela ainda é centrada na relação entre o profissional e a pessoa com doença crônica. Ocorre que as redes já estão estabelecidas e, muitas vezes, os profissionais lidam com elas sem, no entanto, ter consciência de sua existência enquanto rede, e consequentemente, sem lhes dar visibilidade.

A compreensão de que essas diversas formas de apoio formam parte da rede social individual da pessoa em condição crônica, e o reconhecimento delas como tal pode contribuir para o entendimento da real situação de saúde dessas pessoas, assim como para uma assistência mais integral.

Cada pessoa é o centro da sua própria rede, seja ela composta por familiares, vizinhos, amigos, colegas de trabalho e/ou organizações das quais participa. Nessas relações sociais, as redes se inscrevem em uma lógica que demanda articulação e solidariedade, considerando as características complexas e necessidades da pessoa com doença crônica. Nesse sentido, Salgado-de Snyder et al.[43] salientam que a rede e os recursos que esta oferece permanecem ao longo do caminho da busca de ajuda (nos serviços de saúde e médicos especializados) até a eventual saída dele. Dessa forma, a rede social constrói e valida a severidade da condição de uma pessoa, pois quando os membros da rede social expressam suas preocupações e opiniões ao indivíduo, é porque consideram o problema suficientemente severo para intervir.

O DESAFIO DA INTERSETORIALIDADE

A abordagem das condições crônicas de saúde na perspectiva de promoção da saúde e qualidade de vida das pessoas, leva-nos a discutir o princípio da intersetorialidade, preconizado pelo sistema de saúde vigente, diante da conceitualização das redes sociais que apoiam essas pessoas, bem como ao entendimento da perspectiva de viver com essas doenças, que podem ser decorrentes de estilos de vida adotados por muitos anos ou chegar abruptamente a partir de um acidente ou agente infeccioso.

A fragmentação das ações de saúde e a falta de uma perspectiva de rede parece apresentarem-se como um dos grandes limites da gestão do SUS. Como já discutido, o termo rede sugere a ideia de articulação, conexão, vínculos, ações complementares, relações horizontais entre parceiros, interdependência de serviços, visando garantir a integralidade da atenção aos grupos sociais mais vulneráveis ou em situação de risco social e pessoal, como temos descrito com relação às pessoas com doença/situação crônica.

Assim, a organização em rede tem encontrado grandes desafios e nem sempre tem sido acompanhada de discussões que permitam pensar criticamente as intervenções realizadas e potencializar seus efeitos. Além disso, a invisibilidade das ações e práticas desenvolvidas impedem que essas disseminem e possam ser desenvolvidas de uma forma mais ampla.

As causas e as medidas de controle das doenças crônicas são complexas, sendo necessárias ações permanentes e múltiplas e que enfoquem não somente os indivíduos e as famílias, mas também os aspectos sociais, econômicos, emocionais e culturais determinantes dessas doenças. Esse enfoque parte do novo paradigma em saúde, que é o da promoção da saúde, que exige outras práticas de cuidado e ações.

Nesse sentido, surge a importância da ampliação das redes sociais, na perspectiva intersetorial, que incluem aquelas que articulam o conjunto das organizações governamentais, não governamentais e informais, comunidades, profissionais, serviços, programas sociais, setor privado, bem como grupos sociais primários, mais próximos das pessoas, como famílias, amigos e vizinhos. Estas buscam a melhoria das condições de saúde e vida das pessoas.

Assim, reporta-se a Meirelles[44] quando se afirma que a intersetorialidade é largamente preconizada pelas Conferências de Promoção da Saúde, mas sabemos que temos uma intersetorialidade débil e equipes com contradição entre o discurso e a prática no que se relaciona ao tema. Quando pensamos na relação entre os diversos setores da sociedade, acreditamos que seja necessária a discussão e a troca de experiências entre as pessoas que nelas atuam, visando instituir políticas que convirjam para esse fim. As convergências e as divergências, as ações e as retroações, as certezas e as incertezas, os problemas e as soluções presentes no movimento dialético da realidade social, histórica e cultural visam a novas políticas que promovam a melhoria da qualidade de vida dessa sociedade. Passa por uma abordagem múltipla, complexa, em uma rede de inter-relações. Pode propiciar uma nova visão para a ação, considerada um novo paradigma para o setor saúde.[44]

Do ponto de vista legal e normativo, a promoção da saúde faz parte do elenco de responsabilidades do Estado, enunciadas na conceitualização de saúde, nos princípios e diretrizes organizacionais do Sistema Único da Saúde (SUS), que contemplam a *participação comunitária* e a *integralidade* do sistema, com gestão descentralizada, e apontam para a *intersetorialidade*. Esses aspectos da política de saúde evidenciam as potencialidades para a construção de uma política de promoção da saúde que tenha como objetivos principais i) tornar as condições políticas, econômicas, sociais, culturais, ambientais e de conduta favoráveis para a saúde dos indivíduos e de suas comunidades no pressuposto ético de defesa da vida e do desenvolvimento humano; ii) reduzir as desigualdades quanto ao acesso às oportunidades para o desenvolvimento máximo do potencial de saúde. Ao SUS caberia um papel catalisador, facilitador e sinérgico na promoção das articulações intra e intersetoriais necessárias para o desenvolvimento de ações de cooperação governamental capazes de coordenar diferentes alternativas políticas, institucionais e sociais para a melhoria das condições e oportunidades para a saúde no território nacional.[45]

Neste sentido, a intersetorialidade, além de estar em intrínseca consonância com a amplitude do objeto saúde, tem como preceito a reestruturação e reunião de vários saberes e setores no sentido de um olhar mais adequado e menos falho a respeito de um determinado objeto, proporcionando uma melhor resposta aos possíveis problemas encontrados no dia a dia.[46]

Pode-se relacionar com as necessidades de saúde das pessoas com doença crônica, que se apresentam de formas múltiplas e exigem intervenções intersetorializadas. Ampliar a capacidade de resposta do setor diante da magnitude e da complexidade dos problemas de saúde da população é o desafio para a promoção da saúde.

A intersetorialidade deve ser entendida como um processo articulado e integrado de formulação e implementação de políticas públicas. Pressupõe a integração de estruturas, recursos e processos organizacionais e caracteriza-se pela corresponsabilidade dos diferentes setores da sociedade, no sentido do desenvolvimento humano e da qualidade de vida. Isso "significa a maturidade do setor público em realizar conjuntamente diagnóstico de problemas, identificar potencialidades e definir prioridades", contando com a participação dos setores governamentais, não governamentais, do empresariado e da sociedade civil.[45]

A intersetorialidade visa à mobilização social, fortalecendo a capacidade gerencial e técnica, propiciando soluções potenciais para os desafios encontrados. As estratégias de integração entre os setores podem trazer também para o âmbito da responsabilidade social os setores privados. A estratégia em rede cria novas possibilidades para a otimização de recursos financeiros e humanos, estimulando ações de prevenção e controle das doenças entre os setores da sociedade, incluindo o Estado.[44]

A articulação intersetorial, processo nem sempre fácil, requer que os distintos setores trabalhem juntos na construção de estratégias, políticas e planos de ação locais, bem como no estabelecimento de redes de corresponsabilização entre sujeitos e coletivos pela defesa e promoção de melhores condições de vida e saúde. Ampliar as redes de compromisso e corresponsabilidade significa, também, aumentar a participação comunitária e a ação coletiva local, envolvendo organizações não governamentais, o setor privado e as instituições de ensino e pesquisa, para que todos sejam partícipes na construção de modos de viver saudáveis.[47]

Há uma insatisfação presente no cotidiano dos profissionais de saúde em relação à atenção prestada aos usuários, pois há percepção de que não se dá conta de tudo e que, muitas vezes, não se conclui a atenção satisfatoriamente, ou seja, a resposta que se dá aos problemas nem sempre é a melhor, nem sempre é integral. Assim, a construção de um projeto mais amplo, mais efetivo e que possa agregar setores distintos e saberes específicos, é sem dúvida mais coerente do que o trabalho parcelar ou isolado.[46]

Nesse sentido, a Organização Mundial da Saúde,[1] ao elaborar critérios para os cuidados em doenças crônicas, afirma que os avanços no gerenciamento biomédico e comportamental aumentaram de forma significativa a capacidade de prevenir e controlar com eficiência condições crônicas como o *diabetes mellitus*, as doenças cardiovasculares, o HIV/Aids e o câncer. As crescentes evidências de várias partes do mundo sugerem que, ao receber tratamento eficiente, apoio ao autogerenciamento e seguimento regular, os pacientes apresentam melhoras. As evidências também demonstram que sistemas organizados de assistência (não apenas profissionais da saúde individualmente) são essenciais para produzir resultados positivos.

A promoção da saúde pode se configurar em duas dimensões, a intersetorialidade, entendida como convergência de esforços de diferentes setores governamentais e não governamentais para produzir políticas que ofereçam respostas às necessidades geradas, e a participação social, que se dá em diferentes contextos, na construção de agendas sociais, na perspectiva de formação de redes sociais promotoras de qualidade de vida. A intersetorialidade procura superar a visão isolada e fragmentada na formulação e implementação de políticas e na organização do setor saúde, objetivando um enfoque mais ampliado no atendimento das necessidades das pessoas que vivem em condições crônicas de saúde.

Além disso, reconhece-se que a colaboração intersetorial fora do setor da saúde é necessária para se atingir um impacto importante sobre as doenças crônicas. Pobreza, condições ambientais insalubres e baixa escolaridade são fatores que contribuem para a ocorrência de doenças crônicas e são influenciados pela situação geográfica e econômica. Ademais, fatores de risco de doenças crônicas, como alimentação não saudável e inatividade física, são afetados por setores como agricultura, transporte e comércio. Portanto, é preciso uma estratégia regional que aborde essa necessidade de ações abrangentes e integradas com setores fora do setor tradicional da saúde.[48]

É necessário desenvolver colaboração com setores fora do setor da saúde na análise da questão saúde, e não somente do setor saúde a fim de alcançar um impacto na prevenção e controle das doenças crônicas. A esse respeito, a colaboração é necessária, com os setores da sociedade (educação, comunicação, agricultura, transporte, economia e comércio, trabalho e renda etc.) incorporando seus conhecimentos sobre políticas públicas, assim como sobre o contexto social, econômico, político, geográfico e cultural no qual estão inseridos.

As discussões sobre a intersetorialidade precisam ser incorporadas na prática cotidiana dos profissionais da saúde, tendo em vista situar o setor saúde como uma área estratégica para o desenvolvimento de novas alianças ou parcerias sem, contudo, atribuir a responsabilização somente aos trabalhadores. Assim, também entendemos que a intersetorialidade é um conceito que necessita ser problematizado e investigado junto ao setor da saúde.[48]

Para alcançar essa integração e intersetorialidade propostas, devem-se realizar pesquisas e estimular a participação ativa de todos os recursos humanos e institucionais disponíveis, com canais de comunicação abertos entre esses recursos, sem esquecer, também, da divulgação de conhecimentos produzidos nesse contexto de rede, de modo a incentivar novos conhecimentos e novas práticas,[5] como propõe o NUCRON com o desenvolvimento do projeto de pesquisa "Redes sociais de pessoas com doenças crônicas", que tem estimulado vários estudos e olhares sobre o tema.

Assim, ao avançarmos no conceito de redes, podemos entendê-las como:

> [...] um sistema complexo, com seus nós e entrelaçamentos, considerada um fato social traz a reflexão sobre as práticas cotidianas e a realidade social. Como construção coletiva da organização dos atores sociais, as redes se definem à medida que são realizadas, possibilitando as interações horizontais, a organização de instrumentos de pressão, integrando os atores num circuito, ampliando a sociabilidade, confiabilidade, interconectando os diferenciados atores e setores sociais.[5]

À medida que as redes e os movimentos sociais constituem possibilidades de participação da sociedade civil, como também do Estado, podem-se alcançar transformações na sociedade política propriamente dita e na realidade social. Cientes de que a promoção da saúde e o atendimento às necessidades de saúde da população extrapolam seu contexto, tem-se esse desafio a enfrentar nas práticas rotineiras, considerando que a responsabilidade é coletiva.[5]

Este estudo concorda com Junqueira,[49] quando afirma que uma rede social se define durante seu próprio processo de construção, no qual estão envolvidos acordos de cooperação, reciprocidade e alianças entre organizações e pessoas na intervenção de uma realidade social complexa, buscando responder às necessidades da população de maneira integrada. É em si mesmo um fato social, ao mesmo tempo em que guarda grande potencial na ampliação da reflexão sobre as questões sociais, por meio da troca de conhecimentos proporcionada pela intersetorialidade e pela inclusão da participação dos usuários/pessoas que vivem a situação de saúde/doença.

Assim, também perpassa a mobilização social, visando à participação cidadã e ao fortalecimento de grupos sociais específicos, garantindo a participação nas instâncias de decisão das políticas públicas para a melhoria da qualidade de vida.

Enfim, as redes sociais são essenciais na promoção da saúde, pois por meio delas importantes condições que influenciam nos comportamentos de saúde de uma população podem ser trabalhadas, trazendo várias estratégias de intervenção.[50] As ações em rede, com efetividade em várias práticas de promoção da saúde, focando questões específicas apontadas como prioritárias pela comunidade, com definição de parceiros e cooperações em toda a sociedade, de forma a implantar ações intersetoriais, podem trazer uma resposta aos nossos anseios.

Consideramos que o viver em condições crônicas de saúde exige uma nova abordagem dos profissionais de saúde e enfermagem, que contemple as múltiplas dimensões envolvidas na questão. Essas múltiplas dimensões se traduzem em necessidades e potencialidades de cuidado, o que ainda apresenta vulnerabilidades, tanto nos aspectos da prática cotidiana como nas concepções teóricas que permeiam esse novo pensar em saúde.

REFERÊNCIAS BIBLIOGRÁFICAS

1. Organização Mundial da Saúde. Cuidados inovadores para condições crônicas: componentes estruturais de ação. Relatório mundial. Brasília: Organização Mundial da Saúde; 2003.
2. Reiners AAO, Azevedo RCS, Vieira MA, Arruda ALG. Produção bibliográfica sobre adesão/ não adesão de pessoas ao tratamento de saúde. Ciênc Saúde Coletiva 2008;13(Suppl 2):2299-306.

3. Oliveira VZ, Gomes WB. Comunicação médico-paciente e adesão ao tratamento em adolescentes portadores de doenças orgânicas crônicas. Estud Psicol 2004;9(3):459-69.
4. Wens J, Vermeire E, Royen PV, Sabbe B, Denekens J. GPs' perspectives of type 2 diabetes patients' adherence to treatment: a qualitative analysis of barriers and solutions. BMC Fam Pract. 2005 may 12;6(1):20.
5. Meirelles BHS. Redes sociais em saúde: desafio para uma nova prática em saúde e Enfermagem [Trabalho apresentado como requisito para o Concurso Público ao cargo de Professor-Adjunto]. Florianópolis: Universidade Federal de Santa Catarina. Curso de Enfermagem. Departamento de Enfermagem; 2004. p. 6,11.
6. Costa L et al. Redes: uma introdução às dinâmicas da conectividade e da auto-organização. Brasília: WWF-Brasil; 2003.
7. Camargo Jr KR. Um ensaio sobre a (in)definição de integralidade. In: Pinheiro R, Mattos RA. Construção da integralidade: cotidiano, saberes e práticas em saúde. Rio de Janeiro: Abrasco; 2007.
8. Sluzki CE. A rede social na prática sistêmica: alternativas terapêuticas. São Paulo: Casa do Psicólogo; 1997.
9. Brawley LR, Culos-Reed N. Studying adherence to therapeutic regimens: overview, theories, recommendations. Control Clin Trials 2000;21(5 Suppl 1):156s-163s.
10. Assunção TS, Ursine PGS. Estudo de fatores associados à adesão ao tratamento não farmacológico em portadores de diabetes mellitus assistidos pelo Programa Saúde da Família, Ventosa, Belo Horizonte. Cien Saude Colet 2008;13(Supl 2):2189-97.
11. Kenigsberg MR, Bartlett D, Cramer JS. Facilitating treatment adherence with lifestyle changes in diabetes. Am Fam Physician 2004 jan;69(2):309-16.
12. Reiners AAO, Azevedo RCS, Vieira MA, Arruda ALG. Produção bibliográfica sobre adesão/não-adesão de pessoas ao tratamento de saúde. Ciênc. Saúde Coletiva [periódico na internet]. 2008 Jan;13(Supl 2). Disponível em: http://www.scielo.br/scielo.php?script=sci_arttext&pid=S1413-81232008000900034&lng=pt. doi: 10.1590/S1413-81232008000900034. Acesso em: 27 mar. 2010.
13. Silva DMGV et al. Qualidade de vida de pessoas com insuficiência renal crônica em tratamento hemodialítico. Rev Bras Enferm 2002;55(5):562-67.
14. Kerkoski E. Qualidade de vida de pessoas com doença pulmonar obstrutiva crônica. [dissertação]. Florianópolis: Universidade Federal de Santa Catarina; 2007.
15. Marchi CLA. O significado do Cuidado/Tratamento realizado pelas pessoas com dor lombar crônica. [dissertação]. Florianópolis: Universidade Federal de Santa Catarina; 2007.
16. Mattosinho MMS. Itinerário terapêutico do adolescente com diabetes mellitus tipo 1 e seus familiares. [dissertação]. Florianópolis: Universidade Federal de Santa Catarina; 2004.
17. Souza SS. Representações sociais do viver com tuberculose. [dissertação]. Florianópolis: Universidade Federal de Santa Catarina; 2006.
18. Coelho MS. "A doença do pé": representações sociais de um grupo de pessoas com diabetes mellitus tipo 2. [dissertação]. Florianópolis: Universidade Federal de Santa Catarina; 2004.
19. Coelho MS. Representações sociais de familiares de pessoas com diabetes mellitus sobre essa condição crônica. [tese]. Florianópolis: Universidade Federal de Santa Catarina; 2008.
20. Sandoval RCB. Grupo de convivência de pessoas com diabetes mellitus e familiares: percepções acerca das complicações e das consequências sociais crônicas. [dissertação]. Florianópolis: Universidade Federal de Santa Catarina; 2003.
21. Francioni FF. Grupo de convivência: uma alternativa para o processo de aceitação do viver com diabetes mellitus. [dissertação]. Florianópolis: Universidade Federal de Santa Catarina; 2002.
22. Silva DMGV. Narrativas do viver com diabetes mellitus: experiências pessoais e culturais. Florianópolis: UFSC; 2001.
23. Althoff CR. Convivendo em família: contribuição para a construção de uma teoria substantiva sobre o ambiente familiar. [tese]. Florianópolis: Universidade Federal de Santa Catarina; 2001.

24. Marcon SS, Waidman MAP, Carreira L, Decesário MN. Compartilhando a situação de doença: o cotidiano de famílias de pacientes crônicos. In: Elsen I, Marcon SS, Silva MRS. O viver em família e sua interface com a saúde e a doença. Maringá: Eduem; 2004. p. 265-81.

25. Meneses MPR. Redes sociais pessoais: conceitos, práticas e metodologia. [tese]. Porto Alegre: Pontifícia Universidade Católica do Rio Grande do Sul; 2007.

26. Marteleto RM. Análise de redes sociais: aplicação nos estudos de transferência de informação. Ci Inf 2001 jan;30(1):71-81.

27. Griep RH, Chor D, Faerstein E, Lopes C. Confiabilidade teste-reteste de aspectos da rede social no Estudo Pró-Saúde. Rev Saúde Pública 2003;37:379-85.

28. Seeman TE. Social ties and health: The benefits of social integration. Annals of Epidemiology. 1996;6:442-51.

29. Dessen MA, Braz MP. Rede social de apoio durante transições familiares decorrentes do nascimento de filhos. Psicologia: Teoria e Pesquisa 2000;16(3). Disponível em: <http://www.scielo.br/scielo>. Acesso em: 27 ago. 2009.

30. Castells MA. Sociedade em Rede – a era de informação: economia, sociedade e cultura. São Paulo: Paz e Terra; 1999.

31. Dabas E, Perrone N. Redes en salud. Disponível em: http://www.pasteur.secyt.gov. ar/formadores/redsal-Dabas-Perrone. Acesso em: 4 maio 2009.

32. Petrini JC. A família e as políticas familiares. Anais do IV Congresso Norte-Nordeste de Psicologia. Salvador; 2005.

33. Valverde M. A transformação mediática dos modos de significação. Disponível em: http://www.facom.ufba.be/ Pos/monclar. Acesso em: 29 ago. 2009.

34. Valla VV. Redes sociais, poder e saúde à luz das classes populares numa conjuntura de crise. 2000. Disponível em: http://www.scielo.br/pdf/icse/v4n7/04.pdf. Acesso em: 18 set. 2003.

35. Pedro ICS, Nascimento LC, Rocha SMM. Social support and social network in family nursing: reviewing concepts. Rev Latino-Am Enfermagem 2008 Abr;16(2):324-7. Disponível em: http://www.scielo.br/scielo.php?script=sci_arttext&pid=S0104-11692008000200024&lng=pt.   doi: 10.1590/S0104-11692008000200024. Acesso em: 20 jan. 2009.

36. Cunha MA, Silva DMGV, Souza SS, Martins ML, Meirelles BHS, Bonetti A et al. Suporte social: apoio a pessoas com doenças crônicas. Anais da XIV Jornada de Jovens Pesquisadores da AUGM. Campinas; 2006.

37. Galastro EP, Fonseca RMGS. A identidade masculina e feminina na visão dos profissionais de saúde de um serviço de saúde reprodutiva. Reme: Rev Min Enferm 2006 jan;10(1):37-40.

38. Mattosinho MMS, Silva DMGV. Itinerário terapêutico do adolescente com diabetes mellitus tipo 1 e seus familiares. Rev Latino-Am Enferm 2007;15(6):432-8.

39. Ministério da Saúde (Brasil). Secretaria de Atenção à Saúde. Núcleo Técnico da Política Nacional de Humanização. HumanizaSUS: Documento base para gestores e trabalhadores do SUS. Brasília: Ministério da Saúde; 2008.

40. Ministério da Saúde (Brasil). Secretaria de Atenção à Saúde. Política Nacional de Humanização da Atenção e Gestão do SUS. Clínica ampliada e compartilhada. Brasília: Ministério da Saúde; 2009.

41. Dantas RAS, Pelegrino VM, Garbin LM. Avaliação do apoio social e sua relação com variáveis sociodemográficas de pacientes com insuficiência cardíaca em seguimento ambulatorial. Ciênc Cuid Saúde 2007 out/dez;6(4):456-62.

42. Dias J, Nascimento LC, Mendes IJM, Rocha SMM. Promoção de saúde das famílias de docentes de enfermagem: apoio, rede social e papéis na família. Texto contexto – enferm 2007;16(4):688-695. Disponível em: http://www.scielo.br/scielo.php?script=sci_arttext&pid=S01040707200700 0400013&lng=pt&nrm=iso. doi: 10.1590/S0104-07072007000400013. Acesso em: 12 ago. 2008.

108 CONDIÇÕES CRÔNICAS E CUIDADOS INOVADORES EM SAÚDE

43. Salgado-de Snyder N, Díaz-Pérez MJ, González-Vázquez T. Modelo de integración de recursos para la atención de la salud mental en la población rural de México. Salud Publica de México 2003;45(1):19-26. Disponível em: www.insp.mx/salud/index.html. Acesso em: 19 dez. 2003.

44. Meirelles BHS. Viver Saudável em Tempos de Aids: a complexidade e a interdisciplinaridade no contexto da prevenção da infecção pelo HIV. [tese]. Florianópolis: Universidade Federal de Santa Catarina; 2003.

45. Ministério da Saúde (Brasil). Secretaria de Atenção à Saúde. Política Nacional de Promoção da Saúde. Anexo 1. Brasília: Ministério da Saúde; 2008. p. 12.

46. Paula KA, Palha PF, Protti ST. Intersetorialidade: uma vivência prática ou de Saúde da Família do Distrito Oeste – Ribeirão Preto. Interface (Botucatu) 2004 mar;8(15):331-48.

47. Ministério da Saúde (Brasil). Secretaria de Vigilância à Saúde, Secretaria de Atenção à Saúde, Diretrizes e recomendações para o cuidado integral de doenças crônicas não-transmissíveis: promoção da saúde, vigilância, prevenção e assistência. Brasília: Ministério da Saúde; 2008.

48. Organização Pan-Americana da Saúde. Estratégia e plano de ação regional para um enfoque integrado à prevenção e controle das doenças crônicas. Washington (DC): Opas; 2007.

49. Junqueira LAP. Intersetorialidade, transetorialidade e redes sociais na saúde. Revista de Administração Pública-RAP 2000;(6):35-45.

50. Hurrelmann K. Gesundheitssoziologie – Eine Einführung in sozialwissenschaftliche Theorien von Krankheitsprävention und Gesundheitsförderung. Weinheim/München: Juventa; 2000. p. 227.

7 Familiares de pessoas com *diabetes mellitus* tipo 2: concepção da doença, comportamentos e vulnerabilidades

MARIA SELOI COELHO
BRIGIDO VIZEU CAMARGO

INTRODUÇÃO

O *diabetes mellitus* (DM) é um grupo de doenças metabólicas caracterizado por hiperglicemia resultante de defeitos na ação da insulina, na sua secreção, ou em ambas. A hiperglicemia crônica do DM é associada com a disfunção e falência de vários órgãos, especialmente olhos, rins, nervos, coração e vasos sanguíneos.[1]

O aumento da incidência de DM em países em desenvolvimento é particularmente preocupante. Essa condição crônica é o principal fator de risco para cardiopatia e doença cerebrovascular e, normalmente, ocorre associada à hipertensão arterial, outro fator de risco para problemas crônicos. Esses países contribuem com 3/4 do total de pessoas com DM no mundo. Segundo dados estatísticos, em 1995, havia 135 milhões de pessoas com essa doença. Em 2000, o valor aumentou para 171 milhões, e as projeções apontam que esse número poderá atingir 300 milhões em 2025.[2,3]

As implicações do DM para o sistema de saúde, considerando apenas aspectos clínicos, refletem somente parte dos prejuízos causados para as pessoas, seus familiares e a sociedade. Os custos indiretos, como morte prematura, incapacidade, absenteísmo, diminuição do retorno da educação oferecida ao indivíduo, diminuição da renda familiar, aumento de aposentadorias precoces e desemprego, têm implicações substanciais para a vida dos envolvidos e para a sociedade. Aliam-se, ainda, os custos intangíveis, como o da sobrecarga psicológica da pessoa e o prejuízo de sua qualidade de vida e bem-estar. Estes, de grande repercussão, não podem ser mensurados de forma objetiva.[2-5]

O DM, portanto, apresenta-se como uma doença crônica com grandes consequências para a pessoa que vive com ela e toda a sua rede familiar e social mais ampla. A integração dessa rede pode ter implicações significativas na superação das complicações da doença e nos custos físicos, afetivos, sociais e econômicos que resultam dela, bem como na possibilidade de sua prevenção. Essa integração da rede social passa pela compreensão da realidade da pessoa que possui a doença e do familiar, que pode ser vulnerável a desenvolvê-la, como subsídio para a comunicação e articulação entre as partes e o fortalecimento da rede em benefício de todos.

Descobrir-se com DM é um fato inesperado na vida de qualquer pessoa. A partir desse acontecimento, a pessoa irá se confrontar com a difícil tarefa de definir qual o significado que a condição crônica terá em seu futuro. O diagnóstico pode gerar conflitos internos, diminuição da autoestima e desestabilização da vida do doente. A palavra "limite" pode passar a regrá-lo por toda vida.[6] Surge a necessidade de avaliação dos padrões e hábitos de vida para uma transformação, visando à manutenção da qualidade de vida. A descoberta da doença afeta todo o processo de viver, implicando o redirecionamento no modo de vida e o repensar sobre o cuidado que a pessoa tem consigo.[7]

Os familiares em convívio comum compartilham e observam os cuidados e enfrentamentos da pessoa com DM, registrando essa experiência. Dessa forma, a doença passa a ter para eles um significado, segundo a realidade do senso comum. É uma experiência própria, na qual são vivenciados os sentimentos e os enfrentamentos negativos e/ou positivos. Ao falar em DM, esses familiares vão construir uma imagem mental dessas experiências, que podem ser manifestadas por meio das representações sociais. Estas podem ser entendidas como "uma forma de conhecimentos, socialmente elaborada e partilhada, tendo uma visão prática e concorrendo para a construção de uma realidade comum a um conjunto social".[8]

A sociedade de comunicação moderna depende da possibilidade de transformar um tipo de conhecimento em outro, de trabalhar a cultura, principalmente a linguagem e os comportamentos com grande importância social.[9] Assim, as abstrações científicas chegam ao cotidiano, no qual são familiarizadas pelos atores sociais. A teoria das representações sociais procura compreender esse processo. Para isso, é fundamental conhecer o contexto de ocorrência, sua época e circunstâncias pelas quais as abstrações foram necessárias. Quando se pensa na complexidade de relações mantidas pela pessoa no seu espaço social, pode-se compreender que as representações sociais têm uma ligação intrínseca com a pluralidade do meio ambiente, no qual circulam diferentes visões de mundo, ideologias e crenças que mobilizam atitudes e posicionamentos.[10]

Evidências têm mostrado, com frequência, a ação dos aspectos familiares na origem das doenças. Nesse sentido, os determinantes biológicos e os correspondentes à carga genética são objeto de consideração.[11] No caso do DM, a etiologia é complexa e não totalmente conhecida. Entretanto, estão sendo feitos progressos na compreensão da base genética desse distúrbio, considerado multifatorial, por ser causado pelo efeito aditivo de muitos fatores genéticos e ambientais.[12-14]

Atualmente, a definição dos tipos de DM está baseada na sua etiologia, e não no tipo de tratamento. Portanto, as classificações antigas de DM insulino-dependente e DM insulino-independente não devem mais ser usadas. A classificação proposta pela Organização Mundial da Saúde (OMS) e pela Associação Americana de Diabetes (ADA) inclui quatro classes clínicas: DM1, DM2, outros tipos específicos de DM e DM gestacional.[1]

No DM2, abordado neste estudo, os riscos de desenvolvimento em parentes em primeiro grau são mais altos do que o DM1, variando de 10 a 15%. A possibilidade dessa ocorrência entre gêmeos monozigóticos é de 50 a 90% e, entre dizigóticos, é de 10%. Esses números levam à associação de fatores genéticos na gênese do DM2.[12,15,16]

Agora, quanto à forma mais comum do DM2, acredita-se que a predisposição genética seja composta por inúmeros genes, que interagem com fatores ambientais, promovendo a hiperglicemia. Essa forma poligênica de DM2 tem início tardio e não se conhece o modo de transmissão desses genes, mas, provavelmente, não se trata de autossômico dominante ou recessivo, constituindo um modo de transmissão complexo.[16]

A hereditariedade do DM2 traz a situação de vulnerabilidade à doença para os familiares, principalmente às gerações mais próximas (filhos e netos). Alguns autores associam a vulnerabilidade à suscetibilidade a agravos ou riscos, em uma tentativa de sair do conceito mais restrito de comportamento e grupo de risco.[17] A ampliação por meio da noção de vulnerabilidade associa outros elementos, que interagem com os indivíduos e as populações, compondo os fatores de risco e de proteção à saúde. A dinâmica e a percepção dessa situação pelos familiares das pessoas com DM vão compor, ou não, a vulnerabilidade dessas pessoas. Nessa dinâmica, a hereditariedade poderia atuar como fator de risco, pelo fato de a carga genética ser propensa ao desenvolvimento de DM ou, em uma perspectiva diferente, como mobilizadora de fatores de proteção, quando ela estimula a busca de conhecimentos e hábitos saudáveis.

O estilo de vida que compõe as relações do sujeito, em nível pessoal, com os outros e com o ambiente, pode ser visto como fator tanto de risco (hábitos prejudiciais à saúde) quanto de proteção (hábitos que visem à promoção da saúde). Assim, também o risco percebido pela pessoa pode levá-la a uma situação de medo ou de fuga, aumentando sua vulnerabilidade. Associa-se, ainda, a percepção que o indivíduo tem da capacidade de poder realizar ações de prevenção e sua expectativa nos resultados, que podem interferir na vulnerabilidade, quer no seu aumento quer na sua redução.

Existe certa tendência a supor que a presença de um componente genético significa que o curso de uma doença não pode ser alterado, o que não é verdade. A maioria dos distúrbios tem componentes tanto genéticos quanto ambientais. Assim, modificações no meio ambiente, como dietas, exercícios físicos e redução de estresse, podem, em geral, reduzir significativamente o risco. Essas alterações podem ser importantes para pessoas com história familiar de DM e podem, em geral, beneficiá-las com alterações no estilo de vida. Pela identificação do risco genético, esses indivíduos podem intervir buscando a prevenção mais efetiva.[12]

Para a eficácia das ações de saúde devem ser considerados, além dos aspectos genéticos e metabólicos, os fatores culturais e comportamentais, determinantes para o DM, pois podem ser trabalhados para prevenir ou, caso contrário, agravam o problema e as complicações decorrentes.

Nesse sentido, serão discutidos resultados de uma pesquisa que aborda as representações sociais de familiares de pessoas com DM fundamentada na teoria das representações sociais, proposta por Serge Moscovici (1961), buscando assinalar alguns aspectos da doença, visíveis por pessoas se sentem próximas. Esses aspectos são informações significantes da realidade social e imprescindíveis para a compreensão do fenômeno social do DM, afetando a percepção da vulnerabilidade à doença e os comportamentos para prevenção dessa condição.[18]

Para compreender essas representações, utilizaram-se como técnicas de coleta de dados a evocação livre de palavras, com 100 participantes, dos quais 22 responderam às entrevistas semiestruturadas. Foi feita uma análise de conteúdo categorial-temática, que seguiu três etapas: pré-análise, exploração do material e tratamento dos resultados obtidos e interpretação. A análise das evocações livres foi realizada com auxílio do *software Ensemble de Programmes Permettant l'Analyse des Evocations* (Evoc). Os resultados da pesquisa serão apresentados em três dimensões que se inter-relacionam: dimensão informação/conhecimento; significados emocionais: dimensão afetiva; dimensão comportamento/ação do familiar da pessoa com DM.

DIMENSÃO INFORMAÇÃO/CONHECIMENTO

O conhecimento social refere-se às dinâmicas da estabilidade e das mudanças.[19] A representação social é uma forma de conhecimento na qual se observa uma modelização do

112 CONDIÇÕES CRÔNICAS E CUIDADOS INOVADORES EM SAÚDE

objeto, diretamente legível, em diversos suportes linguísticos, comportamentais ou materiais. Trata-se de um conhecimento diferente do científico, adaptado à ação sobre o mundo e mesmo corroborado por ela.[8]

A informação é apresentada como uma das dimensões das representações sociais, assim como a atitude e o campo. Um mínimo de informação deve ter uma atitude e uma construção cognitiva compartilhada que estruture alguns elementos.[20]

O conhecimento refere-se à dimensão da informação dessas representações por parte dos familiares de pessoas com DM. Para a pessoa que adoece e sua família existe uma exigência de compreender seu estado. Para elas, a doença não é somente um conjunto de sintomas, mas uma alteração que ameaça a condição de normalidade. O diagnóstico estabelecido pelo médico não é suficiente para responder às questões que emergem, e elas buscam nas informações que possuem, nas experiências e nas relações sociais as respostas aos seus questionamentos. Para os grupos sociais, a doença é interpretada de maneira específica, segundo o imaginário coletivo, mas a própria noção de doença serve também de suporte à expressão de crenças e valores mais amplos. A concepção que se tem de doença manifesta nossa relação com a ordem social e a experiência pessoal/coletiva transcende a esfera médica, assumindo rédeas em todo o contexto social. Esse fato é bem observado no caso da doença crônica, pois para conviver com ela se ultrapassam todas as fronteiras da medicina, encontrando diversos atores sociais.[21-22]

O DM foi representado pelo grupo e pesquisado como uma doença de cuidado, incurável (que provoca alterações e complicações), considerada difícil, pois abala o emocional, e ainda uma doença hereditária e prevenível. Essa representação tem expressão no cotidiano dessas pessoas e está relacionada às práticas sociais ligadas ao DM. Dessa forma, a doença passa a ter suas representações inter-relacionadas a esse modo de viver. Aqui, o cuidado e a prevenção relacionam-se ao fazer, à hereditariedade e às alterações/complicações ao perceber/observar e o emocional ao sentir. Estes são elementos presentes no processo de enfrentamento, no qual as pessoas têm atitudes e comportamentos/ações perante a doença, que são presenciadas, quando não partilhadas, pelos familiares, que as incorporam, configurando-as como representações do DM.

DOENÇA DE CUIDADO

A necessidade de cuidado com o DM foi expressa pela maioria dos participantes da pesquisa. Por ser uma doença crônica requer cuidados para seu controle. Essa informação é amplamente divulgada para a população tanto pela mídia como pelos serviços de saúde ou por outros meios de comunicação social. Além disso, a pessoa com DM pode adotar os cuidados com a doença ou comentar sobre sua importância com a família. Essas informações e experiências contribuíram para a representação de doença de cuidado, que parece central para a sua compreensão, permeando tanto a busca para viver melhor e evitar complicações como a própria prevenção do DM.

> Eu sei que o diabetes é uma doença que dá para controlar, mas tem que se cuidar para não dar complicação.

O cuidado é – e sempre será – indispensável à perenidade de todo o grupo social, sendo essa função primordial à sobrevivência de todos os seres vivos. Porém, esse cuidado vai sofrendo alterações entre os homens, em função das dinâmicas sociais, econômicas e culturais.[23]

O cuidado está incorporado nas atividades do dia a dia, mesmo que normalmente as pessoas não pensem muito nele, como quando se alimentam, realizam a higiene e em outras situações que fazem parte da rotina diária. No entanto, quando vivenciam uma situação de doença que está associada a alguns cuidados, estes passam a ser objetos dos seus pensamentos e, como tal, alimentam as suas reflexões e a elaboração dos significados e conhecimentos sobre ele, o que os auxiliam no enfrentamento da doença.

Cuidar é manter a vida, garantindo a satisfação de um conjunto de necessidades indispensáveis à vida, mas que são diversificadas na sua manifestação. Os hábitos próprios de cada grupo nascem das diversas respostas às necessidades dos seus familiares.[23] O cuidar de outra pessoa, no sentido mais significativo, é tentar ajudá-la a crescer e a se realizar. Cuidar de alguém é um processo, um modo de se relacionar com o outro, que envolve progresso e cresce em confiança mútua, provocando uma profunda e qualitativa transformação no relacionamento. Por meio do cuidado, o ser humano vive o significado de sua própria vida.[24]

O cuidado também surgiu com outra conotação, acompanhando a percepção de dificuldade no enfrentamento, desencadeando sentimentos negativos, como o sofrimento. Então, ao ser referido como necessário, o cuidar de alguém passou a ser um sacrifício, uma situação que priva e tolhe a liberdade da pessoa de decidir o que fazer ou comer, nos horários que quiser. O olhar para si e ter de manter uma rotina de cuidados foi visto como um estressor.

> A pessoa tem que fazer uma dieta balanceada, não pode comer doces, não é uma coisa fácil não.

No DM, o cuidado parece funcionar como uma linha norteadora, que segue determinado caminho. É percebido como responsável por prolongar a vida e prevenir complicações. O "ter que cuidar" parece trazer uma conotação de preocupação, obrigação, apesar de ser considerado a fórmula mais poderosa para a superação dos medos e consequências.

> O diabetes é uma doença que tem que ter muito cuidado, tem que ser uma pessoa que pratique muito exercício, que cuide da alimentação. Porque se não cuidar da alimentação e não fizer exercício, o diabetes vai lá em cima e pode ficar mais difícil, é muito preocupante.

O cuidado específico com a doença parece ancorar-se nos discursos da Biomedicina, envolvendo a tríade: alimentação, medicação/insulina e atividade física, referida pela literatura científica[1] como a base para o cuidado do DM, incluindo aspectos do acompanhamento com o profissional de saúde, como a verificação da glicose capilar e orientações. Assim, a definição dos elementos do cuidado relaciona-se a informações prescritivas, que são incorporadas pelas pessoas com DM e familiares e representadas segundo suas vivências diárias com a doença.

O DM tem significado que, a partir da sua descoberta, o cuidado passa a ser uma situação pensada e discutida, como integrante essencial do viver com a doença e pode guiar para o viver saudável, assim ele é tido como motivador da esperança de uma maior qualidade de vida e de afastar preocupações com complicações. É importante exercer o domínio sobre si mesmo, estabelecendo a confiança e disposição para assumir o controle sobre os acontecimentos.[7] Ao mesmo tempo, o cuidado traz limitações e desprazeres, visto como uma obrigação que deve ser assumida por toda vida.

DOENÇA INCURÁVEL QUE PROVOCA ALTERAÇÕES E COMPLICAÇÕES

As interpretações da doença e da sua terapia variam de uma sociedade para outra, de pessoa para pessoa, e são inclusive evolutivas em uma mesma rede social. Mas existem permanências, constantes da experiência mórbida e da esperança de cura que podem ser identificadas por meio de suas representações.[25] A doença é um processo que requer interpretação e ação no meio sociocultural, o que implica uma negociação de significados em busca da cura.[26]

O conhecimento produzido sobre o DM levou à sua representação incurável, que provoca alterações no organismo e pode levar a complicações. Essa condição reforça a importância do seu enfrentamento, da relação com o cuidado e o modo de viver, uma vez que a pessoa terá de conviver com a doença durante toda a vida. Essa noção não anula a busca pela cura, pois, mesmo que pareça distante, a esperança foi citada pelos integrantes do estudo.

> [...] sei que por enquanto não existe a cura, mas já tem algo assim, que se fala que tem cirurgia, que pode existir cura.

Ao falar da esperança de vida com DM, verifica-se uma crença na possibilidade de transcender uma situação difícil que impulsiona para uma vida com mais qualidade, pois favorece a sensação de alegria e permite acreditar na própria força interior. Isso mobiliza a energia para algo positivo, mantendo a pessoa envolvida com a vida, e não somente com a doença ou a expectativa de complicações. Melhorar o nível de esperança é dar poder para controlar a própria vida e manter um sentimento de bem-estar e confiança no futuro.[7]

Mesmo mantendo a esperança presente em seus pensamentos, a visão real e expressa pela maioria dos participantes foi do "ter de conviver com o DM para sempre".

> Eu vejo falar que é ruim. É uma doença incurável, não tem cura.

Uma das finalidades perseguidas pelas pessoas envolvidas com a doença crônica é a normalização. Essa normalização nunca é o retorno à situação anterior, pois a doença não tem cura. É a construção de uma nova atitude natural para a situação da pessoa doente. Isso será aceito na medida em que o novo modo de vida estiver em concordância com os valores dos envolvidos.[21-27]

Com a doença crônica, a pessoa aprende a conviver com as limitações impostas por ela e as exigências da vida social, profissional e familiar. Nesse convívio, a doença passa a ser incorporada na sua vida cotidiana, modificando o seu estilo de vida. Em todos os lugares da vida social, essa pessoa vai deparar-se com situações que a levem a fazer escolhas e tomar decisões. As doenças de longa duração afetam todos os aspectos da vida da pessoa, inclusive sua identidade. Elas alteram as rotinas do dia a dia, sendo necessário rever seus comportamentos usuais e o conhecimento empírico, que são a base da existência individual, tal como sua vida na família e no trabalho.[27]

Representado por suas alterações, o DM foi associado a um organismo que não funciona direito, levando-o a não produzir insulina, o que repercute em alterações do açúcar no sangue.

> Que é uma alteração, o organismo deixa de produzir insulina, que é natural, e daí tem que acontecer a reposição através da medicação. Às vezes abaixa, às vezes fica alta. Se abaixar muito, eles chamam de hipoglicemia, pode entrar em choque, daí tem que comer alguma coisa, eu não sei bem.

Esse conhecimento explica o que ocorre no organismo, em razão da doença, aproximando-se do discurso da ciência, que por meio do poder das comunicações sociais chega ao cotidiano das pessoas, sendo reconstruído de modo a tornar-se acessível e compreensível por esses sujeitos sociais. Aliadas a essas informações estão as relações com as pessoas com DM e com os profissionais de saúde, que contribuem para tecer uma maneira de pensar a doença, que no grupo teve proximidade com o discurso da ciência As orientações fornecidas pelos serviços de saúde não ficam restritas à pessoa com a doença, mas estendem-se para a família, que, ao assumir o cuidado de seus membros, torna-se conhecedora dessas informações.[28] Assim, esses familiares tentam estabelecer a relação de causalidade da doença, fazendo associações com as informações que recebem, discutindo e interpretando no seu meio social.

A compreensão de que a glicose alterada no sangue pode tanto subir quanto descer estava presente, havendo referências para fatores relacionados, como o estresse. O estresse provém de demandas do ambiente exterior ou interior e é cognitivamente avaliado pela pessoa como consumindo ou excedendo seus recursos para manter o bem-estar.[29]

> Eu sei pelo convívio com a minha avó, ela usava glicose, ficava medindo o grau de glicose. Eu sei que o estresse também aumenta o nível do diabetes, do colesterol também.

Por causa das alterações provocadas pela doença, surgem manifestações físicas, relatadas como emagrecimento, queixas de tonturas, mal-estar e boca seca.

> Sei lá, é muito estranho saber que ela dava tontura, dava muito mal-estar, boca seca, ela não conseguia quase ver, agora ela disse que está quase cega.

Essas alterações, percebidas como significativas pelo grupo, incluem-se na sintomatologia e manifestação do DM, observáveis por pessoas com relacionamento próximo, e são indicativos importantes para avaliação do controle da doença.

Os acontecimentos de relevância na vida das pessoas necessitam de uma explicação, na tentativa de compreender o que está acontecendo e suas causas. O fenômeno do adoecer não escapa a essa exigência. A pessoa que percebe uma sensação desagradável e estranha tenta decodificá-la, compará-la a outros acontecimentos, e decidir o que fazer. Deve explicar, também aos outros, o que está sentindo, se deseja receber ajuda. Essa elaboração não é apenas individual, mas está ligada ao social e à cultura, os dados são interpretados em função dos contextos nos quais se produzem.[21]

Assim, como as alterações do DM, suas complicações são muito difundidas pelos serviços de saúde, muitas vezes como forma de persuadir as pessoas a aderirem ao tratamento para preveni-las. Com frequência, no senso comum, a representação do DM está associada à visualização dessas complicações em pessoas do seu convívio social. É referida como "doença que complica", apresentando sintomas, como a hipoglicemia, que pode levar ao choque.

As complicações crônicas do DM, por seu caráter de irreversibilidade, são as mais marcantes e representativas na doença. A dificuldade cicatricial foi associada ao risco de se machucar, os problemas de visão, representados principalmente pela cegueira, estiveram muito presentes, especialmente como precursores de medo, e os problemas com os pés foram manifestados relacionando-os à amputação. O DM associado ao infarto foi apresentado como situação agravante, pois pode levar à morte.

> Eu sei que o organismo não tem mais, não produz insulina. Envolve a visão. Assim alguma coisa que ela machuque que não vai ter aquela recuperação.

> Eu só sabia que aquilo era ruim para ela, que tinha que está sempre no tratamento. Para mim é uma doença que tu tens que tratar para não vir mais consequências, o açúcar subir muito e vir a acontecer alguma tragédia... Morte, acho eu.

A representação como doença incurável causadora de alterações e complicações foi muito marcante nos filhos e netos de pessoas com DM, ancorada no medo do desconhecido e na irreversibilidade da situação. Sem cura, a doença afasta essas pessoas da vida anterior, trazendo sentimento de pesar acompanhado das novas incumbências, representadas pelo cuidado. A convivência com os riscos, como as complicações, é uma ameaça para a pessoa, que se sente invadida por possibilidades de perdas maiores, inclusive da própria vida. A complexidade que permeia a vida com DM, tanto na pessoa de um ente querido quanto na percepção de sua própria vulnerabilidade à doença, traz a imagem do DM como doença difícil.

DOENÇA DIFÍCIL QUE ABALA O EMOCIONAL

Imbricados nas percepções do DM, como doença que requer cuidados, na maioria das vezes, difíceis de serem seguidos com regularidade, com a impossibilidade de cura, exigindo ao mesmo tempo cuidados constantes, o convívio com as alterações e a possibilidade de complicações fazem que a doença seja sentida como difícil. Tem, portanto, difícil tratamento e convívio, que abala o estado emocional, provocando sentimentos negativos.

A doença acarreta, muitas vezes, um choque emocional para a pessoa, que não está preparada para conviver com as limitações decorrentes da condição crônica. Assim, a doença quebra a harmonia orgânica e transcende a pessoa que a possui, interferindo na vida familiar e social, afetando seu universo de relações.[30]

A experiência da doença e do seu enfrentamento repercute na avaliação da dificuldade. Observou-se que quanto maior for a referência de sofrimento do familiar que tem DM maior será essa repercussão na representação. Os sentimentos de medo, tristeza e sofrimento foram bem expressivos, tanto relacionados ao familiar com DM como a si próprios. Ao outro, após o diagnóstico e com a percepção de que a doença quando está em estágio avançado, causa tristeza, surgem as dificuldades. Olhar o familiar, que parece estar sofrendo, fará que ele sofra também. Lembrar da possibilidade de virem a passar pela mesma situação, diante do reconhecimento da hereditariedade, agrava esse sentimento.

> Quando está avançado como é triste, a pessoa sofre.

> Que abala também muito o emocional dessas pessoas que têm a doença. Acho que ela não é tão simples assim como se pensa. Se for ver a fundo, não é uma doença simples, porque ela abala a pessoa. Tem que mudar o estilo de vida dela porque um órgão não está funcionando direito, tem várias complicações.

> Aquilo ali me dava pavor, dava muito medo. Porque é genético, eu digo: Um dia, será que eu não vou ter?

A cultura apresenta uma linguagem própria de sofrimento, que faz ligação entre a experiência subjetiva de comprometimento do bem-estar e seu reconhecimento social.[31] O sofrimento pode ser demonstrado nos termos de uma alteração no modo de agir, como isolamento, silêncio, interrupção do tratamento, entre outras mudanças no comportamento. Seja qual for a forma de expressão, o seu entendimento constitui a parte intrínseca da compreensão da natureza do sofrimento humano e das muitas dimensões das doenças. O sofrimento refere-se à dor interior que envolve a memória, a imaginação e a inteligência e, por isso, pode estender-se a mais objetos do que a dor puramente física e exterior. Inclui o passado, o futuro, o fisicamente ausente, porém presente no espírito.[32] Esse tipo de dor é maior e pode representar males muito maiores que os sentidos pelo corpo. A capacidade de representar e se imaginar com algumas doenças e ter medo delas, mesmo que não estejam presentes fisicamente, faz que aumente o sofrimento. Este pode ser expresso por sentimentos como tristeza, angústia, temor e desespero.

Existe uma pluralidade de interpretações do sofrimento humano, assim como de seus enfrentamentos. Essa diversidade de interpretações relacionadas ao adoecer e às suas consequências, bem como às práticas adotadas, guardam estreita relação com os grupos sociais de pertença da pessoa, e devem ser compreendidas e respeitadas, diante da complexidade que envolve as relações pessoais, grupais, intergrupais e sociais.

DOENÇA HEREDITÁRIA E PREVENÍVEL

Os filhos ou netos de pessoas com DM do tipo 2 percebem-no como uma possibilidade, relacionando a isso a influência genética e os hábitos alimentares. A relação com a hereditariedade, para quem observa no dia a dia a doença se manifestar entre os membros de sua família, torna-se um indicativo muito forte de que um dia também a terão.

Ao falarmos sobre causas endógenas e exógenas das doenças, pensamos nas doenças de origem genética como doença-herança. Porém, a causalidade original de uma enfermidade poderá ser considerada exógena ou endógena, caso se considere preferencialmente a reação do organismo ou o agente de excitação ou de infecção. Mas, nessas condições, torna-se difícil, para não dizer impossível cientificamente, esclarecer a pluralidade dos fatores que intervêm em qualquer das doenças, separando o que vem de dentro do que vem de fora da pessoa.[25]

No grupo pesquisado, a relação com o surgimento do DM manifestou-se principalmente pela presença de histórico familiar, porém um componente de possível modificação também surgiu: a alimentação. Para o grupo, a questão genética é forte, mas ao associar-se à irregularidade na alimentação, como gostar muito de doces, na visão dessas pessoas, aproxima-os do risco de contrair o DM.

A relação com o cuidado alimentar é muito forte, tanto que aparece como prevenção da doença. As pessoas que cuidam da alimentação, ou seja, não comem muitos doces, massas e procuram controlar, veem nesse ato o afastamento do DM. O cuidado e a manutenção de uma vida saudável fizeram alguns dos participantes considerarem negativa a possibilidade de virem a ter a doença no futuro.

Observou-se que para a maioria dos familiares do estudo a doença também apresenta uma representação de doença hereditária, que se articula e ao mesmo tempo poderia se contrapor à doença de cuidado. A hereditariedade é vista como um componente interno ao indivíduo, que provoca medo e preocupação, e o cuidado como algo externo. A combinação dessas duas representações parece ser importante, porém nem sempre as pessoas fazem essa articulação de maneira clara, geralmente as tratam como duas possibilidades.

118 CONDIÇÕES CRÔNICAS E CUIDADOS INOVADORES EM SAÚDE

A hereditariedade, se pensada como fatalidade, como algo sem volta, pode induzir ao não cuidado, por não haver nada que possa ser feito.

A herança familiar e a alimentação errada, quando associadas, fortalecem o pensamento de ter a doença no futuro, mas, quando a alimentação se torna correta ou saudável, parece ocorrer um equilíbrio de forças, nas quais o peso maior da causalidade da doença é dado aos hábitos alimentares, abrindo a possibilidade para a prevenção. Assim, quanto à representação das causas do DM, manifestaram-se no grupo a hereditariedade e a alimentação, fatores estes vistos como internos e externos à pessoa. Essas idealizações são verdadeiros modelos etiológico-terapêuticos, que são vivenciados empiricamente pelas pessoas interessadas.[25]

Ao discutirmos questões que envolvem a prevenção do DM, devem ser consideradas várias influências, do próprio sujeito e do seu ambiente, mas o primordial é ver a pessoa como autêntico polo de conhecimentos e representações. Na prevenção do DM, observamos uma relação entre a hereditariedade e a alimentação que aparecem como representativos na causalidade da doença, no cuidado e sua prevenção. Esta última, assim como o cuidado com a doença referido anteriormente, associou-se principalmente aos hábitos alimentares, procurando balancear as refeições com alimentos saudáveis e sem doces. O açúcar aparece relacionado ao desenvolvimento da doença, e sua restrição, à prevenção. Isso pode estar relacionado à observação dos efeitos diretos da alimentação nas alterações glicêmicas, tanto na sua elevação quanto na sua queda, que são mais facilmente percebidas pela sintomatologia.

> O diabetes pode ser prevenido se fizer as coisas certas, tipo não comer doçura, não comer comida muito gordurosa. Tem que ter bastante salada junto, beterraba, essas coisas.

A manifestação significativa da consideração acerca da possibilidade de prevenção da doença aparece em alguns estudos, mas sempre relacionada ao controle da alimentação, principalmente em pessoas mais jovens. Assim, surgem referências à importância de evitar a obesidade e à articulação da prática do exercício físico, como formas de prevenção.[33]

Ao falar da prevenção do DM, de uma forma geral, sem posicionar o participante como pessoa com risco para desenvolver a doença, surgiram outros cuidados, além do alimentar, também importantes. Exemplo disso é a atividade física que apareceu, principalmente, como caminhada e exercícios regulares.

> [...] se a alimentação da pessoa é saudável e como é que convive o dia a dia. Fazer os exercícios e tudo, pode ser que seja prevenido. Assim como faz bem para quem tem já. Então quem fizesse desde mais novo, praticasse bastante exercício, cuidasse da alimentação, podia nem chegar a isso.

O peso corporal, por meio do emagrecimento e do não engordar, torna visível a representação da obesidade como possibilidade de desencadear a doença, corroborando com estudos epidemiológicos que relacionam o DM com níveis elevados de massa corporal, principalmente com excesso de gordura abdominal, conhecida como obesidade androide ou centrípeta.[1]

> Acredito que sim, a pessoa que é magra, até pode ser que já tenha, mas quem tem aquela barriga, tem mais dificuldade. Posso prevenir tentando não engordar tanto, diminuir, emagrecer, talvez, dar até uma controlada no açúcar. Até para não engordar mesmo.

Outro fator que teve destaque, tanto associado à prevenção quanto ao surgimento e controle do DM, foi o estresse. Uma vida sem estresse pode auxiliar no afastamento da doença.

> Eu acho que além de eu cuidar da alimentação, eu tenho que procurar ter uma vida sem me estressar muito. Fazer as coisas mais certas, sempre as coisas certas, para depois não ficar matutando a mente assim, pensando, fiz aquilo errado. Talvez ajude.

São vários os estudos que relacionam as situações de estresse com o DM,[34,35] tanto no surgimento da doença quanto no seu controle e relação com complicações. Essa situação é observada pelos familiares das pessoas com DM ao referirem que eles se incomodam, que têm vários problemas diários, muitas vezes com a própria família, e isso faz que não consigam controlar a doença, mesmo com cuidados alimentares, atividade física e medicamentos.

Para essas pessoas, o estresse, por si só, altera os valores da glicose sanguínea, descontrolando a doença. Porém, o estresse aparece também relacionado à ansiedade e ao desencadeamento da vontade de comer, o que, por sua vez, afeta suas ações de cuidado.

A relação da hereditariedade e dos cuidados (alimentação) compôs a representação da prevenção da doença, que foi vista no grupo de familiares como uma possibilidade real, portanto, pode-se pensar na representação de doença prevenível. Isso se deve à importância dada aos componentes externos, principalmente à alimentação, mas manifestaram-se, também, a atividade física, o peso corporal e a redução de fatores estressantes. Essas relações feitas entre cuidados preventivos e cuidados com a doença mostram que as mesmas formas de cuidar atuam tanto na prevenção quanto no controle.

> [...] olha eu acho que o que é bom para cuidar da doença deve ser bom para sua prevenção também.

Essa percepção dos cuidados, apesar de relacionar os fatores externos, atribui certa responsabilidade à pessoa pelo seu adoecimento, como capaz de preveni-lo. O indivíduo é cada vez mais "responsável" por seu estado, em um certo sentido, culpável por sua doença.[35]

A relevância dessas questões permite compreender que seja qual for a relação com o surgimento da doença, temos de conhecê-la a partir da expressão da realidade das pessoas relacionadas, considerando a complexidade existente entre doença/pessoa/família em um contexto social dinâmico, rico em significados.

Para a área de saúde, esse conhecimento consiste na fundamentação de suas práticas voltadas para a prevenção do DM, com enfoque não somente nos riscos da doença, mas reforçando os efeitos benéficos dos fatores externos, vistos como significativos no estudo. A compreensão das influências positivas de determinados comportamentos/ações pode contribuir para escolhas mais conscientes, segundo sua ressignificação da realidade.

SIGNIFICADOS EMOCIONAIS: DIMENSÃO AFETIVA

A representação é um conhecimento estruturado que tem um papel determinante no modo como as pessoas veem e reagem face à realidade. Esse conhecimento é dotado de e atravessado por um componente e carga afetiva.[36]

A doença crônica, em razão do seu prolongamento, passa a assumir um lugar de destaque na vida dos envolvidos, estando no centro das relações sociais que as pessoas mantêm

120 CONDIÇÕES CRÔNICAS E CUIDADOS INOVADORES EM SAÚDE

com o exterior socializado. Portanto, o impacto socializador da doença se faz sentir na família e em todas as dimensões da sua vida.[21] A doença poderá levar a mudanças no modo das relações, causando desde alterações físicas e sociais até emocionais. Os sentimentos da pessoa com DM são observados pelo restante da família, que avalia e expressa o seu estado afetivo sobre a situação, envolvendo a percepção dos significados e dos sentimentos de ambos os intervenientes.

PERCEPÇÃO DOS FAMILIARES SOBRE SIGNIFICADO DO DM E SENTIMENTOS DA PESSOA QUE VIVE COM A DOENÇA

Ter uma doença crônica envolve diversas mudanças nos hábitos e na vida cotidiana das pessoas e de suas famílias, o que pode ser extremamente penoso e difícil de aceitar. Receber o diagnóstico de DM pode despertar diversos sentimentos, reações emocionais e fantasias.[37]

Pensar nos sentimentos de outra pessoa é um desafio que remete à tentativa de se colocar no seu lugar, procurando sentir e perceber a situação de um novo ângulo, a partir da realidade de quem vive com a doença. Isso inclui também uma imbricação entre os sentimentos do outro e os seus próprios sentimentos. Para familiares com convivência próxima, essa tentativa parece se aproximar mais da realidade vivida, pois a família é um meio que permite o fluir dos afetos. É um ambiente em que os sentimentos podem ser livremente expressos e existe troca e diálogo entre os membros.[38]

O convívio próximo possibilitou a um número significativo dos participantes avaliar que seu familiar com DM sente-se mal e triste em razão da doença, o que vai ao encontro da representação de "doença difícil que abala o emocional". Esses sentimentos negativos são muito fortes no grupo e relacionam-se às alterações que ocorrem, às novas incumbências que acompanham a doença, que causam medo e sofrimento.

> É horrível. Sabendo que tem que se cuidar, não pode comer as coisas que gosta. Já não como a semana toda, lá uma vez e ainda mesmo assim tem que cortar, isso me dá mais ansiedade, me dá mais vontade de comer.

Em uma pesquisa para identificar as dificuldades das pessoas com DM em relação ao tratamento e controle da doença, os autores referem que a necessidade de impor um controle maior, principalmente alimentar, gera reações emocionais intensas. É compreensível que a pessoa alterne momentos de tristeza e desânimo com momentos de maior confiança, ânimo e vontade de se cuidar. Isso é influenciado pelas características individuais, pelas condições do ambiente social, pela relação entre os conflitos e os enfrentamentos.[30]

Uma parcela menor dos familiares entendeu que a pessoa parece conformada com a situação, no sentido de aceitação da doença, de enfrentar o cuidado e as dificuldades, de transparecer tranquilidade e coragem. A pessoa com DM vive em busca de sentidos para sua condição que lhe permitam construir essa vivência. Dependendo dos significados e dos posicionamentos que adotar em relação à doença, mais próxima estará da aceitação do DM. Esse é um processo lento permeado por oscilações de humor e sentimentos.[30]

Ao atribuir o significado do DM como algo habitual, parece que a doença está naturalizada no grupo, por meio do convívio e da utilização constante dos esquemas produzidos por sua representação, tornando-a algo de convívio comum. Os familiares observaram que o doente vive normalmente, que aparenta estar acostumado à doença, porque não reclama e enfrenta a situação. Ao mesmo tempo, esse comportamento foi percebido, pelos familiares, como uma falta de conhecimento sobre a gravidade da situação.

FAMILIARES DE PESSOAS COM *DIABETES MELLITUS* TIPO 2 **121**

> Eu não sei se ela tem noção da gravidade. Porque como ela come e até mente para a gente, talvez ela não tenha aquele medo, que possa acontecer. Talvez por não saber, por não ver nunca presenciou isso. Talvez até isso a deixe meio tranquila, parece que é normal, eu acho que ela não tem noção do risco que é.aquelas pessoas com diabetes que têm aquelas feridas, aquelas coisas (*sic*).

Assim, pode-se inferir que os familiares percebem o DM como uma doença com certa gravidade, mas acreditam que nem sempre é assim percebida por quem a possui.

Em um estudo sobre representações sociais de mulheres com DM, abordando o processo saúde-doença, os autores observaram que elas vivenciaram sentimentos negativos diante das proibições, limitações e possíveis complicações ditadas pelo diabetes. Por não suportarem viver o tempo todo com tantas restrições carregadas de sentimentos negativos, usavam o mecanismo psíquico da negação como válvula de escape, buscando alívio para as ansiedades.[37]

As mudanças e restrições também parecem ter importante significado para a pessoa que vive com a doença, segundo seus familiares, principalmente as relacionadas com a alimentação.

> [...] ele está sempre reclamando que comia de tudo e hoje em dia não pode. Ainda outro dia ele estava falando que acha que vai morrer com fome, porque ele tem vontade de comer as coisas e não pode, então eu acho que é uma tortura.

Essas restrições foram também manifestadas como responsáveis por sentimentos negativos para com a doença, principalmente quando associadas aos riscos de complicações crônicas. Sentimentos de medo, tristeza, sofrimento e desânimo emergiram como significado da doença para a pessoa que a possui.

> Eu acho que dá medo. Quando tu descobres que tens uma doença crônica, que vai te acompanhar para o resto da vida, tu sabes que se não tiveres cuidado vais ter uma série de complicações que pode fazer com que tu tenhas uma morte precoce. Assusta, assim, de pensar, porque a gente sempre pensa que nós somos meio intocáveis, que nada vai acontecer. E quando alguma coisa te dá essa proximidade de que se tu não te cuidares vais ter problemas sérios, e podes até morrer mais cedo em função disso, assusta bastante.

A característica da cronicidade, da falta de cura para o DM, e pensar em conviver com a doença, suas limitações, cuidados e ameaças, torna-se um campo fértil para elaborar representações. Nessa significação da doença aparecem imbricados as restrições, os sentimentos negativos e a falta de cura. Quando falamos da Aids, a preocupação com a falta de cura está presente no cotidiano, como uma inquietação que envolve a observação da progressão da doença e do sofrimento que ela acarreta.[10] Apesar de não se tratar da mesma doença, o fato de ambas (Aids e DM) serem incuráveis coloca-as em uma situação de entrar na vida da pessoa, trazendo modificações, como um estressor a ser enfrentado. Essa situação tem forte significação emocional.

Ao pensar nos significados para o familiar que tem DM, as pessoas se manifestaram seguindo suas próprias representações, como doença de cuidado, incurável (que provoca

CONDIÇÕES CRÔNICAS E CUIDADOS INOVADORES EM SAÚDE

alterações e complicações) e difícil que abala o emocional. Essa repetição na elaboração do que representa o DM nos leva a pensar que as representações sociais que os familiares têm sobre a doença manifestam-se quando eles tentam pensar no viver do outro.

PERCEPÇÃO DOS PRÓPRIOS SIGNIFICADOS E SENTIMENTOS

A percepção dos próprios sentimentos refere-se ao posicionamento dos familiares diante do DM, que inclui o significado da doença para eles e os seus sentimentos em relação à pessoa que a possui. Um elevado percentual representado por sentimentos negativos aponta para uma avaliação carregada de muita emoção, decorrente, acima de tudo, do afeto pelo ente querido que vivencia uma situação de doença crônica. Surgem a tristeza, o sofrimento, o medo, a preocupação e a raiva.

> Para mim é uma tristeza, eu não gosto de ver ela daquele jeito. Tomar insulina, eu vejo assim, uma tristeza grande. Às vezes, ela quer comer um doce, às vezes, quero fazer um bolo, já não posso por causa dela.

Esses sentimentos estão imbricados aos significados de proximidade e de doença difícil. A proximidade coloca o familiar como pessoa com vulnerabilidade à doença, porque ele acredita na influência genética. Acha que pode desenvolver o DM.

> [...] como ela tem pressão alta, eu já tenho, ela tem diabetes eu já acho que, meio assim, daqui a pouco eu vou ter também. É de repente pegar um resultado de exame, saber que tem diabetes, ai meu Deus!

Perceber o DM como mortal, que causa complicações crônicas, que possui um tratamento difícil, repercute no significado de doença difícil, que assusta essas pessoas, abalando seus estados emocionais.

> O diabetes para mim é uma doença, uma doença difícil, ela mata, ela provoca trombose, o derrame, ela cega, ela fica aleijada, é isso que eu sei do diabetes. E sobre a alimentação, são vários alimentos que não pode comer.

No significado do DM para os familiares, manteve-se a avaliação emocional, os aspectos negativos da doença e as dificuldades decorrentes dela, acrescentando-se a questão da proximidade de um dia vir a tê-la. A percepção dessa possibilidade pode ser um fator que contribuiu para a grande manifestação dos significados emocionais. Parece que as emoções negativas estão mais presentes quando os sujeitos olham para si do que para o familiar com a doença.

Ao pensar no seu familiar que tem DM, os participantes do estudo manifestaram sentimento de preocupação e necessidade de ajudar. A preocupação estava relacionada ao futuro, aos riscos que a doença traz para a saúde e a vida da pessoa. A complicação crônica foi uma situação muito presente, acompanhada do medo.

> Eu fico preocupada dele ter um derrame, ou outro problema. É triste, vejo que ele sofre com a doença, eu sofro também. Eu queria que ele pudesse comer e não dar nada.

A necessidade de ajudar surge como tentativa de amenizar a situação, aliviar o sofrimento e auxiliar no enfrentamento da doença, por meio dos aconselhamentos para se cuidar e auxílio no preparo de alimentos.

> [...] o que a gente pode fazer é aconselhar a se cuidar mais, porque fazendo o tratamento direitinho, se cuidando, aí pode prolongar (a vida) bastante.

Movidos por representações negativas da doença e positivas do cuidado como enfrentamento, os familiares manifestaram sentimentos de preocupação com a pessoa com DM e necessidade a ajudar. A família é vista como um suporte nas situações de saúde e doença.

A dimensão afetiva apontou uma forte manifestação das emoções negativas relacionadas ao DM, tanto na avaliação da pessoa com a doença quanto na sua própria avaliação. Nas representações sociais podem ser ativados elementos mais ou menos carregados afetivamente.[36] Nas representações sociais de familiares de pessoas com DM, o componente emocional teve destaque, relacionando-se a outros elementos que compõem a representação.

Na dimensão afetiva observada pelos familiares nas pessoas com essa doença, destaca-se uma percepção algo incurável, que traz dificuldade de convívio, relacionada, principalmente, às mudanças que ela provoca, aos riscos provenientes, aos cuidados necessários e às restrições consequentes da doença. Essa situação acompanha significados emocionais de sofrimento e de tristeza.

Na dimensão afetiva do familiar da pessoa com DM, as manifestações de sentimentos negativos também aparecem fortemente relacionados às dificuldades enfrentadas pela pessoa que possui a doença, à preocupação com ela e à necessidade de ajudá-la a enfrentar a situação. Porém, surgem significados emocionais relacionados à sua própria pessoa, como vulnerável à doença. A percepção de proximidade com a possibilidade de vir a ter DM fortalece a negatividade dos sentimentos. A vulnerabilidade deve levar em conta a dimensão relativa ao indivíduo e ao seu local social. A interpretação que ele tem da doença e de sua vulnerabilidade a ela se apoia nos processos de reprodução social, não se deslocando da dimensão subjetiva das representações, que acaba por relacionar-se às suas atitudes e aos seus comportamentos/ações.[39]

DIMENSÃO COMPORTAMENTO/AÇÃO DO FAMILIAR DA PESSOA COM DM

No presente estudo, o termo comportamento será abordado no sentido de "ação observável, emitida por indivíduos tanto nos seus contextos particulares quanto nas interações claramente sociais".[40]

No cotidiano, as pessoas acreditam e dizem que agem de uma determinada forma por pensarem que aquele é o comportamento apropriado e correto para dada situação. Portanto, elas explicam suas ações por meio de crenças e intenções anteriores. Essas ações, ao compor o universo de crenças, valores e significações das pessoas, expressam a visão de mundo que têm, sendo parte de uma representação popular, e devem ser avaliadas como parte da representação social. Relacionado a crenças, o comportamento manifesto é parte e conteúdo da própria representação social, assumindo-se como consequência do comportamento no mundo social que se necessita explicar pelo complexo representação/ação.[41]

Os familiares de pessoas com DM, diante da hereditariedade da doença e possibilidade de virem a tê-la no futuro, manifestaram alguns enfrentamentos. Podem ser definidas estratégias como um esforço cognitivo e comportamental feito para controlar, tolerar ou reduzir demandas externas e internas, e conflitos entre elas.[42] Os enfrentamentos manifestados foram: comportamentos/ações de cuidado, comportamentos/ações de não cuidado e enfrentamento emocional.

Os comportamentos de cuidado traduziram-se em: observar qualquer alteração ou sintoma indicativo do DM; controlar a alimentação – não comer doces e buscar opções mais saudáveis; praticar alguma atividade física, como a caminhada; e tentar emagrecer.

> Eu sempre procuro não comer muito doce, cuidar da minha alimentação, sempre como pouco, não como muita gordura, pouco açúcar. Eu como assim, quando tem uma sobremesa, um bolo, mas não exagerado, sempre o limite, né?

Esses comportamentos estabelecem relação com a representação que os familiares têm da doença, sendo a mais representativa no grupo a de doença de cuidado, relacionando-se ao comportamento preventivo de cuidado.

O enfrentamento emocional diz respeito às emoções que acompanham a doença e as suas estratégias de controle passivas e focadas na emoção.[43] Ao perceberem o DM como uma doença difícil, sentem que vão sofrer se a tiverem, deixando-os preocupados, com medo e pavor.

> Eu não quero ter, se tiver vou sofrer com a doença. Eu me preocupo, a minha mãe não pode comer nada e está quase cega.

Outra manifestação presente foi o comportamento de não cuidado. Apesar de saberem do risco do DM, alguns familiares não fazem nada para se cuidar e prevenir a doença.

> Eu só me preocupo, não faço nada.

Nos comportamentos/ações manifestados pelos familiares do estudo, percebemos uma valorização do comportamento de cuidado, como o esperado e o correto socialmente. Quando eles apresentam comportamentos mais condizentes com o não cuidado, são seguidos de uma busca de justificativa. A atribuição do comportamento de não cuidado, para a maioria dos participantes, foi percebida como uma situação de relaxamento e descuido; para outros, foi relacionada à falta de um limite, que funcione como um estímulo maior para a mudança de comportamento. Mas que limite seria esse? Os familiares apresentaram um adiamento para o início das ações de cuidado preventivo, apesar de pensarem na doença e terem vontade de se cuidar. Eles não sabem indicar o que tem de acontecer para que isso ocorra. Referem que, mesmo vendo o familiar sofrer, não mudam seus comportamentos. Fizeram referência à descoberta da doença como um possível limite para o início dos cuidados.

Um estudo sobre pessoas com DM refere que os sentimentos carregados de afetos negativos decorrentes da convivência prolongada com as limitações impostas pela doença crônica poderiam favorecer o afastamento daquilo que possa evocar a doença ou o tratamento.[30] Essa associação também pode ser pensada para as famílias de pessoas com DM. Suas representações da doença são negativas e são próximas com o sofrimento e a tristeza. Eles tendem a se afastar das situações que trazem à lembrança esses sentimentos. O cuidado preventivo, nesse sentido, pode ser um componente que evoca a lembrança da sua vulnerabilidade à doença e a representação do sofrimento.

Na relação cuidado/não cuidado, a falta ou omissão de ações preventivas nos remete à associação do limite citado pelos familiares, com o sofrimento da doença. O cuidar pode significar uma aproximação com ela, em cada momento que se restringe a alimentação (por exemplo, lembrar-se da possibilidade de vir a tê-la). Conviver com o cuidado pode significar lembrar constantemente e trazer para perto a doença e sua representação. O não cuidado, então, passa a ser uma defesa, um distanciamento do DM. Ao perceberem a condição crônica, e suas repercussões como negativas e a forte possibilidade de virem a desenvolvê-la, realizar comportamentos preventivos pode representar iniciar o sofrimento precocemente.

Por outro lado, também a representação do DM como doença genética pode contribuir para não se pensar em cuidados preventivos, pois a doença se manifestará de qualquer modo.

> [...] um dia o diabetes aparece porque é de família mesmo, não adianta fazer nada.

O componente hereditário pode trazer à tona o sentido de fatalidade da doença, como algo que não há nada para fazer, somente esperar, porque um dia o DM se manifestará, independentemente de ações ou de cuidados. Essa representação pode resultar em comportamentos de passividade diante da doença, com baixa valorização do potencial desses familiares de mudar essa possibilidade de adoecer. A percepção de sua vulnerabilidade à doença, como pessoa sensível ou como algo próximo que não faz o que deve ser feito para afastar, associada aos fatores de riscos e de proteção, pode potencializar os riscos à doença.[44]

Observou-se que os enfrentamentos para a prevenção trazem as representações do DM, que mexem com o emocional, misturando os conhecimentos e as emoções em um sistema de proteção, seja este contra a doença ou contra o sofrimento.

É importante compreender essa situação e reconhecer que não basta ter conhecimentos sobre o que deve ser feito, eles têm de ser avaliados na dinâmica do dia a dia, nas relações, e interpretados na ótica da realidade de quem as vivencia. Forçar e induzir comportamentos de cuidado, sem entender sua lógica para o grupo social, pode ter efeito inverso e levar ao sofrimento.

Para compreensão dos comportamentos, alguns modelos teóricos, oriundos da psicologia social e da saúde, fornecem um quadro perceptual para a análise das influências dos comportamentos de saúde. Esses modelos comportamentais pressupõem que as atitudes e as crenças são grandes determinantes do comportamento, por isso o seu conhecimento é importante na tentativa de compreender as ações das pessoas diante das situações de saúde. Os modelos de crença na saúde e a teoria motivacional de proteção apresentam cinco determinantes do comportamento de saúde, de acordo com os quais uma pessoa terá probabilidade de realizar comportamentos de proteção à saúde se perceber a presença de uma ameaça à saúde; essa ameaça parecer séria; sentir-se capaz de efetuar alguma ação; perceber que esta tenha probabilidade de aliviar a ameaça à saúde; não exigir muito esforço nem envolver custos elevados.[45]

O desempenho ou não de um determinado comportamento, na teoria da ação refletiva, depende da intenção do sujeito em realizar o comportamento, que é determinado pela sua atitude, relativa ao desempenho e das normas subjetivas. Portanto, uma avaliação positiva (atitude) sobre as consequências do controle alimentar, associada ao fato dos familiares, que são pessoas significativas, quererem que a pessoa realize esse controle (normas subjetivas), pode levar à intenção de fazer esse controle. Os comportamentos têm influências das intenções mas dependem também de outros fatores, como capacidades, aptidões, informação, oportunidade e força de vontade (como capacidade de manter a motivação durante a execução de uma intenção).[45]

Outra teoria – comportamento planejado – incorpora a percepção do controle sobre a ação, que reflete o julgamento das pessoas sobre a sua capacidade para executar certas atitudes para atingir o desempenho pretendido. A percepção do controle pode ser influenciada por fatores internos (informação, aptidões, impulsos etc.) e externos (oportunidade, dependência dos outros, entre outras coisas).[46]

No presente estudo, é possível tentar uma associação do comportamento de não cuidado, referido pelos participantes e associado ao relaxamento, descuido e falta de um limite, como grande influência dos fatores internos. Assim, o controle sobre o comportamento de saúde recebe influência da força de vontade.[45] Mesmo manifestando intenção de realizar cuidados com a alimentação, os familiares, por experiência prévia, podem saber que dificilmente os colocarão em prática.

Fatores externos, como os horários de trabalho, foram apresentados como influências para a não realização de cuidados, mesmo havendo consciência da sua importância.

> Eu penso em cortar a comida, só que o nosso horário de serviço é ruim. Eu saio de casa às quatro e meia da manhã, não como nada, tomo café às oito. Chego em casa às três horas, com fome, almoço e vou descansar, estou engordando. Daí eu não posso cortar a comida, porque eu chego com muita fome.

Outro aspecto que envolve a percepção de controle é a distinção entre expectativa da eficácia (expectativa de a pessoa conseguir realizar um determinado comportamento) e expectativa de resultado (se o comportamento realizado vai ter o resultado esperado). São dois pontos bastante significativos no grupo de familiares entrevistados, pois a realização dos cuidados está relacionada à pessoa sentir-se capaz de se cuidar, às experiências anteriores e às circunstâncias do contexto e sua própria subjetividade, articulada com a crença ou atitude positiva no resultado dessas ações de cuidado, como capazes de prevenir o DM.

Os estudos entre representações sociais e atitudes permitem considerar a ligação entre representações e comportamento, considerando as atitudes como predisposição comportamental mais individual e de nível micro.[40]

As atitudes são um dos elementos essenciais na elaboração da representação. Esta é constituída a partir de tomadas de posições em relação ao objeto. Porém, para que uma atitude seja estabelecida é necessário uma representação prévia do objeto. Assim, atitude e representação possuem um vínculo muito forte, com uma relação circular complexa.[9]

Em um estudo sobre as representações sociais da loucura, a autora refere-se ao comportamento como ele próprio sendo uma representação, "não como um pensado, mas como um agido". Para ela, certas dimensões da representação da loucura seriam detectáveis na relação concreta com a pessoa doente, nos gestos da prática cotidiana, sem ter sempre um correspondente verbal.[47]

As representações modelam e constituem os elementos do contexto em que um comportamento ocorre – uma orientação para a ação.[48] A relação entre representações e ações pode ser vista ao considerarmos que as primeiras incluem modos desejáveis de ações, proporcionam a constituição do significado do objeto estímulo e da situação no seu conjunto, ao permitirem dar sentido e justificar os comportamentos.[49]

O DM como objeto socialmente significante para os seus familiares insere-se no contexto social de forma dinâmica. Assim, a doença pode ser percebida pelas pessoas como se articulando ao contexto de existência, exigindo novas formas de conduta e tomada de posição.

CONSIDERAÇÕES FINAIS

As cognições, os sentimentos e os comportamentos acompanham as pessoas e são construídos na dinâmica do senso comum, em que possuem maior significado. Não são considerados certos ou errados, mas vistos como a própria expressão da realidade vivida por essas pessoas. Para compreender seus sentidos para os participantes do estudo, procurou-se uma aproximação das suas representações sociais, tendo em vista a dinâmica das suas relações, seus afetos e suas experiências.

A compreensão do DM como de origem multifatorial, associado a fatores genéticos e a fatores ambientais, tem sido objeto de vários estudos e abre a possibilidade de prevenção ou de prorrogação do seu diagnóstico. Essa constatação tem repercussões para a atenção à saúde, indicando a necessidade de os serviços de saúde darem ênfase ao modo de viver dessas pessoas, por meio da educação em saúde, que auxilie na opção por um estilo de vida saudável. Para que isso possa se tornar realidade, os programas de atenção primária têm focado cada vez mais em atividades educativas, investindo em estudos acerca dessa temática.

Outro ponto importante, que permeou o estudo desde o início, foi a percepção dessas pessoas como mais vulneráveis à doença, a princípio, referindo-se a elementos da literatura científica. Com os dados, a vulnerabilidade apareceu na representação do DM como doença hereditária; e na percepção dos familiares como possibilidade de a desenvolverem. A percepção da sua própria vulnerabilidade ou não a determinada situação aparece como elemento para aumentar ou diminuí-la.[44] A família, ao se aperceber de que poderá ter DM no futuro, aproxima-se da representação da doença e da carga sentimental que a acompanha. Se estiver presente o sentido de fatalidade em seus pensamentos, essas pessoas podem ter seu medo e a sua vulnerabilidade ainda mais aumentados. Essa situação está relacionada também à percepção que os indivíduos têm de sua capacidade para controlar ou não a situação de risco.[50]

Cabe aos profissionais de saúde buscar a compreensão dessas articulações feitas pelos familiares de pessoas com DM e tentar aproximar o "discurso da saúde" dessa realidade, para que haja comunicação compreensiva entre ambas as partes e que se valorizem os conhecimentos dessas pessoas e suas representações sociais.

Para os profissionais de saúde, este é um caminho de muito trabalho, perseverança e interações, tanto com pessoas com DM quanto com seus familiares e com as redes sociais que se articulam em torno dessa doença por meio da comunicação compreensiva e união de esforços para o melhor cuidado e promoção da saúde dos sujeitos sociais.

É necessário compreender que o DM é percebido pelos filhos e netos de pessoas com essa condição crônica como uma doença que traz mais conotações negativas, vista como doença de cuidado, doença incurável que acarreta mudanças, doença difícil que abala o emocional, doença hereditária, mas também como doença prevenível. Esses elementos representacionais relacionam-se aos comportamentos/ações de cuidado, o que é uma preocupação constante para a área da saúde, envolvida com a promoção da saúde e prevenção das doenças.

As abordagens educativas que visam aos resultados imediatos têm sua influência sobre as pessoas, mas trabalham as representações superficialmente, apenas em suas periferias. Deve-se pensar em um trabalho educativo em longo prazo, envolvendo questões mais profundas, com discussões para tornar o conhecimento mais acessível e compreensível. O enfoque maior deve sair da doença e voltar-se para as questões do ambiente, pontualmente. Trabalhar a possibilidade positiva de prevenção por meio do cuidado seria uma alternativa possível, segundo as representações sociais. Mas os enfoques nas questões que trazem a dimensão afetiva negativa também devem ser discutidos e refletidos, tendo em vista os elementos das vivências, articulando o cuidado e suas experiências negativas e positivas, mostrando as diversidades e proximidades e os enfrentamentos, como possibilidade.

Em um estudo sobre a Aids, ao falar acerca dos programas de prevenção, o autor faz uma colocação que corrobora o que se pensa aqui sobre prevenção do DM. Ele coloca que o programa de prevenção não pode ser um pacote que sirva a qualquer coletividade. A dificuldade em sua elaboração e implementação está no fato de ser preciso considerar, antes de tudo, as diferenças socioculturais.[51]

As abordagens dos familiares estão mais relacionadas a si mesmos como cuidadores, necessitando de maior destaque a eles como sujeitos com maior vulnerabilidade ao DM. O reconhecimento e a naturalização de pequenas ações podem elevar os fatores de proteção à saúde desses familiares e facilitar os cuidados e convívio das pessoas com o DM. Como exemplo, pode-se mencionar o cuidado alimentar, destacado no estudo como causador de sofrimentos, visto como uma dieta para quem tem DM. Ao trabalhar essa concepção retirando-se o rótulo *dieta*, veremos que se trata de uma alimentação mais balanceada e próxima do que é considerada saudável, e que pode ser incorporada no dia a dia de toda a família. Assim, podem ser discutidas, articulando estratégias educativas com o conhecimento do senso comum, ações para a promoção da saúde, que visem alcançar tanto a pessoa com DM quanto o familiar.

No processo de compreensão das representações sociais dos filhos e netos das pessoas com DM, emergiram muitas representações negativas, mas foi destacada com grande importância a possibilidade de prevenção. Acredita-se que há um vasto caminho a ser trilhado, com pesquisas e práticas de educação em saúde, no sentido de elaborar de propostas educativas que respondam a essa necessidade de prevenção. A inclusão de discussões sobre o cuidado e o sentido que ele possui para o grupo podem trazer o compartilhamento de experiências, novas formas de ressignificá-lo ou até mesmo naturalizá-lo como elemento presente na realidade cotidiana, distanciando-se do sentido de aproximação da doença como fatalidade. Espera-se que a educação em saúde do futuro, trilhada por seus grupos comprometidos com a promoção da saúde, possa trazer respostas mais efetivas de prevenção do DM.

REFERÊNCIAS BIBLIOGRÁFICAS

1. Sociedade Brasileira de Diabetes. Tratamento e acompanhamento do diabetes mellitus: diretrizes da SBD. Rio de Janeiro: SBD; 2007.
2. Organização Mundial da Saúde (OMS). Cuidados inovadores para condições crônicas: componentes estruturais de ação: relatório mundial. Brasília: OMS; 2003.
3. Sociedade Brasileira de Diabetes. Consenso brasileiro de diabetes 2002: diagnóstico e classificação do diabetes melito e tratamento do diabetes melito do tipo 2. Rio de Janeiro: Diagraphic; 2003.
4. Sociedade Brasileira de Diabetes. Atualização sobre diabetes. Rio de Janeiro: Diagraphic; 2005.

5. Brasil. Coordenação Nacional do Plano de Reorganização da Atenção à Hipertensão Arterial e ao Diabetes Mellitus. Manual de hipertensão arterial e diabetes. Brasília: Ministério de Saúde; 2002.
6. Moreira MMT, Reis LHC, Rebouças RFR, Forti ACE, Bezerra MJP. Impacto psicossocial do diagnóstico no diabetes. Endocronologia & Metabologia. 2005;49(5)(Suppl 2):976.
7. Silva DGV. Narrativas do viver com diabetes mellitus: experiências pessoais e culturais. Florianópolis: UFSC – Programa de Pós-graduação em Enfermagem; 2001.
8. Jodelet D. Representações sociais: um domínio em expansão. In: Silva DGV (org.). As representações sociais. Rio de Janeiro: Uerj; 2001. p. 17-44.
9. Moscovici S. A relatividade tem 100 anos. In: Moreira ASP, Camargo BV (orgs.). Contribuições para a teoria e método de estudos das representações sociais. João Pessoa: Universitária da UFPB; 2007. p. 21-44.
10. Tura LFR. A Aids: repensando a prevenção. In: Tura LFR, Moreira AP (orgs.). Saúde e representações sociais. João Pessoa: UFPB; 2005. p. 167-90.
11. Forattini OP. Ecologia, epidemiologia e sociedade. São Paulo: Artes Médicas; 2004.
12. Jorde LB, Carey JC, Bamshad MJ, White RL. Genética médica. Rio de Janeiro: Guanabara Koogan; 2000.
13. Bonnycastle LL, Willer CJ, Conneely KN, Jackson AU, Burrill CP, Watanabe RM et al. Common variants in maturity: onset diabetes of the Young genes contribute to risk of types 2 diabetes in finns. Diabetes 2006;55:2534-10.
14. Caputo M, Cerrone GE, Lópes AP, Gonzalez C, Cedola N, Puchulu FM et al. Genotipicación del gen HLA DQB1 em diabetes atoinmune del adulto (Lada). Medicina 2005;65(3):235-40.
15. Oliveira CSV, Furuzawa GK, Reis AF. Diabetes Mellitus do Tipo MODY. Arq Bras Endocrinol Metab 2002;46(2):186-92. Disponível em: http://www.scielo.br/scielo.php?script=sci_arttext&pid=S0004-27302002000200012&lng=pt&nrm=iso. Acesso em: 13 nov. 2008.
16. Otto P G, Otto PA, Frota-Pessoa O. Genética humana e clínica. São Paulo: Roca; 1998.
17. Ayres JRCM, França Junior I, Calazans G, Salletti H. Vulnerabilidade e prevenção em tempos de Aids. In: Barbosa R, Parker R (orgs.). Sexualidade pelo avesso: direitos, identidades e poder. Rio de Janeiro: Relume Dumará; 1999. p. 50-71.
18. Coelho MS. Representações sociais de familiares de pessoas com diabetes mellitus sobre essa condição crônica. [tese]. Florianópolis: Universidade Federal de Santa Catarina – Programa de Pós-graduação em Enfermagem; 2008.
19. Markova I. Dialogicidade e representações sociais: as dinâmicas da mente. Petrópolis: Vozes; 2006.
20. Moscovici S. Representações sociais: investigações em psicologia social. Petrópolis: Vozes; 2003.
21. Adam P, Herzlich C. Sociologia da doença e medicina. Bauru: Edusc; 2001.
22. Herzlich C. Fragilidade da vida e desenvolvimento das ciências sociais no campo da saúde. Physis: Revista de Saúde Coletiva 2005;15(2):193-203.
23. Collière MF. Promover a vida. Lisboa/Porto/Coimbra: Lidel; 1999.
24. Mayeroff M. On caring. New York: Harper & Row; 1971.
25. Laplantine F. Antropologia da doença. São Paulo: Martins Fontes; 2004.
26. Langdon J. A doença como experiência: a construção da doença e seu desafio para a prática médica. Rev Antropologia em Primeira Mão 1994;12:1-25.
27. Herzlich C. Saúde doença no início do séc. XXI: entre a experiência privada e a esfera pública. Physis: Rev Saúde Coletiva 2004;14(2):383-94.
28. Zanetti ML, Biagg MV, Santos MA, Peres DS, Teixeira CRS. Cuidado à pessoa diabética e as suas repercussões na família. Rev Bras Enferm 2008;61(2):186-92.
29. Zanetti ML, Biagg MV, Santos MA, Peres DS, Teixeira CRS. O cuidado à pessoa diabética e as repercussões na família. Rev Bras Enferm 2008;61(2):186-92.
30. Lazarus RS, Folkman S. The concept of coping. In: Monart A, Lazarus RS. Stress and coping: an anthology. New York: Columbia University Press; 1991. p. 207-27.

31. Peres D S, Santos MA, Zanetti ML, Ferronato AA. Dificuldades dos pacientes diabéticos para controle da doença: sentimentos e comportamentos. Rev Latino-Am Enferm 2007;5(6):1105-12.
32. Helman CG. Cultura, saúde e doença. 4. ed. Porto Alegre: Artmed; 2006.
33. Stork RY. Fundamentos de antropologia: um ideal de la excelência humana. 2. ed. Navarra: Eunsa; 1996.
34. Lopez TMT. Sangre y azúcar: representaciones sociales sobre la diabetes de los enfermos crónicos en un barrio de Guadalajara, México. Guadalajara: Universidad de Guadalajara; 2004.
35. Silva I, Pais-Ribeiro J, Cardoso H. Dificuldade em perceber o lado positivo da vida? Stresse em doentes diabéticos com e sem complicações crónicas da doença. Aná Psicológica 2004;22(3):597-605.
36. Lerario AC, Coretti FMLM, Oliveira SF, Betti RTB, Bastos MSCB, Ferri LAF et al. Avaliação da prevalência do diabetes e da hiperglicemia de estresse no infarto agudo do miocárdio. Arq Bras Endocrinol Metab 2008;52(3):465-72.
37. Campos PHF, Rouquette ML. Abordagem estrutural e componente afetivo das representações sociais. Psicol Refex Crit 2003;16(3):435-45.
38. Peres DS, Franco LJ, Santos MA dos, Zanetti ML. Representações sociais de mulheres diabéticas de camadas populares, em relação ao processo saúde-doença. Rev Latino-Americana de Enferm 2008;16(3):389-95.
39. Henriques CR, Féres-Carneiro T, Magalhães AS. Trabalho e família: o prolongamento da convivência familiar em questão. Padeia 2006;16(35):327-36.
40. Sánchez AIM, Bertolozzi MR. Pode o conceito de vulnerabilidade apoiar a construção do conhecimento em saúde coletiva? Ciência e Saúde Coletiva 2007;12(2):319-24.
41. Wachelke JFR, Camargo BV. Representações sociais, representações individuais e comportamento. Rev Interamericana de Psicologia 2007;41(3):379-90.
42. Wagner W. Descrição, explicação e método na pesquisa das representações sociais. In: Guareschi P, Jovchelovitch S (orgs.). Textos em representações sociais. 6. ed. Petrópolis: Vozes; 2000. p. 149-86.
43. Folkman S, Lazarus RS. An analysis of coping in a middle-aged community sample. Journal of Health an Social Behavior 1980;21:219-39.
44. Lazarus RS, Folkman S. Transactional theory and research on emotions and coping. European Journal of Personality 1987;1:141-69.
45. Morin M. Parcours de santé. Paris: Armand Colin; 2004.
46. Stroebe W, Stroebe MS. Psicologia social e saúde. Lisboa: Instituto Piaget; 1995.
47. Ajzen I. Nature and operation of attitudes. Rev Psychology 2001;52:27-58.
48. Jodelet D. Loucuras e representações sociais. Petrópolis: Vozes; 2005.
49. Moscovici S. A representação social da psicanálise. Rio de Janeiro: Zahar; 1978.
50. Vala JRS. Psicologia do conhecimento quotidiano. In: Vala JRS, Monteiro MB (orgs.). Psicologia social. 7. ed. Lisboa: Fundação Calouste Gulbenkean; 2006. p. 457-502.
51. Markova I. Des thêmata de base des representations sociales die sida. In: Garnier C (orgs.). Les formes de La pesnseé sociale. Paris: PUF; 2002. p. 55-77.

8 Hipertensão arterial: desafios para manter o estilo de vida e o cuidado de si na adolescência

MÁRCIA DE ASSUNÇÃO FERREIRA
RAFAEL CELESTINO DA SILVA

INTRODUÇÃO

As doenças cardiovasculares possuem uma alta prevalência na população brasileira e são responsáveis por um grande número de mortes no país. Sua ocorrência está associada à presença de lesões vasculares relacionadas à aterosclerose. Uma das características desses agravos é a forte associação com fatores de risco. Considera-se que o fator de risco se expressa em aspectos do comportamento pessoal, ligados a estilos de vida ou exposição ambiental, podendo também ser uma característica inata ou herdada, cujas evidências epidemiológicas o associam à ocorrência de determinada doença.[1]

Assim, entre os fatores de risco para as doenças cardiovasculares destacam-se a obesidade, o sedentarismo, a hipertensão arterial e o tabagismo, os quais se iniciam na infância e adolescência e apresentam forte tendência a apresentar efeitos aditivos na idade adulta.

A taxa de morbimortalidade das doenças cardiovasculares tem tido poucas alterações nas últimas décadas, embora se tenham empreendidos elevados investimentos. Por outro lado, evidencia-se que os esforços voltados para as mudanças dos hábitos maléficos à saúde das pessoas apresentam excelentes resultados. Contudo, a mudança de tais hábitos instalados na idade adulta é algo difícil de ser alcançado em virtude da baixa aderência da população. Em contrapartida, hábitos saudáveis desenvolvidos desde a infância, que se mantêm na vida adulta, podem contribuir para prevenir as doenças cardiovasculares.[2]

A hipertensão arterial é uma doença cardiovascular (DCV) crônico-degenerativa caracterizada pelos altos níveis tensionais. Pela sua prevalência, assume grande importância no campo da saúde pública. De acordo com o Ministério da Saúde do Brasil, o índice das DCV tende a aumentar nos próximos anos, não só pelo crescimento e envelhecimento da população, mas pela persistência de hábitos inadequados de alimentação e atividade física, além do tabagismo.[3]

As doenças crônicas não transmissíveis (DCNT), como é o caso da hipertensão arterial, produzem elevados custos para os sistemas de saúde e da previdência social em função de mortalidade e invalidez precoces, sobretudo para a sociedade, famílias e pessoas portadoras dessas doenças. Nesse sentido, quanto mais precoce for a intervenção preventiva, maiores serão as possibilidades de se obterem resultados satisfatórios no que se refere à diminuição da ocorrência de tais doenças. Portanto, propõe-se neste capítulo ressaltar as relações que se estabelecem entre o estilo de vida de adolescentes e os fatores predispo-

132 CONDIÇÕES CRÔNICAS E CUIDADOS INOVADORES EM SAÚDE

nentes às doenças cardiovasculares, em especial à hipertensão arterial. A ideia passa por discutir estratégias para o autocuidado, aplicáveis a esse segmento da população, no que compete aos fatores passíveis de modificação.

ADOLESCÊNCIA: ESTILO DE VIDA E DESAFIOS À PREVENÇÃO DOS AGRAVOS À SAÚDE CARDIOVASCULAR

A discussão deste capítulo volta-se para uma faixa etária específica: a adolescência, que vai dos 10 aos 20 anos de idade incompletos, segundo a Organização Mundial da Saúde (OMS). Nesta fase, as inúmeras mudanças que ocorrem no corpo físico, psicológico e no mundo social dos adolescentes marcam sobremaneira seus modos de viver; surgem inúmeras novas descobertas e experimentações, uma vez que a adolescência é um período de transição entre a infância e a condição de adulto, no qual todo um novo cotidiano se descortina.

É comum os adolescentes mostrarem-se mais resistentes aos aconselhamentos. Vislumbram a possibilidade de ter controle e poder sobre si mesmos no empreendimento de conquista da independência. Neste intento, o afastamento da família e uma maior aproximação com outros adolescentes se faz necessário aos esforços de autoafirmação.[4] Dessa forma, essa reorganização social pode dificultar a manutenção de um estilo de vida saudável.

A saúde resulta de condições dignas de vida e abarca questões de âmbito pessoal, social e político. Logo, a abordagem dos estilos de vida deve considerar o contexto social no qual se inserem as pessoas, suas condições situacionais e ambientais, o acesso e a qualidade dos bens e serviços que importam à saúde e à qualidade de vida.

É também importante considerar os hábitos de vida que se constroem ao longo do processo de socialização que, via de regra, têm a ver com o livre arbítrio, no âmbito em que as pessoas exercem certo controle sobre suas opções. A adoção de determinados modos de cuidar do corpo, atividades, sedentarismo, higiene, tipos de alimentos ingeridos e formas de se alimentar, respeito aos horários, sono e repouso, uso e abuso de bebidas alcoólicas, fumo e outras drogas, formas de relacionamento, uso de medidas de segurança para prevenção de acidentes, entre outros tantos exemplos que poderiam ser citados, formam parte dos estilos de vida das pessoas.

Portanto, o estilo de vida guarda nexos importantes com a saúde, pois implica diretamente a sua produção ou a abertura de possibilidades para o desenvolvimento de diversas enfermidades, mormente quando se fala de doenças cardiovasculares.

Nessa perspectiva, trabalhar as questões relacionadas aos estilos de vida e o cuidado da saúde do adolescente, ressaltando os fatores de risco para as doenças cardiovasculares, importa quando se pensa no conjunto de estratégias para o autocuidado relativo à saúde do adolescente.

Ressalta-se que os fatores de risco cardiovascular tendem a se agregar, verificando-se com maior frequência em associação no mesmo indivíduo. À medida que aumenta o número de fatores de risco, cresce a probabilidade de eventos cardiovasculares. Cada fator de risco tende a reforçar o outro e, consequentemente, a morbidade e mortalidade associadas.[5]

Essa situação, embora seja observada habitualmente nos adultos, também pode ser identificada na infância, perdurando até a fase adulta jovem. Assim, mesmo nos indivíduos jovens, os fatores de risco tradicionais, quando identificados, são preditores de eventos cardiovasculares no futuro.[5]

Na intenção de melhor situar o debate e respaldar as afirmações, trazem-se os dados de dois projetos integrados de pesquisa,[5,6] nos quais participaram os autores deste capítulo, que aplicam a metodologia de pesquisa convergente-assistencial. Esses projetos tentam responder a questões sobre os riscos potenciais à saúde aos quais os adolescentes estão expostos e os nexos que podem ser estabelecidos entre os hábitos/estilo de vida dos adolescentes. Os dados ilustrativos são de duas ordens: qualitativos (oriundos de entrevistas em grupo focal) e numéricos (oriundos da aplicação de questionário e roteiro de entrevista individual).

Os numéricos referem-se à abordagem feita entre maio e junho de 2009, junto a uma amostra de 385 adolescentes de uma escola pública do Rio Janeiro, igualmente distribuída no sexo masculino e feminino, cuja idade variou entre 14 e 20 anos, sendo a concentração entre 15 e 17 anos (330).[6] Tais dados estão apresentados de forma indistinta quanto ao sexo dos adolescentes, não sendo possível, portanto, fazer uma análise consubstanciada à luz do conceito de gênero. Dessa forma, considera-se que esta é uma limitação para a discussão, já que a análise será mais geral, considerando-se o grupo de adolescentes, sem levar em conta a incidência que a categoria analítica de gênero possa ter sobre os resultados apresentados.

Todavia, do ponto de vista da incidência das doenças cardiovasculares, quando se pensa na questão sexo/idade vale sublinhar que as taxas de mortalidade por infarto do miocárdio (IM), por exemplo, nos Estados Unidos, aumentam com a idade em homens e mulheres, com taxas para mulheres retardando em cinco a dez anos em relação à dos homens. Quanto aos fatores de risco para as doenças cardiovasculares, observa-se que o risco de IM em uma pessoa com três fatores de risco é maior do que naqueles com dois ou um, corroborando com a afirmação destacada anteriormente. Ademais, em ambas as combinações dos fatores de risco, em uma determinada idade, o risco é menor em mulheres do que em homens.[1]

A hipertensão arterial atinge no Brasil mais de 20 milhões de pessoas. Há evidências de que tal doença se inicia na infância e inquéritos com escolares mostram que 2 a 3% das crianças já apresentam níveis elevados da pressão arterial sistólica e diastólica.[2] A prevalência da hipertensão arterial sistêmica em crianças e adolescentes varia de 0,5 a 15% nos diversos estudos, em função da metodologia utilizada na sua medida, da faixa etária pesquisada, do número de medidas feitas e do parâmetro de definição da pressão arterial diastólica.[7]

O interesse pela avaliação da pressão arterial em crianças e adolescentes surgiu na década de 1960 do último século, mas somente a partir da década de 1970 é que houve maiores recomendações sobre a medida rotineira da pressão arterial nessa idade. Isso porque verificou-se que alterações discretas da pressão arterial já podiam ser observadas nessa faixa etária e eram bastante comuns, sobretudo em adolescentes.[5]

Assim, reconheceu-se que a doença na sua forma primária pode iniciar-se em fases precoces da vida e que fatores genéticos e ambientais exercem papel determinante da hipertensão arterial nesses indivíduos. Dentre os fatores ambientais implicados no desenvolvimento da hipertensão arterial em crianças/adolescentes destaca-se o peso e o índice de massa corpórea (IMC). A presença de sobrepeso está associada à manutenção de valores elevados da pressão arterial. O desaparecimento do sobrepeso determinava uma redução significativa dos níveis pressóricos em adolescentes.[8]

Outros fatores associados à pressão arterial nessa faixa etária incluem o sexo, raça, desenvolvimento físico, história familiar e fatores dietéticos.

Quanto à atividade física, observa-se que a sua prática apresenta íntima relação com os níveis da pressão arterial tanto em adultos quanto em crianças/adolescentes. Crianças/adolescentes com pior condicionamento físico tendem a apresentar maiores valores de

134 CONDIÇÕES CRÔNICAS E CUIDADOS INOVADORES EM SAÚDE

pressão arterial, em repouso e durante esforço físico, enquanto a melhora da capacidade funcional aeróbica é acompanhada pela diminuição da pressão arterial.[8]

No que tange ao consumo de sal, este tem sido o fator alimentar mais estudado nos últimos anos, existindo bastante evidência entre o seu consumo e o aumento da pressão arterial em vários grupos populacionais (negros, hispânicos, orientais e indígenas). A relação entre a ingestão de sódio, potássio e cálcio e a ocorrência de hipertensão arterial é mais incerta em crianças e adolescentes do que em adultos.[8]

No grupo de adolescentes, é pouco comum encontrar aqueles que já mediram sua pressão arterial, e quando isso ocorre eles raramente sabem informar os valores encontrados. No grupo estudado, dos 385 adolescentes atendidos, cinco apresentaram valores pressóricos acima da normalidade para a sua faixa etária.[6]

Ainda que a magnitude tenha sido baixa, considerando a amostra estudada, esse dado merece atenção pois, individualmente, o problema se apresenta e deve ser objeto de uma intervenção focada, sobretudo, nos fatores de cunho modificáveis, visando à importância na qual se reveste a promoção da saúde e prevenção das doenças nessa faixa etária.

Entende-se que a adolescência é caracterizada por um período que abrange determinada cronologia da vida e por um processo de mudanças importantes.[7] Estas, de cunho biológico e psicossocial, acabam por colocar os adolescentes em um grupo vulnerável às diversas influências, que podem contribuir de forma tanto positiva quanto negativa no curso de suas vidas.

Dessa forma, torna-se conveniente apresentar outros dados relativos ao estilo de vida dos adolescentes pesquisados que possam correlacionar-se à possível ocorrência da hipertensão arterial, no sentido de proporcionar uma discussão mais ampliada acerca dos aspectos preventivos. Um importante dado de correlação tem a ver com os valores do IMC, o qual se constitui como um dos fatores preditivos da elevação pressórica. No grupo estudado, 68 adolescentes apresentaram IMC acima da normalidade, indicando sobrepeso, o que nos alerta de que outros fatores relativos ao estilo de vida devem ser investigados.

Ao contrário de adultos, não existe um consenso sobre os critérios antropométricos mais apropriados para a classificação de sobrepeso/obesidade na infância e adolescência. Vários autores já utilizaram referências diferenciadas, como tabelas de crescimento, curvas de IMC para a idade, IMC percentual, índice de massa corporal magra e medidas de prega cutânea, o que acaba dificultando a comparação dos resultados.

Em pesquisa realizada com adolescentes, com base na curva de referência do IMC para a idade/população específica, também utilizada pela OMS, encontrou-se uma frequência de 9,3% de crianças e adolescentes com IMC no percentil maior e igual a 85 e menor que 95, definido como risco de sobrepeso. Cerca de 4,5% com IMC no percentil maior e igual a 95, definido como obesidade, o que mostra que cerca de 13% dos adolescentes apresenta certo grau de excesso de peso.[7] Em outro estudo, utilizaram-se como referência os seguintes parâmetros: obesidade para aqueles que possuíam IMC acima de 30 e excesso de peso naqueles com IMC entre 26 e 30. Neste caso, a prevalência de sobrepeso encontrada entre adolescentes foi de 8,2%.[2]

A obesidade é considerada um problema progressivo na infância, atingindo entre 25 e 30% da população infantil nos países ricos. No Brasil, 30% da população adulta encontra-se na faixa de excesso de peso e obesidade. Destaca-se que a obesidade está relacionada a uma maior morbidade e menor longevidade, além de forte correlação com doenças como hipertensão arterial, *diabetes mellitus*, problemas ortopédicos e disfunção psicossocial. A obesidade na infância está associada à obesidade na idade adulta, ou seja, 50 a 65% dos adultos obesos haviam sido crianças e adolescentes obesos.[2] Além disso, os adultos obesos que já apresentavam excesso de peso desde a infância tendem a apresentar menor resposta terapêutica do que aqueles que se tornaram obesos apenas na vida adulta.

Há forte associação entre o estado nutricional materno e o excesso de peso em crianças e adolescentes e fatores ambientais relacionados à obesidade, como maus hábitos alimentares e o exemplo da inatividade física dos pais – geralmente tendem a ser seguidos pelos filhos,[2] apontando que os programas de prevenção devem focar a família.

Ao avaliar o risco para doenças cardiovasculares em adolescentes obesos, no que tange aos valores da pressão arterial sistólica e diastólica, um grupo de pesquisadores detectou que aproximadamente 21% dos adolescentes eram hipertensos, aproximadamente 37% apresentavam valores considerados limítrofes e o restante tinha a pressão arterial adequada. Além disso, observou-se que mais de 78% dos adolescentes consomem porções de doces superiores às recomendadas, e dentre os alimentos menos consumidos estão as hortaliças, frutas e carnes.[9]

Detectar os valores do IMC no atendimento do adolescente é deveras importante, uma vez que se constitui em um grande fator de risco para as doenças cardiovasculares, especialmente a hipertensão arterial. Além do mais, os resultados dos estudos que embasam esta discussão também demonstram a forte correlação existente entre excesso de peso e risco para as doenças cardiovasculares. Assim, embora a amostra estudada no projeto de pesquisa integrada conduzida pelos autores deste capítulo indique que cinco adolescentes tenham apresentado elevação da pressão arterial, importa saber que já existe um grupo de risco propenso a apresentar os sinais da hipertensão arterial.

Uma das explicações para o aumento do IMC de uma parcela dos entrevistados pode estar relacionada ao hábito de omitir as refeições, especialmente o desjejum, juntamente com o consumo de refeições rápidas, o qual faz parte do estilo de vida dos adolescentes, sendo considerado como comportamento importante e que pode contribuir para o desenvolvimento da obesidade.

No âmbito dos citados projetos integrados de pesquisa, em três grupos focais realizados com 30 adolescentes, identificou-se que a alimentação se configura como uma questão a ser considerada no conjunto de temas prioritários a ser abordado em trabalhos de educação em saúde com adolescentes. Isto porque são várias as práticas cotidianas associadas à alimentação que emergem das discussões quando esse tema vem à tona. Há relatos de alta ingestão de líquidos durante as refeições (principalmente refrigerantes), a não valorização da primeira refeição do dia que deixa de ser feita em detrimento de mais alguns minutos de sono, a excessiva ingestão de quantidades em detrimento da qualidade dos alimentos e o não desenvolvimento de hábitos de ingestão de verduras e legumes, principalmente no que se refere a variedade.[10,11]

O consumo alimentar como um todo não tem sido consistentemente associado ao estado nutricional. Diferenças no estado nutricional podem ser decorrentes tanto da influência genética quanto do meio ambiente e da interação entre ambos. A correlação entre sobrepeso dos pais e de filhos é grande e decorre do compartilhamento da hereditariedade e do meio ambiente. Torna-se fundamental o cuidado de verificar em que medida se constitui o hábito alimentar dos adolescentes, tanto em termos de quantidade como na qualidade do consumo.

Nesse ínterim considera-se que a adolescência é uma fase de rápido e intenso crescimento e desenvolvimento físico, psíquico e social, o que implica o aumento das demandas nutricionais e a capacidade de o sujeito atender a tais necessidades. Os desequilíbrios no balanço entre o conteúdo alimentar e o gasto de energia influenciam sobremaneira a saúde dos adolescentes, podendo ser a causa de problemas como a obesidade, a aterosclerose e a hipertensão arterial.[12]

Dessa forma, os hábitos alimentares e de atividade física desenvolvidos na época da adolescência, em que o jovem busca progressivamente sua independência, podem prejudicar os estilos de vida saudáveis até a fase adulta, principalmente no que se refere às doenças cardiovasculares.

O conteúdo de ingestão alimentar inadequado pode resultar no uso frequente de dietas e modismos, "pular refeições", monotonia de hábitos de escolha dos alimentos, trocas de refeições por lanches comerciais rápidos impropriamente escolhidos, uso excessivo de suplementos dietéticos. Essas situações passam a ser comuns a partir do momento em que os adolescentes saem do controle e supervisão da família no planejamento das refeições.[12]

No hábito alimentar de um grupo de adolescentes obesos e pré-obesos pesquisado[9] havia o consumo de grande quantidade de açúcar, doces, balas, chocolate, refrigerantes, sorvetes e biscoitos com recheio. Entre as frutas e vegetais os mais consumidos foram banana, laranja, tomate e alface. No que se refere aos leites e seus derivados, o leite integral e o iogurte natural eram de consumo habitual. Foi relatado ainda um alto consumo semanal de salgados assados e fritos, misto-quente, sanduíche natural, linguiça, maionese, margarina, pão de queijo, batata *chips* e salgadinhos.

Outro dado relevante dessa pesquisa referenciada,[9] que se coaduna com os relatos dos participantes dos grupos focais dos projetos integrados de pesquisa dos autores deste capítulo foi que 71% dos adolescentes não faziam o desjejum, pois estudavam pela manhã e, como saíam cedo de casa, não sobrava tempo para comer. Assim, a refeição era substituída por um lanche altamente calórico no horário do intervalo na escola.

Outros estudos relacionados à ingestão alimentar dos adolescentes têm demonstrado um baixo consumo de produtos lácteos, frutas, hortaliças, alimentos ricos em proteínas e ferro. Em contrapartida, verifica-se alto consumo de açúcar e gordura.[13] Entre os alimentos mais rejeitados pelos adolescentes recém-ingressos na universidade destacam-se as hortaliças e as frutas.[14] É possível que esses alimentos estejam sendo substituídos por refrigerantes, salgadinhos e biscoitos.[15]

Entende-se, assim, que os desvios nutricionais na adolescência são comportamentos de risco, que devem ser investigados pelos profissionais de saúde que lidam com os adolescentes e suas famílias, pois o sobrepeso e a obesidade são condições que provocam efeitos maléficos na saúde cardiovascular décadas mais tarde e influenciam nos níveis pressóricos. Portanto, a adolescência constitui um período crítico e oportuno para a prevenção e intervenção precoce.[12]

O problema maior parece não estar situado no número de refeições diárias, mas na sua qualidade. Há que se questionar: o quê e de que forma esses alimentos vêm sendo consumidos durante a adolescência? Por que os adolescentes fazem essas ingestões? Desse modo, torna-se fundamental a realização do rastreamento nutricional com avaliação do conteúdo da ingestão alimentar do adolescente em comparação com as suas necessidades sociobiológicas, contexto situacional e econômico-cultural, levando em consideração a fase de crescimento e desenvolvimento em que o adolescente se encontra e a presença de fatores de risco.

O aconselhamento do adolescente quanto à ingestão alimentar deve ser baseado no estabelecimento de uma relação na qual se evite estabelecer o confronto que possa gerar desafios, mas primar pela condução à autocrítica induzindo-o ao bom senso. Na abordagem ao adolescente podem-se fazer recomendações de mudanças progressivas: usar de contrato e sistema de incentivos; estabelecer o diálogo com termos simples e culturalmente aceitáveis; enfatizar e estabelecer as diferenças entre alimentos e nutrientes; discutir as escolhas dos alimentos, quantidades e métodos de preparo; conversar sobre os aspectos positivos da dieta em vez de destacar apenas as restrições; ressaltar que todos os alimentos podem ser utilizados desde que haja moderação; estar ciente dos fatores psicológicos, culturais e socioeconômicos que influenciam a dieta e o padrão de exercícios.[12] Sobretudo chamar-lhe a atenção para a ingestão e os gastos calóricos, enfatizando que o fiel da balança penderá sempre para mais quando não se respeitar esse equilíbrio.

O padrão de consumo dos alimentos vem sofrendo alterações ao longo dos tempos, principalmente quando se considera a segunda metade do século XX, por conta das intensas e importantes mudanças ocorridas na estrutura familiar. A emancipação da mulher e sua inserção no mercado de trabalho levou a revisões dos padrões alimentares das famílias dos meios urbanos, em especial. Com a nova organização familiar, tanto os horários quanto os cardápios sofreram a influência da nova ordem de inserção feminina na sociedade.

Como fatores determinantes para o consumo alimentar não se pode perder de vista a influência que as culturas exercem nas escolhas dos alimentos e nas suas formas de consumo, uma vez que é sabido que os hábitos alimentares da família são influenciados, entre outros fatores, pelas questões culturais, os avanços tecnológicos na produção de alimentos, o processo de industrialização, as propagandas veiculadas pelos meios de comunicação e, principalmente, pela condição socioeconômica. Como exemplo, tem-se que o baixo consumo de frutas e legumes em famílias de baixa renda é devido à impossibilidade de compra, enquanto em famílias com maior recurso está associado à falta de hábito.[16]

Ao trazer à pauta esta discussão, considera-se também o fenômeno da globalização, mais perceptível nas zonas urbanas, na prescrição de normas de comportamentos que penetram todas as esferas do cotidiano e se fazem sentir na construção dos gostos e paladares das pessoas, marcando as identidades de determinados grupos pelas preferências ao consumo exagerado de alimentos industrializados, de rápido preparo e sabores uniformizados.

Assim, considera-se a estreita relação que o padrão alimentar, associado ao padrão do IMC, conforma estilos de vida no contexto da prevenção das doenças cardiovasculares, levando fatalmente aos nexos necessários sobre o papel da atividade e aptidão física na prevenção de tais enfermidades. As doenças cardiovasculares e o controle dos fatores de risco já alcançaram um nível de evidência bastante estabelecido.

Estudos recomendam que crianças e adultos realizem no mínimo 30 minutos de atividade física de intensidade moderada na maior parte dos dias da semana.[1] O exercício físico regular produz resultados positivos sobre a hipertensão, os níveis de lipídios plasmáticos, de insulina e glicose, coagulação e fibrinólise. Quanto maior é o nível de atividade física, menor será o risco de desenvolvimento de hipertensão. Isso significa que atividade física e hipertensão estão inversamente relacionadas, assim como, de modo mais abrangente, as doenças crônico-degenerativas.[17] Nas pessoas já sabidamente hipertensas, a participação em programa regular de exercícios de baixa a moderada resistência reduz a pressão arterial em 5 a 10%.[1]

Reconhece-se que a atividade física apresenta uma série de efeitos benéficos ao organismo. É entendida, portanto, como uma estratégia de promoção da saúde. Resultados encontrados no Brasil apontam para um elevado índice de sedentarismo em todos os grupos etários, variando de 50 a mais de 80%.[2] De acordo com a OMS, a definição de sedentarismo põe à parte as horas de atividade física gastas em trabalho e transporte. Contudo, os efeitos das atividades de trabalho e lazer sobre a doença cardiovascular também têm sido estudadas.

Pessoas mais ativas fisicamente ou com boas condições físicas tendem a apresentar um menor índice de doença cardíaca coronariana do que aquelas sedentárias ou com pior condição física. Além disso, o risco de morte por doença cardíaca coronariana em pessoas com baixo nível ocupacional de atividade física foi duas vezes maior do que para aquelas com atividade física de alto nível.[1]

A ausência de atividade física é um hábito adquirido recentemente na história da humanidade, sendo que o sedentarismo constitui um fator de risco independente para a ocorrência das doenças cardiovasculares. O hábito da prática de exercícios físicos quando desenvolvido desde a infância tem maiores chances de manter-se na vida adulta.[2] Pesquisa realizada no Nordeste do Brasil (cidade de Maceió), com indivíduos de 7 a 17 anos, utilizando um instrumento específico para investigação da atividade física, verificou que 93,5% dos estudantes eram sedentários.[7]

Os números apresentados despertam-nos sinal de alerta, uma vez que é grande a parcela de adolescentes que não realiza qualquer tipo de atividade física. Tais dados, aliados a hábitos alimentares inadequados, explicam o número de adolescentes que se encontram com o IMC acima do normal, que pode ocasionar a elevação da pressão arterial.

Outro aspecto que não pode deixar de ser destacado quando se discute a questão dos hábitos relacionados à saúde cardiovascular refere-se ao consumo do tabaco. No grupo de 385 adolescentes pesquisados encontraram-se 23 adolescentes que informaram fazer uso do cigarro e outros 11 que já experimentaram e gostaram.[6] O fumo de cigarro talvez seja a causa conhecida mais prevalente de doença cardíaca coronariana, causando um maior número de mortes do que no caso do câncer de pulmão. Além disso, o risco de doença cardíaca coronariana é maior naqueles que fumam um maior número de cigarros, que possuem uma duração mais longa do hábito de fumar e que apresentam uma idade mais jovem de iniciação ao cigarro.[1]

A partir dos resultados obtidos no referido estudo, evidencia-se que uma parcela importante do grupo pesquisado mostra-se vulnerável, embora a maioria deles (299) tenha relatado nunca ter feito uso do fumo.[6] Não obstante, os adolescentes que informaram não ter gostado da droga no primeiro contato de experimentação não estão imunes a ela. A fase da adolescência caracteriza-se pela busca da identidade e diversidade de opiniões. Isso pode indicar que, em um primeiro momento de contato, o adolescente possa não se agradar com o sabor da droga, mas em experiências subsequentes isso pode não vir a ocorrer, principalmente quando existe estímulo de grupos de colegas.

Não se pode esquecer de que a fumaça do cigarro no ambiente, a depender do tempo de exposição e quantidade de fumaça, pode causar dano endotelial arterial, que pode iniciar ou acelerar o desenvolvimento de aterosclerose, aumento da agregação plaquetária, resultando em trombose coronariana. Logo, os impactos da fumaça do cigarro inalada passivamente podem ser tão danosos quanto para aqueles que fumam.[1]

No entanto, como tais agravos tardam a aparecer, geralmente só ocorrendo na idade adulta, os adolescentes, por não se identificarem com tais problemas, e por associarem o mesmo a um futuro longínquo, aderem ao hábito na certeza de que estão imunes aos problemas ocasionados por ele.

No Brasil, o tabagismo está diretamente relacionado com a ocorrência de 30% dos IM, 25% dos acidentes vasculares cerebrais, 85% das mortes por doença pulmonar obstrutiva crônica (DPOC) e 90 a 95% das mortes por câncer de pulmão. Com base em tais dados epidemiológicos, e sabendo-se que 90% dos fumantes adultos se tornaram dependentes de nicotina até os 19 anos e que 50% daqueles que experimentaram o tabaco quando jovens se tornarão fumantes na idade adulta, é que a experimentação deve ser evitada.[18]

Tal iniciação sofre forte influência da propaganda e publicidade da indústria do tabaco, pressão do grupo de colegas e de atitudes incentivadas por modelos de comportamentos (família/escola). Assim, para reduzir o número de candidatos à doença cardiovascular em faixa etária muito precoce, bem como evitar a perpetuação no futuro do perfil da doença, devem-se criar estratégias que visem impedir a iniciação do tabagismo.

Tais estratégias fazem parte das medidas de prevenção primária que são de extrema relevância no âmbito das doenças cardiovasculares. Para que se obtenha um maior índice de sucesso, essas medidas devem ser implementadas em conjunto com a família, escola e comunidade em que se inserem os indivíduos em um esforço conjunto de toda a sociedade.[5]

Nessa fase da vida, é possível garantir um estilo de vida mais saudável na idade adulta para o sistema cardiovascular, o que repercute de forma positiva sobre as taxas de morbidade e mortalidade atualmente observadas.

O AUTOCUIDADO E A SAÚDE DO ADOLESCENTE: UM DESAFIO PARA A ENFERMAGEM

Na área da saúde, principalmente na enfermagem, são muitos os desafios que se colocam no cotidiano do trabalho dos profissionais junto dos seus pacientes. Lidar com as questões da saúde implica acessar os estilos de vida e hábitos sociofamiliares, relacionando-os aos contextos de vida dos cidadãos. Essa tarefa não é nada simples.

Os desafios se intensificam quando toda essa complexidade se articula a outra ordem de mudanças na vida, como é o caso da fase da adolescência. Os múltiplos acontecimentos somáticos, psicomotores e sociais pelos quais passam os adolescentes colocam-os diante de dúvidas e descobertas. Ao tempo em que estão em plena atividade de aprendizagem de como lidar com o novo cotidiano e sobre como viver a vida, exigências lhes são feitas sobre as decisões atuais que implicarão o futuro. Logo, aprendem, e são exigidos a aprender, que suas escolhas do presente podem se eternizar em consequências nem sempre desejadas.

Pensar a saúde do adolescente implica pensar não só seu presente, mas no futuro que é condicionado pelos hábitos que constroem em seus cotidianos – seus modos de viver a adolescência e de viver a vida. Isso traz a reboque o necessário movimento de repensar as práticas de saúde e de educação em saúde a eles apropriadas.

Sob essa ótica, para elaborar propostas de intervenção a partir dos dados apresentados, é preciso articular os hábitos do grupo de adolescentes relacionados aos fatores de risco das doenças cardiovasculares ao modo como estes entendem a questão da saúde, que justifiquem suas escolhas dos modos de viver, no sentido de, a partir de então, pensar estratégias que sejam mais alinhadas às características particulares dos indivíduos nessa faixa etária.

Nessa consideração, o entendimento vai no sentido de não desprezar os saberes dos adolescentes cujas marcas da cultura, das tradições sociofamiliares, das conversações que mantêm nos grupos têm a função prática de orientar suas ações e escolhas.[19]

A enfermagem é uma profissão de ajuda que se constrói no âmbito das relações estabelecidas com os clientes. No atendimento dos adolescentes supostamente sadios, todo o trabalho se deve dirigir para o promover da sua saúde, prevenir os agravos e diminuir a exposição aos riscos e reduzir os danos.

Práticas de educação em saúde que se proponham a ser construtivas do cuidado devem-se amparar na dialogicidade, necessariamente existente quando se têm na conversação dois representantes de universos distintos – o profissional, representante dos saberes especializados, e o cliente, representante dos saberes do senso comum. Ambas as lógicas se encontram quando está em jogo o atendimento à saúde das pessoas e precisam ser consideradas se o propósito for o promover de uma autonomia necessária para o autocuidado.

O cuidado de si resulta de uma ocupação individual.[20] No campo da saúde, tem a ver com a consciência que o sujeito desenvolve sobre os seus direitos universais e sobre seus modos de viver a vida que se traduz em estilos de vida. Preconiza-se, portanto, o desenvolvimento da responsabilização por si, pactuada em uma relação dialógica construída entre o cliente (adolescente) e o enfermeiro, que lhe servirá de mediadora nesse processo e não de instrutora dele. A instrução orientada pelos saberes especializados quase sempre é arbitrária, e não seguida por embasar-se em normas de condutas de difícil ancoragem.[11]

A doença, de maneira geral, não faz parte da experiência social dos adolescentes, por não integrar seu cotidiano. Quando surge, é identificada como um acontecimento esporádico e passageiro. Por isso, no atendimento à saúde do adolescente, a tentativa de construir diálogos sobre a saúde baseados na doença e nos processos de adoecimento quase sempre resultam em discursos monológicos, nos quais o enfermeiro prescreve ações de comportamentos ditos saudáveis, e os adolescentes ouvem sem muito entender sua aplicabilidade para o seu momento na vida. Isso é sentido na discussão em foco quanto aos fatores de risco para doenças cardiovasculares em adolescentes.

Tal questão ficou bastante clara nos grupos focais realizados com os adolescentes para se discutir saúde e estilo de vida, pois não há associação imediata de determinados comportamentos de risco em relação à saúde com a ocorrência de doenças. Como exemplo, o fato de consumirem alimentos ricos em gorduras saturadas, refrigerantes, doces, e a não realização de exercícios físicos regulares, o consumo do fumo e o sedentarismo não são reconhecidos, em um primeiro momento, como ações/decisões que podem comprometer a sua saúde, principalmente na idade adulta. Isso porque o futuro em médio e longo prazos é algo que aparenta ser distante da realidade deles no momento, e a fase da adolescência precisa ser vivida e aproveitada com as coisas boas da vida, e é este o norte de suas práticas de cuidado.

Em meio a tantos outros, o desafio que se coloca é o de trabalhar as concepções de saúde dos adolescentes articulando-as com seus modos de viver a vida, compreendendo que o sujeito é livre para fazer suas escolhas. Mas essa condição de liberdade precisa ser trabalhada no âmbito da responsabilização de si, e da responsabilidade que os profissionais de saúde têm pelo cuidado do outro, não com o intuito de tutelá-los, mas em respeito à ética do humano,[21] da solidariedade no cuidado à saúde das pessoas.

Quando as decisões são tomadas no âmbito do cuidado de si sem se contrapor a condições reais de adoecimento, como no caso de pessoas que já convivem com alguma doença crônica, é acompanhada no imaginário coletivo, em especial dos adolescentes, pelo não reconhecimento primário de que as escolhas possam trazer certos prejuízos e comprometer a saúde em curto prazo.

Assim, sabendo-se que a adolescência é um período de descobertas, de autoafirmação da identidade, em que os jovens vão aos poucos se desprendendo da supervisão direta dos pais e estes já não conseguem acompanhar todas as suas escolhas, surge a preocupação com os estilos de vida que os colocam diante de riscos de desenvolver certos estados que podem comprometer sua saúde no futuro, mormente a cardiovascular.

O trabalho do enfermeiro em prol do cuidado de si do adolescente constitui-se em mediar a construção dos sentidos de olhar para a suas vidas e seus modos de viver, não para desenvolver-lhes o sentimento da culpa ou das restrições extremas e deletérias ao prazer de viver, mas para ajudá-los nas suas intenções de construção de estilos de vida que lhe sejam saudáveis, utilizando-se da decisão sobre o cuidado pelo movimento da ação-reflexão-ação. Quem cuida de modo adequado de si mesmo encontra-se em condições de relacionar-se, de conduzir-se adequadamente na relação com os demais.[22]

Nesse sentido, o autocuidado é uma atitude ligada ao exercício da política, a certo modo de encarar as coisas, de estar no mundo, de relacionar-se com o outro e consigo mesmo; de agir de si para consigo, de modificar-se, purificar-se, transformar-se, e transfigurar-se. Essa maneira de cuidar-se remete o sujeito à reflexão sobre seu modo e ser e agir, conferindo ao cuidado de si, além de uma dimensão política, uma noção da ética como estética da existência.[23]

A partir do olhar para o autocuidado, será possível implementar abordagens que ampliem os horizontes e as possibilidades de intervenção, sobretudo no nível de prevenção e promoção à saúde. Desse modo, envolve uma sensibilização para as causas e consequências dos hábitos inadequados do ponto de vista biopsicossocial, os problemas relacionados ao uso de determinados produtos e substâncias, e proporcionar oportunidades para explorar as perdas e ganhos em níveis pessoal e social quando se escolhe ou se abdica de determinados comportamentos.

À luz da discussão posta, no interesse de promover a saúde do adolescente e focar a atenção para evitar a exposição às condições que predispõem ao comprometimento da saúde cardiovascular, a posição é a de que se converse e compartilhem conhecimentos com os adolescentes, conduzindo-os a um repensar sobre suas ações cotidianas. Pois, assim, trabalha-se o desenvolvimento de atitudes favoráveis à autonomia dos sujeitos no cuidado de si, base que deve estar na sustentação dos atos de cuidar da enfermeira em respeito à condição humana de viver o livre arbítrio no que tange à saúde, rejeitando-se, pois, a construção de uma relação de dependência profissional para se autocuidar.

Nesse plano, a provisão de oportunidades de participação do cliente-adolescente no cuidado é condição primária no conjunto de intervenções em que pese a promoção da saúde coletiva. Estar com o adolescente, ouvi-lo, valorizar seus saberes e intenções irá levá-lo a vivenciar uma experiência diferente de atendimento em saúde em contraponto ao modelo de atendimento biomédico que somente se interessa pelo que está em desacordo com a ordem orgânica. Entender que a saúde se manifesta no cotidiano do bom exercício de suas funções, em seus modos de viver e que dela depende é condição para se trabalhar em seu próprio benefício.

Assim, o enfermeiro emerge como ator estratégico das ações de saúde voltadas ao adolescente, primando pelo investimento em entender como este elabora suas ideias sobre a saúde, que possam explicar determinados comportamentos, com vistas a propor ações que despertem a importância do cultivo de determinados hábitos tecidos no cotidiano para a manutenção da saúde, mais especificamente da saúde cardiovascular. Deve-se ajudar os clientes adolescentes a elaborar estratégias cotidianas que os ajudem a lidar melhor com as pressões internas e externas e o estresse, atentando para os sinais que emanam do corpo e entendendo suas manifestações reativas aos estímulos. É preciso ajudá-los na aprendizagem diária de dar-se o tempo necessário ao repouso e sono, equilibrando os fazeres com os prazeres da vida, pois aí reside uma das grandes problemáticas da vida contemporânea.

142 CONDIÇÕES CRÔNICAS E CUIDADOS INOVADORES EM SAÚDE

Dessa forma, a população adolescente configura-se como o conjunto promissor no qual devem se dar as abordagens promotoras da saúde que guardam estreita relação com os estilos de vida. Em especial, abordagens do plano da educação em saúde de modo abrangente, e que tragam em seu conteúdo os cuidados preventivos das enfermidades que acometem o sistema cardiovascular, pois neste residem muitos dos agravos que comprometem a qualidade de vida da população adulta e idosa.

REFERÊNCIAS BIBLIOGRÁFICAS

1. Newton KM, Froelicher ESS. Fatores de risco da doença cardíaca coronariana. In: Woods SL, Froelicher ESS, Motzer SU (orgs.). Enfermagem em cardiologia. 4. ed. Barueri: Manole; 2005. p. 863-82.
2. Mendes MJFL, Alves JGB, Alves AV, Siqueira PP, Freira EFC. Associação de fatores de risco para doenças cardiovasculares em adolescentes e seus pais. Rev Bras Saúde Matern Infant 2006 maio;6(Supl 1):S49-54.
3. Brasil. Ministério da Saúde. Prevenção clínica de doenças cardiovasculares, cerebrovasculares e renais. Brasília: Ministério da Saúde; 2006.
4. Almeida Filho AJ, Ferreira MA, Gomes MLB, Silva RC, Santos TCF. Adolescente e drogas: consequências para a saúde. Esc Anna Nery Rev Enferm 2007 dez;11(4):605-10.
5. Brandão AA, Magalhães ME, Pozzan R, França MF, Pozzan R, Freitas EV et al. Hipertensão arterial no jovem como marcador para prevenção cardiovascular primária. Revista da Socerj 2002 out-dez;15(4):247-55.
6. Ferreira MA, Almeida-filho AJ, Gomes MLB, Teixeira MLO, Santos TCF, Duarte NED. Diagnóstico simplificado de saúde de adolescentes escolares do município do Rio de Janeiro, Brasil. Relatório de Pesquisa julho 2009.
7. Silva MAM, Rivera IR, Ferraz MRMT, Pinheiro AJT, Alves SWS, Moura AA et al. Prevalência de fatores de risco cardiovascular em crianças e adolescentes da rede de ensino de Maceió. Arquivos Brasileiros de Cardiologia 2005 maio;84(5):387-92.
8. Magalhães MEC, Brandão AAB, Pozzan R, Brandão AP. Hipertensão arterial em crianças e adolescentes. Rev Bras Hipertens 2002 jul-set;9(3):245-55.
9. Ozelame SS, Silva MS. Fatores de risco para doenças cardiovasculares em adolescentes obesos de três distritos sanitários de Goiânia. Pensar a prática. [on line] 2009;12(1). Disponível em: http://www.revistas.ufg.br/index.php/fef/article/view/6036/4698. Acesso em: 01 ago. 2009.
10. Ferreira MA. A educação em saúde na adolescência: grupos de discussão como estratégia de pesquisa e cuidado-educação. Texto Contexto Enferm. 2006 abr-jun;15(2):205-11.
11. Ferreira MA, Alvim NAT, Teixeira MLO, Veloso RC. Saberes de adolescentes: estilo de vida e cuidado à saúde. Texto Contexto Enferm 2007 abr-jun;16(2):217-24.
12. Jacobson MS, Eisenstein E, Coelho SC. Aspectos nutricionais na adolescência. Adolescencia Latinoamericana 1998;1(2):75-83.
13. Vieira VCR, Priore SE, Ribeiro SMR, Franceschini SCC. Alterações no padrão alimentar de adolescentes com adequação pôndero-estatural e elevado percentual de gordura corporal. Rev Bras Saúde Matern Infant 2005 jan-mar;5(1):93-102.
14. Tojo R, Leis R, Recarey MD, Pavon P. Hábitos alimentares das crianças em idade pré-escolar e escolar: riscos para a saúde e estratégias para a intervenção. In: Nestlé Nutrition Services. A alimentação da idade pré-escolar até a adolescência. Seminário Nestlé Nutrition n. 37. São Paulo; 1995. p. 11-3.
15. Vieira VCR, Priore SE, Ribeiro SMR, Franceschini SCC, Almeida LP. Perfil socioeconômico, nutricional e de saúde de adolescentes recém ingressos em uma universidade pública. Rev Nutr Campinas 2002 set;15(3):273-8.
16. Santos JS, Costa MCO, Nascimento Sobrinho CL, Silva MCM, Souza KEP, Melo BO. Anthropometric profile and food intake of adolescents in Teixeira de Freitas - Bahia, Brazil. Rev Nutr 2005;18:623-32.

17. CDC (Centers for Disease Control and Prevention)/National Center For Chronic Disease Prevention And Health Promotion. Physical Activity and Health: a report of the surgeon general. Atlanta: CDC; 1996.
18. Silva MAM, Rivera R, Carvalho ACC, Guerra-Júnior AH, Moreira TCA. Prevalência e variáveis associadas ao hábito de fumar em crianças e adolescentes. J Pediatr (Rio J) 2006;82(5):365-70.
19. Jodelet D. Representações sociais: um domínio em expansão. In: Jodelet D (org.). As representações sociais. Rio de Janeiro: Uerj; 2001. p. 17-44.
20. Foucault M. História da sexualidade II: o uso dos prazeres. 7. ed. Rio de Janeiro: Graal; 1994.
21. Boff L. Saber cuidar: ética do humano, compaixão pela terra. Petrópolis: Vozes; 1999.
22. Lunardi VL, Lunardi WD Filho, Silveira RS, Soares NV, Lipinski JM. O cuidado de si como condição para o cuidado dos outros na prática de saúde. Rev Latino-Am Enfermagem 2004 nov-dez;12(6):933-9.
23. Bub MBC, Medrano C, Silva CD, Wink S, Liss PE, Santos EKA. A noção de cuidado de si mesmo e o conceito de autocuidado na enfermagem. Texto Contexto Enferm 2006;15(Esp):152-7.

O cuidado gerontológico de enfermagem ao idoso renal crônico em tratamento hemodialítico: perspectiva cultural e sustentável

MARIA HELENA LENARDT

MERCEDES TRENTINI

ANA PAULA MODESTO

KARINA S. DE A. HAMMERSCHMIDT

INTRODUÇÃO

No Brasil, os idosos representam cerca de 10% da população geral. Informações obtidas pelo Instituto Brasileiro de Geografia e Estatística (IBGE) estimavam que no ano de 2006 a população brasileira estivesse em torno de 186.770.560 brasileiros, sendo que, destes, aproximadamente 18 milhões tinham 60 anos ou mais.[1] Essas mudanças demográficas não se dão como fruto do desenvolvimento social, e, sim, como consequência de um processo massivo de urbanização precoce, sem alterações marcantes na distribuição da renda e na estrutura de poder social. Uma população eminentemente rural da década de 1940, em que apenas 20% da população vivia em zonas urbanas, passa a ser proeminentemente urbana, em menos de 40 anos: o último censo mostrou que mais de 80% da população brasileira está vivendo em centros urbanos, embora boa parcela não seja realmente urbana.[2]

As mudanças no padrão demográfico da população brasileira também são reproduzidas em Curitiba e Região Metropolitana. Em Curitiba, estimava-se que a população total fosse de 1.788.559 habitantes em 2006, sendo que 169.913 pessoas seriam maiores de 60 anos. Portanto, esse número de idosos com 60 anos ou mais está em crescimento constante, o que aumenta a quantidade de idosos dentro da população curitibana e brasileira.[1,3]

Em paralelo às mudanças estruturais da população curitibana, a intensa urbanização participou como um dos componentes reguladores do crescimento populacional e da sua distribuição espacial. Esse fenômeno teve repercussões importantes em termos sociais e ambientais, pelo fato de essa população, por um lado, ter sido beneficiada com maiores ofertas de emprego, de serviços e de infraestrutura; mas, por outro, ter sido submetida a perdas nas condições de reprodução social: de moradia, ausência de serviços, degradação ambiental e maior predisposição aos riscos da saúde.[4]

É importante mencionar que as alterações epidemiodemográficas têm ocorrido em contexto de desigualdades sociais, econômicas e políticas que implicam diferenciais de condições sobre saúde. Sob essa perspectiva, as preocupações com a população idosa são mais uma vez questionadas, assim como as consequências para essa população, quando compartilham os diferentes espaços urbanos.

A expectativa de vida média do brasileiro aumentou quase 25 anos neste último meio século, sem que, concomitantemente, tenham sido melhoradas as condições de vida e de saúde da maioria da população. Graças aos avanços científicos e tecnológicos concernentes ao controle do meio ambiente e aos cuidados da saúde, hoje morre-se menos de doenças infecciosas, principalmente na infância; porém, as más condições de higiene e trabalho, o baixo poder aquisitivo e alimentação deficiente persistem afetando a maioria da população. Com isso posterga-se a morte; mas não se evitam as doenças; aumentam-se, portanto, o contingente de pessoas vivas, porém acometidas de problemas e deficiências crônicos.[5]

Controlar as doenças crônicas não transmissíveis (DCNT) do idoso é muito complexo,[6] já que não existem medidas preventivas de alta eficiência e as medidas existentes são, em geral, as educativas, envolvendo mudança de hábitos de vida, tarefa tão difícil quanto menor o nível socioeconômico e o grau de escolaridade da população alvo. É necessário vigilância competente e aderência total ao tratamento e aos cuidados, no sentido de controlar a progressão dessas doenças, para evitar as complicações e agravamentos.

Dentre as doenças crônicas que afetam os idosos está a insuficiência renal crônica, que muito preocupa pelas crescentes estatísticas, em particular no idoso, as características da doença, como a perda repentina ou gradativa mas irreversível da função do rim, órgão considerado vital e responsável por manter o equilíbrio hidroeletrolítico e metabólico, e os sofrimentos intensos que geram na vida dos idosos, em razão das exigências e modificações de hábitos de cuidados que a hemodiálise impõe, como tratamento substitutivo da função renal.

Embora a grande maioria dos idosos renais crônicos seja portadora de pelo menos duas doenças crônicas, nem todos ficam limitados por essas doenças, e muitos levam vida perfeitamente normal, fundamentalmente quando assimilam as orientações de cuidados. Um idoso com duas ou mais doenças crônicas pode ser considerado um idoso saudável, se comparado com um idoso com as mesmas doenças, porém sem o devido cuidado, apresentando consequências desse não cuidado.

Diante da expressiva mudança epidemiodemográfica e o significativo aumento da demanda de atenção aos idosos, como membros de Grupo Multiprofissional de Pesquisa sobre Idosos da Universidade Federal do Paraná (GMPI-PR) e como enfermeiras, temo-nos preocupado com o déficit de cuidado apresentado pelos idosos crônicos em tratamento hemodialítico. A cronicidade, muitas vezes, é originada pela própria inadequação das orientações de cuidados desenvolvidos pelos profissionais de enfermagem. Frequentemente, os idosos são cuidados como adultos e até mesmo como crianças, em virtude do despreparo dos profissionais para o cuidado gerontológico.

As orientações de cuidado fornecidas pelos profissionais que acompanham os idosos em tratamento hemodialítico configuram somente práticas de cuidados aprendidos na academia e, portanto, consideradas de cunho científico. Isso faz refletir e questionar até que ponto essa característica das orientações dos cuidados atinge positivamente os idosos. Não podemos responder às questões de cuidados referentes aos doentes idosos somente com nossos próprios conceitos e percepções; é preciso introduzir também a visão deles.[7]

Em face dessas considerações, é preciso conhecer os modos como a pessoa idosa se cuida, ajudar o doente a ser mais ele. O idoso apresenta restrição em aceitar o que lhe é imposto, mas demonstra interesse em praticar o seu cuidado com base em seus princípios culturais. Donos de trajetórias pessoais e estilos de vida próprios, a decisão de viver ligado ao modo de vida tradicional pode ser um exercício de liberdade. Do mesmo modo, a decisão de tomar distância, de maneira sutil ou radical, dos comportamentos tradicionais, decisão também tomada após reflexão e raciocínio, é igualmente ato de liberdade. O que os profissionais podem fazer é ter a maior consciência possível desses fatos e refletir sobre isso com o idoso, não assumir que o modo como vemos as coisas é o modo como as coisas simplesmente são, mas entender. As sensações precisam ser confrontadas com a realidade.

Visão semelhante é a percepção de Leininger,[8-11] teorista americana, que tem sugerido e proposto o cuidar, de maneira significativa, importante e real, às necessidades das pessoas. Em sua teoria Transcultural do Cuidado, conceituou cuidado como aquele ligado ao comportamento de prestar ajuda, dar apoio e capacitar, voltado a outra pessoa com necessidades evidentes ou antecipadas de melhorar ou aperfeiçoar uma condição ou vida humana. O cuidado, para a autora, tem proporções biofísicas, culturais, psicológicas, ambientais e sociais; é multidimensional e a enfermagem é aquela que centra o fornecimento desse cuidado de forma significativa, congruente e respeitosa com valores culturais e estilos de vida.

O cuidado cultural traz o imperativo da necessidade do acolhimento ao idoso, não só porque a liberdade precisa ser levada em conta, mas para evitar a revolta, graças às mudanças nos hábitos de cuidado e não cuidado. É preciso reconhecer que os primeiros êxitos para transpor o abismo entre a prática profissional do cuidado e a prática do idoso só serão diminuídos, quando estiverem vinculados aos esforços feitos pelo caminho da promoção cultural da saúde.

A ênfase é na promoção da saúde, qualquer que seja a condição. Entende-se o cuidado gerontológico ao idoso renal crônico como a busca pela mudança no estilo de vida, adequada à possibilidade do idoso e ao seu contexto de vida; é essencial a transformação dos processos individuais e/ou coletivos, acrescidos de práticas predominantemente favoráveis à qualidade de vida e à saúde, premissas necessárias para a construção de um modelo de cuidado sustentado para o idoso portador de doença renal crônica e em tratamento hemodialítico.

O ENVELHECIMENTO E A INSUFICIÊNCIA RENAL CRÔNICA

A velhice é uma etapa da vida com características e valores próprios em que ocorrem modificações no indivíduo, tanto na estrutura orgânica como no metabolismo, no equilíbrio bioquímico, na imunidade, na nutrição, nos mecanismos funcionais, nas características intelectuais, emocionais e principalmente sociais.

As alterações corporais do idoso são algumas das características do processo de envelhecimento, merecendo destaque o desgaste natural dos órgãos e sentidos, como: diminuição da visão, audição, olfato e paladar; fadiga e flacidez muscular. Cabe salientar que as modificações biológicas são características individuais, podendo ser exacerbadas ou reduzidas de acordo com a vivência e fisiologia de cada ser humano. Essas peculiaridades específicas da faixa etária dos idosos diferenciam-nos das demais fases do processo de viver, constituindo, dessa forma, uma camada da população com características e necessidades próprias.

O aumento da idade cronológica frequentemente leva a maior vulnerabilidade e probabilidade de aparecimento de doenças; ressalta-se o risco maior para os idosos, que estão mais expostos às doenças degenerativas de começo insidioso, como doenças cardiovasculares, cérebro-vasculares e renais, cânceres, transtornos mentais e estados patológicos, que afetam o sistema locomotor e os sentidos. A situação atual brasileira apresenta idosos portadores de, pelo menos, uma doença crônica e que utilizam um medicamento regularmente.[12]

A condição crônica de saúde "é uma intercorrência estressante, cujo impacto surge em qualquer tempo e vem para permanecer, alterando o processo de ser saudável de

148 CONDIÇÕES CRÔNICAS E CUIDADOS INOVADORES EM SAÚDE

indivíduos e de grupos".[13] Além de a condição crônica ser por si só estressante, também traz consigo novos estressores: o regime de tratamento, as mudanças no estilo de vida, na energia física e na aparência pessoal. Esses determinantes condicionam o idoso portador de doença crônica, exigindo-lhe mudanças de comportamento e atitudes em face das novas limitações, suscitando novas posturas e hábitos cotidianos, com o intuito de preservar as suas funções físicas.

Dentre as condições crônicas de saúde encontra-se a insuficiência renal crônica terminal (IRCT), caracterizada pela perda brusca ou gradativa de maneira irreversível, da função renal, em que a capacidade do rim de manter o equilíbrio hidroeletrolítico e metabólico no organismo fica comprometida.[14]

A IRCT pode surgir por diversos fatores de risco, desde doenças metabólicas, como a hipertensão arterial e o *diabetes mellitus*, que têm sido descritas como as principais causas da atualidade, às doenças infecciosas; cálculos e cistos renais; e doenças hereditárias. O ritmo de progressão da doença renal crônica depende da patologia condicionante e de causas agravantes, como hipertensão, infecção urinária, nefrite, gota e *diabetes mellitus*. Muitas vezes, a destruição renal progride pelo desconhecimento e descuido dos doentes e/ou despreparo e desmazelo dos profissionais com ações de cuidar preventiva ou as que visam amenizar as consequências da patologia.

A doença renal nos idosos pode estar relacionada à fisiologia do envelhecimento, uma vez que algumas das principais causas, como hipertensão arterial e *diabetes mellitus,* apresentam distribuição frequente na população de idosos. Essa predisposição, somada às alterações anatômicas e fisiológicas nos rins, decorrentes do processo de envelhecimento renal, constituem agravante de patologia renal para o idoso, aumentando a suscetibilidade da disfunção renal com o passar dos anos.

O processo de envelhecimento inclui também alterações no fluxo sanguíneo que, por sua vez, afeta a função renal da pessoa.[15] Além desse fator, algumas patologias como *diabetes mellitus*, insuficiência cardíaca, nefroesclerose, entre outras, são associadas ao processo de envelhecimento e têm potencial para levar o idoso à insuficiência renal crônica.[15]

Dentre as alterações comuns no envelhecimento renal, destacam-se as alterações anatômicas e morfológicas, a degeneração renal, marcada pela redução do tamanho e peso dos rins, diminuição do número de néfrons, espessamento da membrana basal glomerular e tubular, esclerose e hialinização glomerulares, diminuição da superfície filtrante glomerular e redução do comprimento e volume dos túbulos proximais.[16] Ainda pode ocorrer redução de massa renal, entre os 40 e os 80 anos de idade. Essa involução pode ser representada histologicamente pela diminuição na vasculatura renal, pelo aumento progressivo de glomérulos não funcionantes, pela atrofia e dilatação tubular e pela fibrose intersticial.

Com a ocorrência da IRCT, surgem no organismo múltiplos sinais e sintomas da incapacidade do rim em manter a homeostasia interna e, quando instalada, é necessário um tratamento contínuo para substituir a função renal. Atualmente os tratamentos disponíveis para obter função renal renovada e capaz são o transplante renal, a diálise peritoneal e a hemodiálise.

No presente escrito o foco será direcionado ao tratamento de hemodiálise, visto que o tratamento do paciente renal crônico terminal por meio da hemodiálise é realizado no processo de filtração do sangue pela membrana semipermeável do filtro capilar. O sangue circula pelo capilar, impulsionado pela bomba de sangue da máquina de hemodiálise, em um período de 3 a 4 horas por dia, de 2 a 3 vezes por semana.

Em nossa vivência com o paciente renal crônico, constatamos algumas dificuldades para os pacientes idosos, em razão deste elenco: instabilidade hemodinâmica, doenças cardiovasculares, problemas nutricionais e psicológicos e, ainda, complicações relacionadas à utilização do método dialítico: sangramento, hematoma, hipotensão severa, hipervolemia e infecções. Para Heinrich[17] tais condições de comorbidade, associadas às mudanças anatômicas e psicológicas dos idosos, mostram-se desafiantes para a equipe de saúde no cuidado a essas pessoas, pois o paciente além da insuficiência renal apresenta alterações próprias do envelhecimento.

Aos idosos que optam pela hemodiálise cabe o cotidiano de regras fixas, como: horários para realização do tratamento, dieta rígida, cuidado com o acesso venoso, ingestão contínua de drogas e medicamentos, o que remete esse indivíduo a uma grande transformação do seu cotidiano. As mudanças que ocorrem na vida desse cidadão, em que a idade se associa à doença crônica, não se limitam aos cuidados do corpo. As modificações ocorrem em quase todos os aspectos de sua vida.[18]

Cabe ressaltar que o quantitativo de pacientes em tratamento hemodialítico cresce em grandes proporções. No Brasil, em 2008, de acordo com o censo realizado pela Sociedade Brasileira de Nefrologia (SBN), estimavam-se 87.044 pacientes em tratamento substitutivo, ou seja, com IRCT, sendo um total de 77.817 pessoas em programa de hemodiálise. Esse censo não possui informações específicas acerca do quantitativo de pacientes idosos no programa de hemodiálise crônica, porém, estima-se que cerca de 60% dos pacientes sejam idosos, essa porcentagem é evidenciada pela seguinte afirmação: "A incidência da insuficiência renal crônica tem aumentado, particularmente em pessoas idosas, acreditando-se que no decorrer desse ano mais de 60% de portadores serão pessoas com mais de 65 anos de idade".[15]

O idoso portador de doença crônica que está em tratamento hemodialítico necessita de atenção à saúde diferenciada, em face das circunstâncias em que esses indivíduos se encontram, sejam essas da doença ou do próprio processo do envelhecimento. Nessa vertente do cuidado, a Enfermagem tem papel significativo; seu labor pode e deve estar alicerçado em ações integradas ao cuidar humano.

Diante dessas considerações, acrescentando-se ao aumento significativo da população idosa e consequente ampliação dos casos de portadores de doenças crônicas, suscita-se neste contexto a essencialidade e relevância dos cuidados dos profissionais de Enfermagem que atuam diretamente com esses pacientes, promovendo parceria harmoniosa entre os envolvidos na busca por melhorias na prevenção ou tratamento dos sintomas da doença.

CUIDADOS DE ENFERMAGEM E O IDOSO PORTADOR DE DOENÇA RENAL CRÔNICA

O aumento extensivo da população idosa, portadora de doença renal crônica, demanda crescente necessidade de capacitação dos profissionais para a atenção à saúde e ao cuidado específico dessa população, considerando as peculiaridades que lhe são intrínsecas; eles apresentam características de uma faixa etária que requer cuidados diferenciados, bem como as peculiaridades da doença renal envolvida nessa vivência.

A maioria dos idosos em tratamento hemodialítico, quando expostos às necessidades da vida diária moderna, apresentam-se como pessoas descentradas, deslocadas, fragmentadas. Na situação de adoecimento, diante da necessidade de aceitar o cuidado de outrem, passam por dois significativos sofrimentos: o causado pela doença e o causado pela forma como recebe o cuidado.

Os idosos com insuficiência renal crônica terminal necessitam de cuidado diferenciado pelo fato de que, além de enfrentarem mudanças de vida requeridas pela evolução tecnológica atual, um tanto difícil para eles acompanharem, precisam depender da tecnologia de hemodiálise para manter a função renal e, portanto, a vida.[18]

O cuidado de Enfermagem direcionado ao idoso em hemodiálise deve contemplar as especificidades e diferenciações necessárias desses indivíduos. As práticas de cuidado desenvolvidas pelos profissionais para a faixa etária dos adultos são reproduzidas aos idosos, mesmo entendendo que estes últimos devem ser tratados de forma diferenciada. Nessa abordagem, cabe ressaltar a importância do olhar atento e visão ampliada do profissional de Enfermagem, quando se encontra como ator do processo de cuidado, visto que neste momento tem a possibilidade de desenvolver ações que levem à promoção da saúde e possíveis mudanças na forma de viver dos idosos em hemodiálise.

Nessa abordagem do cuidado, a ênfase na promoção da saúde é entendida como a busca pela modificação nas condições de vida para que sejam dignas e adequadas; aponta a transformação dos processos individuais de tomada de decisão para que sejam predominantemente favoráveis à qualidade de vida e a saúde; e orienta-se ao conjunto de ações e decisões coletivas que possam favorecer a saúde e a melhoria das condições de bem-estar.[19]

Entende-se que o processo de vivência do idoso em hemodiálise pode ser harmônico, mesmo que este esteja sofrendo influências do processo de envelhecimento e de patologias. Os profissionais de Enfermagem, durante o cuidado, podem encorajar e estimular o idoso a viver bem, se necessário, mudando determinados hábitos, objetivando o controle de sua patologia e melhorias de sua saúde.

O idoso pode se manter saudável mesmo com uma ou mais doenças crônicas, desde que estejam sob controle e que ele se mantenha independente na manutenção da vida o quanto possível.[20]

O idoso com doença renal crônica pode ser considerado um idoso saudável desde que tenha controle de sua patologia. Cabe ressaltar que o modo de viver dos idosos é influenciado por suas concepções de vida, crenças, valores e conhecimentos, que são variáveis integrantes da cultura familiar ou coletiva a que pertença. A vertente cultural caracteriza-se como as múltiplas dimensões de vida do idoso; quando em tratamento hemodialítico, destaca-se a relação profissional/paciente, bem como a aproximação com a família e contexto de vida.

A família do idoso, nessa perspectiva, pode ser compreendida como um grupo e como forte aliado do profissional no desenvolvimento do cuidado de Enfermagem. Acredita-se na Enfermagem como profissão essencialmente de cuidado transcultural; particularmente centra-se o fornecimento do cuidado humano para as pessoas de forma significativa, congruente e respeitosa em relação aos valores culturais e estilo de vida.[8]

Um dos caminhos para o desenvolvimento do cuidado de Enfermagem, destinado ao paciente portador de doença renal crônica, concretiza-se apontando-se o cuidado cultural, definido "como valores, crenças e expressões padronizadas, cognitivamente conhecidas, que auxiliam, apoiam ou capacitam outro indivíduo ou grupo a manter o bem-estar, a melhorar uma condição ou vida humana ou a enfrentar a morte e as deficiências".[10] Acredita-se que o cuidado cultural seja parte das premissas necessárias para a construção de um modelo de desenvolvimento sustentado do cuidado de Enfermagem ao paciente portador de doença renal crônica.

O CUIDADO GERONTOLÓGICO DE ENFERMAGEM AO IDOSO RENAL CRÔNICO EM TRATAMENTO HEMODIALÍTICO **151**

É fator determinante, mesmo na situação de doenças crônicas, a promoção e manutenção eficiente da saúde e as ações que busquem a recuperação, embasadas no cuidado de enfermagem alicerçado nas bases culturais. A Teoria Transcultural do Cuidado[10] explicita três modos de decisões e ações de cuidado de enfermagem:

1. **Manutenção ou preservação do cuidado cultural:** refere-se àquelas ações e decisões profissionais de assistência, apoio e capacitação que ajudam as pessoas de uma determinada cultura a ajustar e/ou preservar valores de cuidado relevantes para que elas possam manter seu bem-estar, recuperar-se de doenças ou enfrentar a deficiência ou a morte.
2. **Acomodação ou negociação do cuidado cultural:** refere-se àquelas ações e decisões criativas de assistência, apoio, facilitação ou capacitação que ajudam as pessoas de uma designada cultura a adaptar-se aos outros ou negociar com eles para que obtenham um resultado benéfico e satisfatório com os provedores de cuidado profissional.
3. **Remodelação ou reestruturação do cuidado cultural:** refere-se àquelas ações ou decisões profissionais de assistência, apoio, facilitação e capacitação que ajudam os clientes a reordenar, mudar ou modificar acentuadamente seus modos de vida para um modelo de cuidado de saúde novo, diferente e benéfico, enquanto respeita os valores e as crenças culturais, e ainda provê um modo de vida mais benéfico e saudável do que antes das mudanças serem coestabelecidas com os clientes.

De acordo com essa concepção, o enfermeiro com conhecimentos culturais poderá planejar e tomar decisões junto aos pacientes utilizando-se das três modalidades que utiliza para guiar as intervenções, baseadas na avaliação dos benefícios e riscos das crenças e práticas culturais.[10] Nesse sentido, se as crenças ou práticas são benéficas ou não representam danos, elas podem ser preservadas. Se a crença ou a prática pode levar a algum risco, um acordo, possivelmente apoiando a crença, deverá ser negociado, mas sugerindo-se ou se acomodando uma prática mais benéfica. Finalmente, se a prática ou a crença são potencialmente nocivas, a enfermeira deve adotar uma posição mais firme na explicação dos riscos; e a pessoa deve ser ajudada no sentido de repadronizar a prática anterior por uma mais saudável, reconhecendo-se sempre a autonomia e a decisão da própria pessoa.[21]

O cuidado de Enfermagem, alicerçado na linha cultural, contribui para quebrar as barreiras da impessoalidade dos profissionais de Enfermagem para com o paciente. Uma vez que estes tentam conhecer o idoso em sua integralidade, tendo contato mais próximo com seus hábitos, relacionamentos e eventos do cotidiano, modificando seu enfoque no cuidado e na perspectiva de incorporar ações e orientações de cuidados dinâmicas, adequadas, personalizadas.

CUIDADO GERONTOLÓGICO DE ENFERMAGEM SUSTENTÁVEL PARA O PACIENTE IDOSO COM DOENÇA RENAL CRÔNICA

Cuidar, em si, é complexo e envolve muito mais do que o cuidado do corpo, no sentido biológico, mas toda a multiplicidade de conjunções que são intrínsecas ao ser humano. Torna-se ainda mais peculiar quando se trata do idoso portador de doença renal crônica, ponderadas as características específicas da etapa do processo de viver em que se encontra, e as peculiaridades próprias dos indivíduos portadores de insuficiência renal crônica.

O cuidado gerontológico de Enfermagem, caracterizado pelo desenvolvimento de ações de cuidados com os pacientes idosos, envolve o profissional de Enfermagem e o idoso, em um contexto permeado pelos aspectos culturais, o que inclui a família, a rede de suporte social, a rede de relacionamentos, as interações, as condições de vida, a comunidade e desenvolve-se com a busca pela promoção da saúde.

No cuidado gerontológico do paciente idoso portador de doença renal crônica, a ênfase na promoção da saúde é entendida como a busca da modificação do estilo de vida, adequado à possibilidade do idoso e da realidade de sua vivência; aponta a transformação dos processos individuais e/ou coletivos, e da tomada de decisão para que sejam desenvolvidas ações predominantemente favoráveis à qualidade de vida e a saúde. Nesta abordagem, torna-se imprescindível o cuidado que a patologia requer, de modo que o idoso conviva bem com ela e obtenha qualidade no seu processo de viver.

A prática do cuidado de Enfermagem do idoso portador de doença crônica exige o domínio de habilidades e conhecimentos, pressupõe relação dialética do profissional com o idoso, requer do profissional uma postura de permanente reflexão e investimentos efetivos voltados para que esta assistência possa responder de forma concreta às necessidades e potencialidades que o cuidado pode acrescentar ao idoso e à relação deste com o profissional, ressaltando-se aspectos do contexto micro e macro, buscando a sustentabilidade do cuidado, além da atenção personalizada ao idoso e à família.

Sendo assim, acredita-se na possibilidade de introduzir vertentes e/ou dimensões que são salutares para construção de modelos adequados no processo de cuidar dos pacientes idosos portadores de doença renal crônica. Nessa trajetória a Teoria da Diversidade e Universalidade do Cuidado Transcultural, como já enfatizada, adapta-se ao proposto, porém, cabe salientar que somente o cultural não basta; a promoção da saúde e o cuidado ao idoso portador de doença renal crônica são multidimensionais.

A teoria transcultural, em face da necessidade de perceber e compreender a diversidade de atitudes do idoso que se encontra em processo de cuidado, na tentativa de fornecer aos profissionais subsídios para a busca de maneiras de cuidar, apoia-se no modelo de preservação da identidade cultural do idoso. O envelhecimento, assim como o tratamento hemodialítico, interferem diretamente no comportamento dos idosos. O cuidado e a atenção com a patologia exigem a utilização de novos modelos de atenção e estratégias individuais, que constituem como desafios e ocupam espaço significativo nas ações dos profissionais e dos idosos.

Na atenção de Enfermagem aos idosos em tratamento hemodialítico não existem fórmulas, mas podem ser construídos alguns pressupostos que orientem o cuidado, desde o início do tratamento hemodialítico, estendendo-se por todo o período da terapêutica substitutiva a que o idoso irá se submeter. Com esse intuito, e acreditando na promoção da saúde como ação multidimensional, propõe-se a utilização de duas estratégias basilares realizadas durante o processo de cuidado: acolhimento cultural e planejamento de ações pelos profissionais/equipe multiprofissional e o idoso/família.

Acolhimento é a humanização das relações entre trabalhadores e serviço de saúde com seus usuários.[22] O acolhimento evidencia-se nas dinâmicas e nos critérios de acessibilidade; deve ser utilizado como dispositivo interrogador das práticas cotidianas, procurando estabelecer uma via de comunicação fidedigna, para que se estabeleça um processo de trabalho centrado no interesse do paciente.

As autoras deste trabalho entendem o acolhimento cultural como desenvolvimento do processo de cuidar, caracterizado como a realização de ações, visando a melhorias na saúde do idoso, integrando o profissional e idoso/família. É constituído por um misto de ações que se desenvolvem durante o processo de cuidar, desde o início das ações envolvidas no tratamento hemodialítico até as últimas múltiplas interações. O profissional desenvolve a atenção à saúde, ressaltando a relevância de conhecer e interpretar as crenças e valores do idoso/família, no intuito de não se contrapor a estas. Durante todo o processo de cuidar há o compromisso do profissional enfermeiro em dedicar-se ao atendimento do idoso, buscando controlar os danos e riscos da patologia. Nessa interação e construção do cuidado, considera-se a multiplicidade de dimensões envolvidas (dimensão espacial, ambiental, econômica, cultural, e social) e busca-se a integração destas no planejamento e na ação do cuidado.

No acolhimento cultural estão incluídos diversos tipos de atividades, que se constroem no desenrolar do processo de cuidado. Entre eles, citam-se as visitas (domiciliares e/ou clínicas – local de atendimento da hemodiálise); os contatos familiares, que ocorrem durante todo o processo; a identificação e utilização da rede de apoio (esta está mais inserida nas ações do profissional, porém impactam diretamente o processo de cuidar; e conhecimento da rede de relações, constituídas pelos contatos do idoso, sendo os indivíduos que apoiam e auxiliam no desenvolvimento das ações de cuidar.

O tratamento hemodialítico requer a permanência do paciente em unidade de hemodiálise por 9 a 14 horas por semana, durante anos.[18] Desse modo, essa rotina favorece uma estreita relação entre o paciente e a equipe de enfermagem e isso pode se confundir com parentesco e levar o profissional a pensar que conhece o paciente em profundidade, resultando na diminuição do rigor no cuidado.[18]

A visita domiciliar visa dar subsídios para o profissional conhecer o contexto e condições de vida do idoso, em suas múltiplas dimensões. Essa prática aproxima o profissional do idoso portador de doença crônica, de sua família, da rede de relações e propicia uma interação pautada pela confiança e pelas ações planejadas e personalizadas para a realidade única da vivência de cada idoso.

No domicílio, o idoso "partilha sua subjetividade", abre o "sagrado" ao profissional enfermeiro; por isso modifica o grau de interação da relação paciente/profissional. A visita domiciliar objetiva a compreensão e respeito dos processos interativos que são, sem dúvida, necessários durante a totalidade dos cuidados prestados pelos profissionais, corroborando a reflexão: "A visita domiciliar visa prestar uma assistência educativa e assistência no âmbito do domicílio. Por meio dela fazemos um levantamento e avaliação das condições socioeconômicas em que vive o indivíduo e seus familiares, elaborando, assim, uma assistência específica a cada caso".[23]

A visita ao domicílio dos pacientes pode trazer muitas revelações no que se refere às expressões e práticas do cuidado de Enfermagem, principalmente nos aspectos referentes à linguagem/comunicação, que o profissional deve adaptar para entendimento do idoso, e na forma como os pacientes compreendem e seguem as orientações clínicas dos profissionais.

Na visita domiciliar é possível verificar a necessidade de personalização do cuidado. Cada idoso e sua família tem uma forma única de ser e viver no mundo. Enquanto um grupo de idosos pode insistir em manter cuidado avelhantado em relação ao corpo, não aceitando a necessidade de mudança, outros idosos percebem a sua condição de saúde/doença e naturalmente repadronizam/reestruturam o seu modo de vida para se manterem ativos e saudáveis.

A visita domiciliar proporciona ao profissional a possibilidade de investigar a alimentação do idoso. Um dos principais fatores para assegurar a adequação do tratamento e a prevenção de agravos do idoso em hemodiálise é a correta orientação e a adesão à dieta prescrita. A hemodiálise impõe uma série de particularidades sobre a dieta, como a necessidade de restrição de potássio, sódio e líquido.[24]

A combinação do processo de envelhecimento e a insuficiência renal favorece a condição de estresse tanto no âmbito fisiológico quanto no social e no psicológico; tal condição pode tornar o idoso vulnerável à complicações inerentes ao estado nutricional e demanda cuidados também nessa área.[24]

Quando o indivíduo amadurece, sua independência se desenvolve, ao tomar ele controle de sua vida e qualquer situação que não permita a sua independência está ligada a ressentimentos e resistência a mudanças. O idoso não gosta de ser colocado em situação em que se sinta tratado como criança, com alguém dando ordens e impondo condições.[25]

Para o idoso, pode ser de grande dificuldade aprender as novas restrições alimentares e relacioná-las aos hábitos, de forma que não é incomum encontrar um idoso em diálise, ignorando as instruções nutricionais. Para o autor o paciente renal crônico vive muitas privações; a dieta torna-se uma carga a mais. As restrições e outras recomendações nutricionais são, provavelmente, a parte mais difícil do tratamento, pois podem alterar o estilo de vida e ir contra as preferências, hábitos alimentares e aspectos culturais do paciente. A alimentação pode, ainda, criar um estresse psicológico considerável, podendo tornar-se obsessão para alguns, com a prática meticulosa das orientações, enquanto outros entram em fases de compulsão alimentar.

A visita domiciliar com identificação de hábitos dos idosos pode significar um dos passos iniciais para chegar ao cuidado cultural. Neste aspecto, a visita domiciliar é importante para identificar as condições social e sanitária do cliente do serviço, bem como a sua família, para complementar as orientações do processo educativo da consulta de Enfermagem e também adaptar os conhecimentos e procedimentos técnicos à realidade social, econômica, cultural e ambiental do cliente-família.[26]

O contato com familiares é primordial e deve ocorrer em todos os momentos possíveis do processo de cuidado cultural com o paciente idoso, uma vez que a família desempenha papel fundamental nos cuidados da saúde do idoso e de cada um dos seus membros. A cultura familiar é um conjunto próprio de símbolos, significados, saberes e práticas, que se definem a partir das relações internas e externas da família e que determina, portanto, seu modo de funcionamento interno e a maneira como a família desenvolve suas experiências e interações com o mundo externo.[27]

Outro estudo[28] demonstra que os contatos com a família do paciente foram importantes, na tentativa de angariar informações sobre crenças, valores e cotidiano familiar, para poder, então, conferir e analisar dados da cultura do paciente.

Nesse contexto, a Enfermagem vai além da realização de ações de cuidado, desenvolve ações multidimensionais. A Enfermagem culturalmente congruente tem como objetivo proporcionar o bem-estar às pessoas envolvidas, respeitando a cultura familiar em que o paciente se insere. Os frutos dessas ações de acolhimento, associados aos conhecimentos dos profissionais específicos da nefrologia e da gerontologia, trazem subsídios para organizar e engendrar ações inovadoras e articuladas ao desejo do idoso portador de doença renal crônica.

Diante dessas considerações, acredita-se que o cuidado alicerçado na vertente cultural possibilita ações que podem minimizar os sofrimentos e dificuldades do paciente idoso portador de doença renal crônica. A vertente do cuidado cultural corrobora a aproximação ao paciente em sentido amplo, assim como o desenvolvimento da competência técnica. Uma vez que o enfermeiro adquire experiência com o sistema de conhecimentos do paciente, em suas visitas domiciliares, logra mais segurança ao realizar seu trabalho e suas orientações. O foco do processo de cuidar, embasado na vertente cultural, é a personalização do cuidado, visto que os indivíduos são únicos, mesmo em um grupo praticamente homogêneo quanto a gênero, situação social e escolaridade: a visão de mundo de cada um é singular.

A experiência de realizar as decisões e ações do cuidado cultural para cada paciente, com fundamentos e argumentos culturalmente congruentes, proporciona possibilidade de avaliar com mais segurança o trabalho da Enfermagem, em sua vertente educadora, permitindo desenvolver com os idosos ações de preservação/manutenção dos cuidados, o que significa consequências importantes para enfermagem, entre elas menos tempo gasto com as repetições e imposições que, frequentemente, realizamos. Para o idoso, haverá a satisfação de ser compreendido e orientado.

A identificação e utilização da rede de apoio auxilia o profissional no desenvolvimento das ações de cuidado e possibilita melhor atendimento e planejamento de ações de cuidado para o idoso portador de insuficiência renal crônica. A disponibilidade de rede de apoio necessária para o atendimento do idoso em tratamento hemodialítico impacta diretamente o processo de cuidar.

Nesse processo, não deve faltar o conhecimento da rede de relações, a qual é constituída pelos contatos do idoso, sendo os indivíduos que apoiam e auxiliam no desenvolvimento das ações de cuidar. O profissional, quando conhece e inclui na interação do processo de cuidar estes indivíduos, induz a maior probabilidade das ações do cuidado de propagarem e serem desenvolvidas em longo prazo. Essas pessoas auxiliam e ajudam o profissional e o idoso nas atividades de cuidados.

O planejamento de ações pelos profissionais/equipe multiprofissional e o idoso/família possibilitam ações de cuidado personalizadas para os idosos portadores de doenças renais crônicas, valorizando as crenças, valores e integrando-os no planejamento das ações de cuidado. Essas ações propiciam atividades articuladas com o desejo do idoso e/ou família e as atividades necessárias no processo de cuidado.

Nessa perspectiva, acrescentam-se a proposta do cuidado cultural do idoso portador de doença renal crônica, a momentaneidade das ações planejadas, entendida como a necessidade da personalização das ações para a fase da vida e aspectos presentes na vivência do idoso/família e do profissional. Cabe salientar que isso não descaracteriza o cuidado; pelo contrário, reforça a exigência da personalização e reafirma a necessidade do sensível, da criatividade, do envolvimento, da responsabilidade, da *expertise* e do compromisso com o idoso que está passando pelo processo do cuidado, lembrando que esse processo é um contínuo, que tem como alicerces o acolhimento cultural e o planejamento de ações pelos profissionais/equipe multiprofissional e o idoso/família.

REFERÊNCIAS BIBLIOGRÁFICAS

1. Ministério da Saúde (Brasil). DATASUS. Informações de Saúde; 2009.
2. Instituto Brasileiro de Geografia e Estatística (IBGE). Censo Demográfico de 2006. Rio de Janeiro: IBGE; 2006.
3. Instituto Brasileiro de Geografia e Estatística (IBGE). Censo Demográfico de 2000. Disponível em: http://bvsms.saude.gov.br/bvs/publicacoes/cartas_promocao.pdf. Acesso em: 01 fev. 2010.
4. Penteado PTPS. Idosos: condições de vida, saúde e nutrição, no município de Curitiba. [tese]. Curitiba: Universidade Federal do Paraná. Programa de Pós-graduação em Meio Ambiente e Desenvolvimento; 2001.
5. Ramos LR, Veras R, Kalache A. Populational ageing: a Brazilian reality. Rev Saúde Públ 1987;21(3):211-24.
6. Ramos LR. Significance and management of disability among urban elderly residents in Brazil. Journal of Cross-Cultural Gerontology. 1993;8(3):313-23.

7. Lenardt MH, Michalchuck DO, Kuznier TP, Santos VL. O cuidado de si do idoso como instrumento de trabalho no processo de cuidar. Cogitare Enferm 2005 jan-abr;10(1):16-25.
8. Leininger MM. Care the essence of nursing and health. Thorofare. New Jersey: Charles Slack; 1984.
9. Leininger MM. Care: discovery and uses in clinical and community nursing. Detroit, Michigan: Wayne State University Press; 1988.
10. Leininger MM. Culture care diversity and university: a theory of nursing. New York: National League for Nursing; 1991.
11. Leininger MM. Nursing and anthropology:two worlds to blend. Columbus, Ohio: Greyden Press; 1994.
12. Garrido R, Menezes PR. O Brasil está envelhecendo: boas e más notícias por uma perspectiva epidemiológica. Rev Bras Psiquiatr 2002 abr;24(1):3-6.
13. Trentini M, Silva DGV. Condição crônica de saúde e o processo de ser saudável. Texto Contexto Enferm 1992 jul-dez;1(2):76-88.
14. Riella MC. Princípios de nefrologia e distúrbios hidroeletrolíticos. Rio de Janeiro: Guanabara Koogan; 2003.
15. Martins CTB, Chocair PR. Principais doenças renais. In: Papaléo Neto M. Gerontologia: a velhice e o envelhecimento em visão globalizada. São Paulo: Atheneu; 1996.
16. Papaléo Netto M. Gerontologia: a velhice e o envelhecimento em visão globalizada. São Paulo: Atheneu; 1996.
17. Heinrich WL. Principles and practice of dialysis. 2. ed. Baltimore: Willians & Wilkins; 1999.
18. Modesto AP. O cuidado cultural de enfermagem "com" o idoso renal crônico em tratamento hemodialítico. [dissertação]. Curitiba: Universidade Federal do Paraná. Programa de Pós-Graduação em Enfermagem; 2006.
19. Gutierrez ML. La promociode la salud. In: Arroyo HV, Cerqueira MT (orgs.). La promoción de la salud y la educación para la salud en América Latina. San Juan: Universidad de Puerto Rico; 1997.
20. Ramos LR. Fatores determinantes do envelhecimento saudável em idosos residentes em centro urbano: Projeto Epidoso, São Paulo. Cad Saúde Pública 2003 jun;19(3):793-7.
21. Vasquez ML. Significado da regulação da fecundidade dos (as) adolescentes numa comunidade urbana marginal. [tese]. Florianópolis: Universidade Federal de Santa Catarina. Programa de Pós-graduação em Enfermagem; 1999.
22. Merhy EE, Campos GWS, Cecílio LCO (orgs.). Inventando a mudança na saúde. São Paulo: Hucitec; 1994.
23. Kawamoto EE, Santos MCM, Mattos TM. Enfermagem comunitária. São Paulo: EPU; 1995.
24. Fraxino P, Martins C. Nutrição na hipertensão arterial. In: Riella MC, Martins C. Nutrição e o rim. Rio de Janeiro: Guanabara Koogan; 2001.
25. Martins C. Protocolo de cuidados nutricionais. In: Riella MC, Martins C. Nutrição e o rim. Rio de Janeiro: Guanabara Koogan; 2001. p. 114-31.
26. Padilha MIS. Visita domiciliar: uma alternativa assistencial. Rev Enfermagem UERJ 1994;2(1):83-90.
27. Elsen I. Cuidado familiar: uma proposta inicial de sistematização conceitual: In: Elsen I, Marcon SS, Santos MR (orgs.). O viver em família e sua interface com a saúde e doença. Maringá: Eduem; 2002.
28. Lenardt MH. O vivenciar do cuidado cultural na situação cirúrgica. [dissertação]. Curitiba: Universidade Federal de Santa Catarina. Programa de Pós-Graduação em Enfermagem; 1996.

10 Entrevista-conversação: instrumento propício para o cuidado integral de enfermagem aos idosos em condições crônicas

MERCEDES TRENTINI
MARIA HELENA LENARDT

INTRODUÇÃO

O processo de envelhecimento do ser humano é dinâmico, marcado por transformações contínuas e por experiências favoráveis e adversas ao longo da vida. O envelhecimento tem sido estudado por vários cientistas que disponibilizaram na literatura algumas teorias sobre o envelhecimento biológico a exemplo da teoria da mutação somática, a teoria da autoimunidade, teoria do lixo celular, teoria de ligação cruzada entre outras.[1] Por outro lado, além dos fenômenos biológicos, a vida do idoso, como qualquer outro ser humano, está imbricada em fenômenos históricos, econômicos, culturais e sociais. Nesse sentido, várias teorias sociológicas sobre o envelhecimento foram construídas, entre elas as teorias da atividade, do desengajamento, da continuidade e da subcultura.[2,3] Essas teorias e outras nessa visão sociológica têm contribuído para uma compreensão do idoso dentro de uma visão mais ampla do que quando visto somente na sua dimensão biológica. Este capítulo foca as experiências de idosos em relação a perdas, danos, ganhos e os desafios enfrentados no decorrer do processo de envelhecimento e possíveis modos de cuidado para promoção da saúde e prevenção de doenças.

PERDAS, DANOS, GANHOS E DESAFIOS NA VELHICE

Todo ser humano, desde a concepção até a morte, está sujeito a perdas, danos e ganhos. No entanto, na infância, adolescência, juventude e na vida adulta são os ganhos que se tornam facilmente perceptíveis na sociedade, enquanto na velhice as perdas e os danos são os que prevalecem e, em certos casos, conforme a cultura, são motivos de desdém; os ganhos nos idosos não são valorizados nem sequer reconhecidos pela maioria das pessoas na sociedade brasileira.

O termo perda é entendido, neste capítulo, como ato ou efeito de perder ou ser privado de algo que se possuía, seja no âmbito material, corporal (biofísico), econômico, social, psicológico ou emocional. Ganho é sinônimo de aquisição de bens, sejam eles materiais ou pessoais, conquistas, o ato de vencer e de obter. O dano implica algo que provoca prejuízo e/ou deterioração, danificação de bens materiais, morais e do funcionamento físico e fisiológico.

Não há dúvida de que ocorrem mudanças no sistema biológico tanto na fase do crescimento quanto na do declínio corporal, pois, nesta última, a perda de células é notável, no entanto, o curso dessa perda é lento, e somente na sexta década da vida as mudanças começam a ser mais acentuadas e visíveis. Essas mudanças influenciam o funcionamento do corpo: as formas do corpo físico apresentam-se menos atrativas, há diminuição da força física e também restrição da capacidade funcional, como, por exemplo, os sistemas: urinário, que reduz a eficiência para secretar as toxinas e outras substâncias; gastrintestinal, que fica mais lento na extração de nutrientes; respiratório, que diminui a absorção de oxigênio; cardiovascular, em que há endurecimento e estreitamento das artérias que dificultam o bombeamento do sangue pelo corpo.[4]

As perdas parciais dos sistemas sensoriais são claramente perceptíveis nos idosos, a exemplo da visão, que apresenta declínio na capacidade de enxergar de perto. Além disso, muitos idosos sofrem pela perda da acuidade, ou seja, pela capacidade de enxergar objetos à distância. A perda da capacidade auditiva, em muitos casos, impede o idoso de permanecer ativo na sociedade, pois interfere na comunicação que, por sua vez, leva ao isolamento social, e essa perda pode ser um "trampolim" para um estado depressivo seguido de outros males. Uma pesquisa mostrou que de 14 idosos, 10 apresentaram perda auditiva nas frequências agudas.[5]

O sistema nervoso também apresenta alterações durante o processo de envelhecimento. Pesquisadores afirmam que o cérebro diminui de peso em 10 a 15% no decorrer do envelhecimento, o que resulta em regiões corticais menores em comparação a cérebros de indivíduos jovens.[6] A perda de células do sistema nervoso provavelmente não tem retorno, e isso pode repercutir no funcionamento psicológico.[4] Queixa muito comum em idosos é a dificuldade com a memória. Condições como viver só, não ter filhos e/ou ausência da presença dos filhos e depressão podem estar associadas à perda da memória.[7] Resultados de um estudo com uma amostra de 242 idosos de baixo poder aquisitivo mostraram que 42% se queixavam de perda na visão; 17% na audição; 63% apresentaram problemas dentários; 30% apresentaram déficits cognitivos; e 35% depressão.[8]

Outro estudo desenvolvido com 20 idosos, sendo 10 homens e 10 mulheres, constatou queixas referentes à perda de memória, da audição, da autonomia tanto física quanto econômica e perda da vontade de viver provocada pela tristeza e saudade de cônjuge falecido. O mesmo estudo mostrou que as mulheres apresentaram melhor adaptação às perdas ocorridas durante o processo de envelhecimento que os homens.[9]

Geralmente, quando os idosos são indagados a revelar as significantes perdas que tiveram ao longo da vida, poucos se reportam às perdas do tipo biológicas, ao contrário, as perdas sociais e emocionais parecem produzir mais impacto em suas vidas. Essa evidência foi apresentada pelos resultados de um estudo conduzido com 18 idosos, dos quais 17 eram do sexo feminino, cujas perdas de maior importância foram: a perda do convívio com seus familiares e amigos, seja por morte e/ou por separação, o que, para eles, significava longo período de solidão e depressão.[10] As perdas de ordem social abarcam privação da companhia dos filhos quando estes saem da casa paterna, ausência por morte de pessoas queridas, diminuição de rendimentos com a aposentadoria, da autoestima pela perda de *status* na sociedade e na própria família, isolamento social, entre muitos outros.

Os idosos em geral são os que mais sofrem danos, tanto de ordem somática quanto psicossomática, material e moral. A doença, para os idosos, consiste de um dano à totalidade da existência, portanto, não é um órgão do corpo que está doente, mas é a vida em todas as suas dimensões.[11]

As condições crônicas consistem dos danos mais evidentes nos idosos, haja vista que as mensalidades dos seguros de saúde de idosos são acrescidas em mais de 100% quando comparadas aos adultos, provavelmente porque preveem gastos com doenças de longa duração, como é o caso das crônicas. De modo geral, os idosos sofrem de múltiplas condições crônicas simultâneas. Entre as mais comuns encontram-se osteoartrites, hipertensão, *diabetes mellitus*, reumatismo, depressão, problemas respiratórios, demências e as relacionadas ao sistema ósseo, geralmente provocadas por quedas. Entre as demências, o mal de Alzheimer é a que, atualmente, atrai mais atenção, tanto do meio científico quanto da mídia.[12] Uma investigação com 1.602 idosos mostrou que 17% entre os de menor poder aquisitivo tratavam de, no mínimo, cinco condições crônicas simultâneas.[13]

O termo condições crônicas foi ampliado com a inclusão de inúmeras doenças transmissíveis e alguns distúrbios mentais, a exemplo da Aids, tuberculose, hanseníase, esquizofrenia e depressão, que na sua maioria se tornam crônicas. Entre as incapacidades provocadas pelas condições crônicas, a depressão é preocupante, pois estima-se que até o ano 2020 ela ocupe o segundo lugar das doenças de maior incidência no planeta.[14]

As condições crônicas não são danos exclusivos da velhice, mas é nela que elas se agravam e se revelam claramente perceptíveis. No entanto, isso não projeta um futuro desanimador, pois os meios para prevenção e tratamento das condições crônicas existem. Dessa forma, as doenças crônicas não seriam danos inevitáveis no envelhecimento, porque podem ser reduzidas. Essas doenças seriam prevenidas pelas modificações do estilo de vida, incluindo a relação do ser humano com o ambiente onde vive.[15]

Um estudo com 2.489 indivíduos desenvolvido na Hungria durante dois anos revelou que um programa de treinamento para mudanças no estilo de vida teve grande influência na redução do sobrepeso e obesidade, fatores estes relacionados aos riscos cardiovasculares, principalmente aterosclerose.[16] Ultimamente, o estilo de vida saudável tem sido incentivado também na nossa realidade como um dos meios mais importantes na prevenção de doenças crônicas. Por outro lado, seria muita ingenuidade acreditar que as doenças crônicas são consequentes unicamente de um estilo de vida desregrado, o que seria culpar as próprias pessoas pelas doenças que adquiriram. Sabemos que, no nosso meio, as pessoas não têm acesso igual a um estilo de vida saudável, portanto, não podem ser as únicas culpadas por seu estado de saúde precário.

O governo tem papel importante na melhoria da saúde de toda a população brasileira, no sentido de criar e implementar políticas sociais direcionadas a propiciar proteção especial para os grupos vulneráveis. Esses grupos incluem os idosos, principalmente os de baixa renda, como também todos os indivíduos pobres com mínimas condições de escolha em relação às suas condições de habitação e alimentação, acesso a educação e ao tratamento de doenças.

De modo geral, a sociedade vê a velhice como uma somatória de perdas e danos e não admite a possibilidade de que em cada perda e em cada dano possa aflorar novos ganhos. Os idosos também são parte dessa sociedade e, portanto, passaram a infância, a juventude e a vida adulta acreditando nessa ideologia. Desse modo, ao envelhecer, muitos se percebem como um acúmulo de inutilidades. Esse padrão de pensamento de inutilidade pode provocar nos idosos sentimentos de mais perdas e mais danos que, sem dúvida, se manifestam no corpo físico. Portanto, depende, em grande parte, da sociedade e de cada idoso desfazer-se do preconceito contra a velhice e aceitar as novas situações do processo de envelhecimento para, assim, acreditar que em cada fase da vida há possibilidade de adquirir novos ganhos e usufruir o acúmulo de aquisições conquistadas durante a vida.

160 CONDIÇÕES CRÔNICAS E CUIDADOS INOVADORES EM SAÚDE

O processo de envelhecimento, sem dúvida, requer do idoso mudanças no modo de viver a nova fase da vida, pois terá de enfrentar desafios inerentes à sua situação física, social, intelectual e lidar com rótulos pejorativos impostos pela sociedade, como ser taxado de velho deficiente, desatualizado, impossibilitado para o trabalho. Terá de fazer controle médico com mais assiduidade do que quando adulto, tomar medicação diariamente quando estiver com alguma doença crônica, manter-se ativo, superar a solidão, entre outros. Idosos relataram, por meio de entrevista, que enfrentam as perdas e os danos buscando ajuda da família e amigos, frequentando grupos de idosos, buscando tratamento médico, envolvendo-se no trabalho doméstico, cuidando da estética do corpo e, principalmente, mantendo a fé em Deus.[10]

Alcançar a velhice não deixa de ser uma grande vitória, porque quem não envelhece morre jovem.[17] Os que têm vida longa vivem um tempo de madureza e serenidade conquistadas, um tempo de experiência multiplicada chamada verdadeira sabedoria.[18] Um estudo desenvolvido no Paraná com 18 idosos mostrou que estes consideraram ganhos nas suas experiências na velhice o fato de poder usufruir do crescimento dos filhos até a vida madura; ter adquirido mais serenidade e sabedoria e, dessa forma, mais força para resolver problemas, ter tido oportunidade de estudar, completar o 2º grau; conquistar mais liberdade para aprender algo diferente e, por fim, apontaram como um grande ganho o fato de estarem vivos.[10] O importante não é o número de anos de vida que consta na carteira de identidade das pessoas, e, sim, os benefícios que podem usufruir da existência como seres no mundo.[17]

É muito importante a conscientização dos idosos referente não apenas quanto às suas limitações, mas principalmente às suas potencialidades e à capacidade de aceitação e incorporação de novas experiências.

> Os velhos, em nossa sociedade, rendem-se à opinião dos outros, que determinam e classificam, negativamente, pelo corpo, o que é ser "velho". A visão de um corpo que se apresenta com mudanças na aparência – rugas e cabelos brancos – anunciam a identidade – corpo degradante que aprendemos a repudiar [...] O corpo velho não é visto apenas como um corpo, mas também como um pacote de atributos estigmatizantes a respeito da personalidade, do papel social, econômico e cultural do que é ser velho.[17]

Atualmente, uma criança de 10 anos ou menos já adquiriu uma razoável base de experiências; aos 20 anos, a experiência da pessoa já terá se ampliado; aos 30, já acumulou muitas experiências pessoais e profissionais; aos 40, terá experiência com a paternidade ou maternidade e acumulado competências, habilidades e conhecimentos; aos 50, será uma pessoa madura, com uma bagagem que carrega vivência, momentos de vida enriquecedores, talvez nem todos alegres e harmoniosos, mas sempre com algum conhecimento absorvido e agregado à maturidade; aos 60 anos, terá enfrentado o sucesso e o fracasso, o acerto e o erro, a verdade e a mentira, os risos e as lágrimas, a aprovação e a rejeição, terá tido perdas, ganhos e danos, terá enfrentado tudo isso com sucesso ou sucumbido algumas vezes, mas terá, sobretudo, vivido com intensidade a complexidade da existência humana; aos 70 anos, será um sábio.[19] Infelizmente, esse sábio é desprovido do seu próprio espaço, pois a nossa sociedade ainda não valoriza o saber adquirido pela experiência da pessoa idosa, pelo contrário, considera-o inútil e invisível.

Todas as experiências do idoso estão guardadas em um cofre da mente do sábio, basta alguém dar uma volta na chave que se abre o cofre. Essa chave chama-se oportunidade, pois o idoso quer respeito e uma chance de demonstrar a capacidade de ser útil e produtivo na sociedade.[19]

PROMOÇÃO DA SAÚDE PARA IDOSOS EM CONDIÇÕES CRÔNICAS

As políticas de saúde do Brasil são bem estruturadas teoricamente e têm força legal. Entretanto, infelizmente, suas práticas não se efetivam ainda, na sua totalidade, com a mesma cobertura tecnológica na distribuição entre as regiões do país. O Sistema Único de Saúde (SUS), teoricamente, garante acesso aos serviços de saúde a toda a população brasileira, embora não tenha estrutura suficiente para suportar toda a demanda. Considerando o tratamento curativo, as pessoas com maior poder aquisitivo geralmente contratam um seguro de saúde privado. Os demais, com a situação socioeconômica mais baixa, dependem exclusivamente da oferta do sistema público que, em algumas regiões, está praticamente com ofertas desqualificadas ou inoperantes, ficando os pacientes em fila durante meses à espera de um tratamento especializado do qual dependem.

Em 1986, realizou-se a Conferência Internacional sobre Promoção da Saúde em Ottawa, Canadá, da qual resultou a publicação da *Carta de Ottawa para a Promoção da Saúde*, que tem servido como inspiração para a promoção da saúde. Na mesma direção ideológica outras conferências ocorreram: a Conferência de Adelaide em 1988, de Sündsvall, em 1991, e de Jacarta, em 1997. Estas reafirmaram a relevância da nova concepção da promoção da saúde e adicionaram outros conceitos, como as políticas públicas saudáveis e os meios ambientes favoráveis à saúde.

A promoção da saúde segundo a Carta de Ottawa inclui educação, informação, desenvolvimento e organização das comunidades e ações de defesa da saúde especificadas nos seguintes critérios:

- A construção de políticas públicas saudáveis.
- A criação de ambientes favoráveis que exijam a criação de condições de trabalho e lazer seguras, satisfatórias e prazerosas.
- O reforço da ação comunitária, necessitando a criação de novos métodos de trabalho pelos profissionais da saúde, baseados em trabalhar "com" e "para" os usuários.
- O desenvolvimento de competências que apoiem o desenvolvimento individual e social por meio da divulgação de informação, educação para a saúde e intensificação das habilidades vitais.
- A reorientação dos serviços de saúde, propondo responsabilidade compartilhada entre os usuários, profissionais da saúde e pessoas com responsabilidade administrativa e governos, bem como o desenvolvimento da pesquisa em saúde.[20-22]

Como vemos, o enfoque da promoção da saúde é de grande amplitude e cuida do ser humano em todas as suas dimensões. Portanto, não se pode confundi-la com a prevenção de doenças. O propósito da prevenção é evitar doenças, portanto, desenvolve ações de detecção e controle dos fatores de risco das enfermidades, enquanto para a promoção da saúde a ausência de doenças não é suficiente, vai muito além, busca condições de vida favoráveis à qualidade de vida digna e saudável.[23]

No Brasil, a VIII Conferência Nacional de Saúde de 1986 estabeleceu, com base na Carta de Otatwa, os princípios do SUS a serem garantidos pela Constituição Federal de 1988, entre eles: a universalidade do acesso; a integralidade das ações e a equidade na assistência. Por universalidade entende-se que todas as pessoas têm direito ao atendimento, independente de cor, raça, religião, local de moradia, situação de emprego ou renda. A saúde é direito de cidadania e dever dos governos Municipal, Estadual e Federal. Integralidade rege que as ações de saúde devem ser combinadas e voltadas, ao mesmo tempo, para promoção da saúde, prevenção de doenças, reabilitação e cura. Os serviços de saúde devem funcionar atendendo o indivíduo como um ser humano integral submetido às mais diferentes situações de vida e trabalho, que o levam a adoecer e a morrer. Equidade considera que todo cidadão é igual perante o SUS e será atendido conforme as suas necessidades. Os serviços de saúde devem ter em conta que em cada população há grupos que vivem de forma diferente, ou seja, cada grupo ou classe social ou cada região tem seus problemas específicos, diferenças no modo de viver, de adoecer e de ter oportunidades de satisfazer suas necessidades de vida.

Neste capítulo, procurou-se mostrar uma "minifotografia" dos problemas dos idosos em condições crônicas. Contudo, alguém poderia questionar: como fica o aspecto do cuidado a essa população? De que maneira se poderia ajudar uma equipe multiprofissional a prover melhor cuidado a esses indivíduos?

É de extrema importância capacitar as pessoas para viver com dignidade as diversas fases da vida. Essa capacitação deve ser realizada em todos os espaços sociais, e é de responsabilidade de todos os segmentos da sociedade incluindo, principalmente, organizações educacionais, profissionais, comerciais e instituições governamentais.

De modo geral, os idosos tentam com maior ou menor sucesso e coragem governar suas vidas por sua conta e, muitas vezes, atuam diante de extrema adversidade. Mesmo quando conseguem ajuda e orientação do pessoal de saúde, em geral, eles mesmos, juntamente com suas famílias, responsabilizam-se por seus problemas: fazem ajustes em relação ao estilo de vida, manejam os relacionamentos sociais e continuam vivendo ou morrendo longe da autoridade médica. Com crescimento da expectativa de vida no Brasil e o aumento de doenças crônicas, o cuidado domiciliar vem se tornando necessário. Nesse sentido, o SUS incorpora o Plano de Saúde da Família (PSF) que prevê o cuidado à família, o qual foi idealizado a fim de substituir o modelo tradicional da saúde e assumir novas práticas de modo a desinstitucionalizar a atenção à saúde. A atenção está centrada na família e operacionalizada no seu ambiente físico e social, o que instrumentaliza as equipes de saúde para uma compreensão ampliada do processo saúde/doença e da necessidade de intervenções diversificadas além de práticas curativas.[24] A realidade, porém, tem mostrado que, em alguns casos, presenciados pela autora deste capítulo, esse cuidado foi negado por se tratar de idosos com residência localizada fora de áreas carentes. Neste caso, a equidade com uma diretriz do SUS só é válida no âmbito teórico.

Infelizmente, o que se tem presenciado é que esse PSF não tem sido implementado de acordo com sua proposta teórica. Além da falta de investimentos materiais, o PSF parece estar carente de profissionais preparados para atuar no domicílio. Isso não requer apenas preparo para atuar na prevenção e tratamento de doenças, mas necessita, sobretudo, de mudanças de paradigma. Um estudo desenvolvido em ambiente hospitalar com acompanhantes de idosos hospitalizados mostra que a organização da assistência hospitalar está focada no mecanicismo e reducionismo da natureza humana, que equivale ao tradicional modelo médico, o qual estabelece normas e prescreve condutas, e os clientes precisam aceitar passivamente as prescrições, permanecendo na posição de "oprimidos".[25]

Para atender em domicilio, os profissionais necessitam mudar essa visão de "patrão" assumida na assistência nos ambientes das instituições de saúde, que são o seu domínio. O domicílio é domínio do cliente, portanto os profissionais precisam negociar e compartilhar o cuidado. O estudo anteriormente citado[25] mostra a seguinte frase, relatada por uma acompanhante de idoso hospitalizado: "Agora, aqui no hospital, não tem jeito, o hospital manda, tem que obedecer a rotina do hospital. Em casa a gente pode fazer diferente". Essa fala revela que existe um saber popular que deve ser respeitado e, na medida do possível, compartilhado com o saber profissional.

Com o aumento da expectativa de vida e das condições crônicas, o cuidado domiciliar tornou-se uma necessidade. Não só o cuidado remunerado ao alcance dos mais privilegiados financeiramente, mas também aos que dependem do SUS. Geralmente profissionais da saúde, há exceção, é claro, quando no cuidado remunerado pelo SUS há postura de "patrão autoritário" que está ainda mais acentuada, a ponto de o paciente sentir-se em condição de mendigar um favor para ser atendido.

Uma maneira de "afrouxar" a tensão entre o domínio profissional e o domínio domiciliar envolveria duas estratégias:

- Os idosos e seus familiares quando cuidados nas dependências de saúde teriam maior participação nas decisões sobre seu cuidado.
- O sistema de cuidado de saúde seria estendido de forma sistemática ao domicílio e os profissionais da saúde poderiam democraticamente assessorar os idosos e suas famílias a enfrentar os problemas de cronicidade.

As equipes de saúde, certamente, necessitam saber mais sobre os idosos em condições crônicas, ou seja, necessitam adicionar informações específicas tanto acerca da vida do idoso quanto da doença crônica específica dele. Essas informações, certamente, não serão limitadas unicamente à área da saúde médica, mas incluirão dados sociais e psicológicos.

A maioria dos membros da equipe de saúde está, em primeiro lugar, focada no "fazer", ou seja, cumprir/realizar procedimentos a partir de diagnósticos médicos baseados em informações fisiológicas, bioquímicas, farmacológicas e radiológicas. Essas informações certamente são obtidas por uma variedade de profissionais e métodos. Com essas informações em mãos, os profissionais podem entender bem a patologia, mas não o idoso, pois falta informação integral sobre a pessoa. Dessa forma, os profissionais passam a cuidar do idoso com base em informações fragmentadas, e quando o paciente se comporta de maneira incompreensível, este é taxado de "chato" e "impertinente". Alguns membros da equipe (especialmente enfermeiras, assistentes sociais entre outros) são preparados, nas escolas, para prestar considerável atenção integral ao paciente, incluindo aspectos sociais e psicológicos. No entanto, essas informações não são muito valorizadas pelos serviços a ponto de não ser obrigatório seu registro no prontuário. Provavelmente, até que os profissionais se tornem responsáveis pelo cuidado integral instituído ao idoso em condições crônicas (da mesma forma como são responsáveis em relação aos aspectos biológicos), há um longo caminho a percorrer.

ENTREVISTA-CONVERSAÇÃO

O cuidado integral só poderá se tornar instituído quando as lideranças das instituições de saúde entenderem a crucial importância dos aspectos culturais, sociais e psicológicos no bem estar dos idosos em condições crônicas, ou melhor, quando, enfim, tiverem vontade política de implementar, para valer, os princípios do SUS.

A integralidade no cuidado do idoso em condições crônicas implica vê-lo como sujeito histórico, social e político inserido em seu contexto familiar, ambiental e social. O cuidado integral, portanto, significa ter uma visão também integral do idoso em condições crônicas, o que requer informações ampliadas em relação à sua biografia.

Geralmente, os profissionais da saúde vêm o idoso em condição crônica de um modo muito peculiar, eles são aptos a obter informações sobre aspectos da biografia do idoso relacionados diretamente ao seu próprio trabalho. Dessa maneira, conseguem apenas

164 CONDIÇÕES CRÔNICAS E CUIDADOS INOVADORES EM SAÚDE

uma pequena fatia da biografia do idoso, e isso significa que pouco sabem sobre a complexidade da doença crônica e sobre as formas de manifestação e de enfrentamento da doença de cada paciente. As pessoas em condições crônicas têm, no mínimo, três diferentes tipos de biografias.[26] Neste capítulo, por focar idosos, acrescentou-se a quarta biografia. Os tipos de biografias são baseados em:

- experiências cronológicas da doença;
- experiências quanto ao cuidado e tratamento de saúde e ao relacionamento com o pessoal da saúde;
- história pessoal de relacionamentos com parentes, amigos, colegas de trabalho e estranhos;
- experiências com o processo de envelhecimento, aposentadoria, limitações físicas, intelectuais e enfrentamentos.

É importante questionar qual ou quais dessas biografias o pessoal da saúde tende a valorizar e quanto delas. Certamente não seria correto considerar suficiente uma ou duas dessas biografias ou, então, apenas algumas informações de cada uma. As quatro biografias estão inter-relacionadas. Portanto, para oferecer cuidado integral ao idoso, os profissionais da saúde precisam conhecer suas experiências, pois as informações de cada uma dessas biografias influenciarão no efeito do cuidado e tratamento dispensado ao idoso.

Alguém poderá questionar a utilidade dessas informações biográficas. Se os profissionais tiverem tal dúvida, então, o esforço de obter informações não será mantido por muito tempo. Além de dar crédito a dados biográficos é necessário aprender ou desenvolver métodos para obter esses dados. Um pesquisador diria que esses métodos já existem, necessitam apenas ser ajustados para as situações específicas.

Para obter dados biográficos, a entrevista é, instrumentalmente, o "carro-chefe". Aparentemente, o ato de entrevistar toma muito tempo, e este é muito escasso para os profissionais que, geralmente, trabalham em mais de uma instituição de saúde. Os professores pesquisadores, de modo geral, têm financiamento de seus projetos de pesquisa, e a maioria das instituições de ensino superior libera os pesquisadores, embora parcialmente, de suas atividades acadêmicas em favor dos projetos de pesquisa. Dessa forma, eles dispõem de material e tempo necessários para desenvolver os projetos, enquanto os profissionais do cuidado dificilmente conseguem apoio para desempenhar o cuidado integral aos pacientes para o qual os cuidadores necessitam dispor de mais horas de trabalho do que para um cuidado tradicional.

Por outro lado, quando se trata de obter informações dos pacientes, os cuidadores têm certas vantagens sobre os pesquisadores. O trabalho dos profissionais do cuidado em saúde é, genuinamente, um trabalho de relações, dessa maneira, o profissional está sempre em comunicação ou fazendo algo para o cliente. Portanto, no mínimo está perto dele. Assim, a entrevista irá caracterizar-se como uma conversação e será conduzida durante o próprio trabalho dos profissionais da saúde.

Esse tipo de entrevista-conversação não precisa, necessariamente, ter início e fim em uma única sessão. A próxima conversação pode continuar o assunto interrompido na sessão anterior. A conversa total caracteriza-se como uma entrevista continuada, mesmo não tendo ocorrido no mesmo espaço físico-temporal. Repetidos encontros favorecem a coleta de informações mais fidedignas, porque alguém pode não estar disposto a falar em um determinado momento. Dessa forma, o paciente não precisa ser forçado a falar, pois terá oportunidade nos próximos encontros. A entrevista-conversação continuada tende a ser profunda, porque tanto o profissional quanto o cliente sentem-se livres para se expressar, pelo fato de os encontros continuados oportunizarem uma relação de confiança mútua.

Em geral, a maioria das pessoas necessita confiar no entrevistador antes de aprofundar a conversa em relação à sua privacidade. Todos os profissionais da saúde devem desenvolver habilidades para produzir informações dos clientes, pois é com base nessas informações que o cuidado e/ou o tratamento efetivo será planejado e implementado. A entrevista-conversação favorece o diálogo entre o profissional e o idoso, de modo que eles passem a se conhecer melhor, o que, certamente, ajudará a criar confiança mútua e também será uma oportunidade para compartilhar saberes profissionais e populares.

O trabalho em saúde não pode ser entendido, unicamente, pela lógica dos saberes estruturados, pois seu objeto não é plenamente estruturado e sua ação configura-se em processos de intervenção em ato, operando como tecnologias de relações, de encontros de subjetividades, para além dos saberes tecnológicos estruturados.[27]

A entrevista-conversação favorece a prática do acolhimento que consiste de uma Diretriz da Política Nacional de Humanização da Atenção e Gestão do SUS. Acolhimento[27] consiste de uma ferramenta tecnológica de cuidado, que implica um atendimento com resolutividade e responsabilização. Caracteriza-se como um modo de acolher, uma postura de escuta, de análise, de dar respostas às necessidades do usuário com base na sua cultura, saberes e capacidades. Para tanto, a linguagem do profissional precisa estar em sintonia com a cultura do cliente a fim de que ele possa entender o discurso e vice-versa. Assim, poderá se estabelecer o diálogo.[28]

Tratando-se de idosos em condições crônicas, o cuidado pressupõe ações de longa permanência. Dessa forma, a entrevista-conversação se estende ao longo do tempo enquanto houver cuidado. A entrevista-conversação consiste de um instrumento poderoso para estimular a expressão não só pela forma verbal, mas também pelas emoções e os gestos. O estímulo à expressão de diferentes formas foi utilizado com sucesso por com pessoas em tratamento quimioterápico, a fim de oferecer a elas oportunidade de desabafo e de conhecer seus sentimentos ambivalentes e suas emoções.[28]

A entrevista-conversação além de instrumentalizar o profissional para o cuidado integral produz dados que podem ser analisados e interpretados de modo a produzir informações fidedignas também no âmbito da investigação. Nesse caso, será imprescindível seguir ambas as exigências da prática e da pesquisa científica, o que torna o processo um tanto complexo. Essa última afirmação está ancorada em uma obra publicada pela primeira vez em 1999, que trata de uma nova abordagem de pesquisa que se caracteriza pela propriedade de articulação com a prática assistencial em saúde e foi denominada Pesquisa Convergente-Assistencial (PCA).[29] Dessa maneira, a entrevista-conversação pode ser utilizada como instrumento para produzir dados úteis tanto para o cuidado quanto para a pesquisa.

A especificidade da PCA consiste em manter, durante seu processo, uma estreita relação com a prática assistencial, com o propósito de encontrar alternativas para solucionar ou minimizar problemas, realizar mudanças e/ou introduzir inovações no contexto da prática em que ocorre a investigação. Portanto, a PCA destina-se a ser desenvolvida no mesmo espaço físico e temporal de determinada prática e inclui os profissionais de saúde daquele local como envolvidos na equipe pesquisadora. Juntos desenvolvem, em simultaneidade, pesquisa e práticas de saúde naquele contexto e na intencionalidade de provocar melhorias naquela assistência.[30] O fato de a PCA incorporar das ações de assistência e de pesquisa não significa igualdade dessas duas atividades, pois é preservada a identidade de cada uma delas, a da pesquisa e a da prática assistencial.[31]

A PCA tem sido bastante utilizada em estudos com pessoas em condições crônicas e, neste campo, vem dando visibilidade a resultados que influenciam a promoção da saúde e provocam mudanças evolutivas na realidade dos cenários pela dialógica: o de prática assistencial e o da própria investigação científica.[30]

A PCA é sustentada pelos seguintes princípios:[30]

- **Essencialidade:** a justaposição dos processos de prática assistencial com o da investigação em contínua ação dialógica.
- **Conectividade:** a exigência de ações de compromisso entre pesquisador e a equipe assistencial na reconstrução do nexo pensar e fazer.
- **Interfacialidade:** a produção de mudanças na prática assistencial face às questões investigativas e vice-versa.
- **Imersibilidade:** a inserção do pesquisador e seu projeto como parte presencial em ações da assistência visando à construção de mudanças compartilhadas e apropriadas a novos conhecimentos em ambas as instâncias.

A entrevista-conversação empregada com dupla finalidade, ou seja, desenvolvendo pesquisa e assistência, pode se tornar um elo de convergência entre a prática em saúde e o conhecimento científico para melhoria do cuidado de modo a contribuir na promoção da saúde e na prevenção de doenças crônicas em idosos. As ações de promoção e prevenção requerem primordialmente resolutividade e responsabilização do cuidado, o que não prescinde da atenção integral e da habilidade e empenho em investigar situações que extrapolam aspectos ligados às questões clínicas da vida dos idosos.

REFERÊNCIAS BIBLIOGRÁFICAS

1. Bergman M, Blumenfeld VG, Cascardo D, Dash B, Levitt H, Margulies MK. Age-related decrement in hearing for speech: sampling and longitudinal studies. J Gerontol. 1976 Sep;31(5):533-8.
2. Bengston VL, Burgess EO, Parrot TM. Theory, explanation, and a third generation of theorical development in social gerontology. Journal of Gerontology 1997;2(52b):72-87.
3. Siqueira MEC. Teorias sociológicas do envelhecimento. In: Néri AL. Desenvolvimento e envelhecimento: perspectivas biológicas, psicológicas e sociológicas. Campinas: Papirus; 2001.
4. Stuart-Hamilton I. A psicologia do envelhecimento: uma introdução. 3. ed. Porto Alegre: Artmed; 2002.
5. Tanaka MRT, Araujo VM, Assencio-Ferreira VJ. Déficits de audição em idosos dificultariam a comunicação? Rev Cefac 2002;4:203-5.
6. Lent R. Cem bilhões de neurônios: conceitos fundamentais de neurociência. São Paulo: Atheneu; 2001.
7. Almeida OP, Hill K, Howard R et al. Demographic and clinical features of patients attending a memory clinic. Int J Geriatr Psychiatry 1993;8:497-501.
8. Veras RP, Coutinho E. Prevalência da síndrome cerebral orgânica em população de idosos de área metropolitana da região sudeste do Brasil. Rev Saúde Pública 1994;28:26-37.
9. Figueiredo MLF, Tyrrel MAR, Carvalho CMRG, Luz MHBA, Amorim FCM, Loiola NLA. As diferenças de gênero na velhice. Rev Bras Enferm Brasília 2007;60(4):422-7.
10. Trentini M, Silva SH, Valle ML, Hammershmid KSA. Enfrentamento de situações adversas, favoráveis e enfrentamentos na vida de pessoas idosas em condições crônicas. Rev Latino Americana de Enferm 2005;13(4):481-5.
11. Boff L. Saber cuidar: ética do humano-compaixão pela Terra. Petrópolis: Vozes; 1999.

12. Santos SMA. Idosos, família e cultura: um estudo sobre a construção do papel do cuidador. Campinas: Alínea; 2003.
13. Ramos LR, Rosa TEC, Oliveira ZM, Medina MCG, Santos FR. Perfil do idoso em área metropolitana na região sudeste do Brasil: resultados de inquérito domiciliar. Rev Saúde Pública 1993;27:87-94.
14. Organização Mundial da Saúde (OMS). Cuidados inovadores para condições crônicas: componentes estruturais de ação. Brasília: Relatório Mundial da Saúde; 2003.
15. Prata PR. A transição epidemiológica no Brasil. Cad Saúde Pública. Rio de Janeiro 1992 abr/jun.;8(2).
16. Móczár C, Borda F, Faragó K, Borgulya G, Brainitzer F, Vörös V. Effect of Change of life style for cardiovascular risk of overweight and obese population. In: Meridith R, Blakely AND, Sarah M. Timmons: Life style and health research. New York: Nova Science Publishers; 2008. p. 7-15.
17. Monteiro PP. Envelhecer: histórias, encontros, transformações. Belo Horizonte: Autêntica; 2001. p. 148.
18. CNBB. Vida, dignidade e esperança: fraternidade e pessoas idosas. Campanha da Fraternidade. Texto Base CF. São Paulo: Salesiana; 2002.
19. Serra F. O idoso e a chave do cofre. Disponível em: www.ipat.com.br. Acesso em: 20 ago. 2008.
20. Brasil. Ministério da Saúde. Promoção da Saúde: Carta de Otawa, declaração de Adelaide, declaração de Sandswall, declaração de Bogotá. Brasília: Ministério da Saúde; 1996.
21. Ashton J. La promoción de la salud, un nuevo concepto para una nueva sanidad. Generalitat Valenciana: Ivesp; 1987.
22. Ministério da Saúde (Brasil). As cartas da promoção da saúde. Brasília; 2002. Disponível em: http://bvsms.saude.gov.br/bvs/publicacoes/cartas_promocao.pdf. Acesso em: 01 fev. 2010.
23. Buss PM. Uma introdução ao conceito de promoção da saúde. In: Czeresni AD, Freitas CMDE. Promoção da saúde: conceitos, reflexões, tendências. Rio de Janeiro: FioCruz; 2003.
24. Ministério da Saúde (Brasil). Programa de Saúde da Família. Brasília: Cosac; 1994.
25. Teixeira MLO. Uma tecnologia de processo aplicada junto ao acompanhante no cuidado ao idoso: contribuições à clínica do cuidado de enfermagem. [tese]. Rio de Janeiro: Escola Anna Nery, Universidade Federal do Rio de Janeiro; 2008.
26. Strauss AL, Glaser BG. Chronic illness and the quality of life. Saint Louis: Mosby Company; 1985.
27. Merhy EE, Chakkour M, Stéfano E, Stéfano ME, Santos CM, Rodríguez RA et al. Em busca de ferramentas analisadoras das tecnologias em saúde: a informação e o dia a dia de um serviço: interrogando e gerindo trabalho em saúde. In: Merhy EE, Onocko R (orgs.). Agir em saúde: um desafio para o público. São Paulo: Hucitec; 1997. p. 113-50.
28. Bergold LB. Uma estratégia de cuidado e pesquisa junto a sistemas familiares no contexto da quimioterapia. [tese]. Rio de Janeiro: Programa de Pós-graduação em Enfermagem, Universidade Federal do Rio de Janeiro; 2009.
29. Trentini M, Paim L. Pesquisa em enfermagem: uma modalidade convergente-assistencial. Florianópolis: UFSC; 1999.
30. Trentini M, Paim L. An innovative approach to promote a health lifestyle for persons with chronic conditions in Brazil. In: Turley AB, Hofmann GC (eds.). Life style and health research progress. New York: Nova Science; 2008. p. 251-72.
31. Trentini M, Paim L. Pesquisa Convergente-assistencial: um desenho que une o fazer e o pensar na prática assistencial de saúde-enfermagem. 2. ed. Florianópolis: Insular; 2004.

11 Saúde e qualidade de vida: uma perspectiva para pessoas que vivem com HIV/Aids

Betina H. Schlindwein Meirelles
Fernanda M. Arzuaga Vieira
Juliana L. Rigol Chachamovich

INTRODUÇÃO

Saúde e qualidade de vida são conceitos que se aproximam na concepção da maioria das pessoas. Ter saúde é um dos elementos essenciais na avaliação que estas fazem de sua qualidade de vida. A Aids é uma doença considerada crônica e permeada por questões psicossociais, fazendo as pessoas convivam e enfrentem situações diversas, colocando a qualidade de vida ainda mais distante. Observa-se que o impacto do diagnóstico da infecção pelo vírus da imunodeficiência humana (HIV) gera mudanças em diversas áreas da vida das pessoas. Enfrentar esse problema, associado às dificuldades que a condição sorológica impõe em relação à qualidade de vida, tem sido um dos desafios dos portadores de HIV/Aids. Neste sentido, as discussões e investigações na área de qualidade de vida tornaram-se fundamentais para que a assistência se aproxime das expectativas e necessidades das pessoas com Aids, ante a complexidade da doença. Esta, medicamente estabelecida como crônica, traz importantes mudanças às perspectivas de vida e consequentes ressignificações atribuídas à infecção pelo HIV, e as ações de cuidado podem contribuir na melhoria da qualidade de vida, promovendo a saúde das pessoas que vivem com a doença/vírus.

ENTENDENDO QUALIDADE DE VIDA E SAÚDE

A qualidade de vida tem sido recentemente reconhecida como um dos objetivos centrais do atendimento em saúde.[1] Historicamente, o desenvolvimento desse conceito perpassou fases de interesse científico distintos, criando um solo fértil e dinâmico que levou ao estabelecimento de um corpo sólido teórico-prático acerca de qualidade de vida sem que, no entanto, tenha-se chegado a um consenso conceitual.

As pesquisas em temas relacionados a construtos de percepção subjetiva de satisfação iniciaram-se na literatura internacional em 1953, com a publicação de uma série de estudos reunidos no livro *The Pursuit of Happiness*[2] e que foram conduzidos por Jones, um psicólogo americano da Universidade de Harvard. Seguiram-se, então, as pesquisas em felicidade, determinando que tal conceito compunha-se de dimensões positivas e negativas, sendo importantes determinantes não somente a presença da primeira, mas também a ausência da última.[3] A presença das dimensões positiva e negativa na compo-

170 CONDIÇÕES CRÔNICAS E CUIDADOS INOVADORES EM SAÚDE

sição do construto felicidade também se verifica no construto qualidade de vida, aspecto em que os dois conceitos se aproximam. Em relação à definição de qualidade de vida, o termo qualidade traz consigo uma conotação positiva que não se aplica ao construto qualidade de vida, sendo este último um indicativo de um estado, e não necessariamente de um estado positivo de vida.[4]

Paralelamente aos estudos em felicidade, nas décadas de 1960 e 1970, filósofos, políticos e cientistas sociais investiram esforços no desenvolvimento de pesquisas em indicadores sociais como resposta especialmente a um panorama de percepção de má distribuição de renda da população norte-americana e a consequente insatisfação de uma parcela desfavorecida desta população. Nos anos seguintes à Segunda Guerra Mundial, com o fenômeno do reaquecimento econômico, indicadores objetivos, como taxas de delinquência e números de venda de eletrodomésticos e carros, passaram inicialmente a ser utilizados como mensuração da qualidade da vida da população (especialmente nos Estados Unidos e Europa Ocidental).[4,5] Ademais, a evolução do estado de bem-estar social estimulou pesquisas abordando indicadores de bem-estar, particularmente em relação à qualidade do trabalho, vida familiar e lazer, criando um arcabouço do que viria a constituir pontos de interesse da pesquisa em qualidade de vida.

Outro momento científico que acarretou reflexão foi a publicação, em 1948, do conceito de saúde da Organização Mundial da Saúde (OMS).[6] Nesta, a saúde é definida como um estado de bem-estar físico, mental e social, e não meramente a ausência de doença e enfermidade.[7] Tal conceituação, além de determinar uma ampliação do conceito de saúde, enfatiza o caráter subjetivo da avaliação. Assim, introduz de modo inequívoco a percepção de bem-estar subjetivo como um dos pilares do conceito de saúde.

A partir da década de 1990, a avaliação de resultados de intervenções em saúde a partir do ponto de vista do paciente cresceu muito em importância. Tal tendência teve início ainda na década de 1970, com um movimento de insatisfação dos pacientes, enquadrados como consumidores de serviços médicos inseridos em uma crescente visão mercantilista das práticas de saúde. Tal insatisfação embasava-se, parcialmente, na crescente onda intervencionista focada em necessidades e indicações estritamente técnicas e despreocupada com o bem-estar, autonomia e satisfação do paciente.

Ultimamente, a avaliação subjetiva dos resultados de intervenções médicas por parte dos pacientes a elas submetidas (*patient reported outcomes*) passou a ser parâmetro fundamental. Como exemplo de tal importância, a Food and Drug Administration (FDA – órgão norte-americano responsável pela regulamentação e aprovação de intervenções na área da saúde) exige que os estudos de eficácia e eficiência de intervenções incluam alguma medida de desfecho realizada a partir de pacientes (além das clássicas medidas de redução de sintomatologia e morbimortalidade).[8,9] Assim, a tendência de valorização subjetiva dos pacientes passou a ter maior relevância no contexto científico, o que também viria a provocar impacto na conceituação teórica do construto qualidade de vida.[10]

Portanto, a importância da valorização da percepção subjetiva (e não somente de parâmetros exclusivamente objetivos), a necessidade de ampliar o espectro de investigação na área da saúde para além de aspectos unicamente clínicos e focados em doença e sintomas, compuseram o panorama científico. Desses fatores, emergiu o conceito de qualidade de vida e suas diferentes definições e utilizações.

A primeira citação do termo qualidade de vida em um jornal médico data de 1966, quando JR Elkinton publicou um editorial no periódico *Annals of Internal Medicine* intitulado *Medicine and Quality of Life*. Neste, o autor criticava a prática médica vigente na época, a qual dava demasiado peso aos desenvolvimentos tecnológicos e técnicos em detrimento da preocupação com o bem-estar e o grau de satisfação que tais conquistas poderiam proporcionar aos pacientes.[1] Três anos mais tarde, foram incluídas pela primeira vez, medidas subjetivas de satisfação e bem-estar (associadas à medição de desfechos objetivos clássicos) em uma pesquisa de campo que visava avaliar o impacto de um programa de tratamento comunitário nos Estados Unidos.[11] A partir de então, e de modo mais acentuado a partir da década de 1980, a necessidade de avaliação subjetiva de desfechos viria a ser abordada pelo desenvolvimento dos conceitos teóricos do construto qualidade de vida.

O conceito de qualidade de vida não desfruta de consenso até o presente momento.[6,12-16] Partindo de bases teóricas distintas, podem-se conferir conceituações particulares, o que permite dividir os modelos teóricos de qualidade de vida em dois principais. O primeiro deles é considerado o Modelo Funcionalista. Este é baseado no entendimento de que qualidade de vida se dá à custa de o indivíduo possuir habilidades para desempenhar de forma satisfatória as tarefas que valoriza. Desse modo, as condições patológicas determinariam uma diminuição de qualidade de vida ao impedir a realização de suas funções satisfatoriamente. É nesse modelo que os instrumentos de qualidade de vida relacionada à saúde (QVRS) se enquadram, partindo da premissa que devem enfocar a medição da capacidade funcional do indivíduo.[17] A crítica a esse modelo consiste na alegação de que o fato de serem achados objetivos de incapacidade muito frequentemente, não demonstram associação com percepção subjetiva de piora na qualidade de vida. Argumenta-se, pois, que a diminuição das habilidades funcionais do indivíduo não corresponde necessariamente a uma percepção de piora da qualidade de vida.

O segundo modelo teórico é conhecido como o Modelo de Satisfação, baseado na relação entre expectativa individual e nível de aquisição de satisfação. Este modelo derivou de estudos sobre felicidade e bem-estar e aponta que a qualidade de vida está relacionada ao nível de satisfação em diversos domínios definidos pelo próprio indivíduo. Contudo, isso é alvo de intenso debate, pois o que satisfaz uma pessoa pode não satisfazer outra. Alguns pesquisadores sugerem que seja adotada a pirâmide hierárquica de necessidades, em cuja base estariam aquelas mais básicas (alimentação e segurança) e, no topo, estariam as mais evoluídas (como sentimento de autorrealização).[18] No entanto, universalizar as necessidades poderia representar uma simplificação das diferenças individuais e sociais como diferenças transculturais.

A OMS, representada pelo seu grupo técnico de pesquisa em qualidade de vida (WHO-QOL), publicou o conceito por ela adotado e que embasa o desenvolvimento dos seus instrumentos. Dessa forma, definiu que "qualidade de vida é a percepção do indivíduo de sua posição na vida no contexto da sua cultura e sistemas de valores nos quais ele vive e em relação aos seus objetivos, expectativas, padrões e preocupações".[19] É importante destacar que essa definição traz consigo três áreas interligadas que fundamentam seu conceito. Primeiramente, a percepção subjetiva do indivíduo recebe destaque e é incorporada em sua definição em três níveis. Um primeiro nível diz respeito à percepção subjetiva de uma condição objetiva (por exemplo, a percepção da adequação de uma situação social). O segundo nível relaciona-se à percepção global subjetiva de funcionamento (por exemplo, o quão bem um indivíduo dorme). Em terceiro nível há uma avaliação específica da satisfação/percepção subjetiva (por exemplo, o quão satisfeito um indivíduo está com seu sono).[20] Como segunda área de fundamentação do conceito, salienta-se a multidimensionalidade do construto. Tais instrumentos são compostos de domínios (domínios físico,

172 CONDIÇÕES CRÔNICAS E CUIDADOS INOVADORES EM SAÚDE

psicológico e relacionamento social), representando o entendimento de que qualidade de vida é um produto da interação de diversas áreas independentes da vida do indivíduo. Em terceiro lugar há o reconhecimento de que o construto é composto de dimensões positivas (exemplo: funcionalidade, mobilidade) e negativas (por exemplo, sentimentos negativos, dependência de medicações). Uma adequada aferição de qualidade de vida deve abordar a percepção subjetiva de ambas as dimensões.[20]

Outro tópico cuja descrição merece especial atenção é a diferenciação entre os conceitos de qualidade de vida genérica e qualidade de vida relacionada à saúde. Ainda que, por muitas vezes, sejam tratados como sinônimos, ambos os construtos partem de entendimentos distintos e têm utilizações diferenciadas.[1,21]

O construto QVRS baseia-se fundamentalmente nos aspectos relacionados ao fardo e ao impacto que condições de saúde têm na qualidade de vida e bem-estar. Desse modo, é usualmente aplicado somente em populações clínicas, vinculando-se exclusivamente a tais situações. Assim, acabam propondo uma restrição da abrangência do conceito com o objetivo de aumentar a capacidade de detecção de alterações associadas à funcionalidade e saúde.[22] Por outro lado, o conceito genérico de qualidade de vida tem por objetivo ampliar a abrangência dos desfechos medidos na área da saúde. Tal ampliação proporciona que a medição seja realizada não somente em contextos clínicos, mas também em pesquisas de base populacional.

Na literatura científica, o termo qualidade de vida alia-se a diferentes significados, como, por exemplo, o de bem-estar psicológico, funcionamento social e emocional, desempenho funcional, satisfação na vida, suporte social, entre outros. Apesar da indefinição conceitual existente, os aspectos não médicos das doenças, ditos psicossociais, têm figurado dentro do guarda-chuva do termo qualidade de vida. Atualmente, portanto, é justificado concluir que qualidade de vida é um campo de interesse científico, e como tal, não há um modo simples de aferição. O termo doença não é nada menos complexo.[15]

Qualidade de vida ganhou proeminência na literatura médica na área da oncologia, com o surgimento dos tratamentos mais "agressivos", em que dilemas relacionados a sobrevivência à custa de tais tratamentos sem a manutenção da qualidade de vida começariam a surgir.[15] A partir disso, outras áreas passaram a debater o termo qualidade de vida, tornando-o de considerável importância científica.

QUALIDADE DE VIDA NO CONTEXTO DO VIVER COM AIDS

No contexto da Aids, o construto qualidade de vida, por meio de suas dimensões, proporciona o entendimento da complexidade da doença por parte dos indivíduos, e por possuir um conjunto sólido de informações científicas, agrega a possibilidade de implementar e integrar ações eficazes de saúde centradas nos indivíduos.

Apesar do tempo decorrido entre o surgimento da infecção e os avanços no seu tratamento, é ainda evidente o impacto social da infecção pelo HIV. O fato de configurar dentro do quadro de doenças crônicas trouxe a tona algumas vertentes de reflexão. Se por um lado a louvável possibilidade do aumento da expectativa de vida dos indivíduos é ponto assente, pelo uso dos antirretrovirais capazes de conter o curso natural da doença, por outro, impõe-se ao indivíduo o desafio da convivência diária com uma doença marcada pelo estigma social. Portar uma doença crônica requer uma ampla adaptação psicossocial na qual um nível mínimo de suporte para coordenar o tratamento medicamentoso faz-se necessário dentro da rotina de vida diária. Neste contexto, as investigações de qualidade de vida podem ser chaves para o desenvolvimento de estratégias e ações de saúde capazes de se aproximarem das necessidades e, ainda, das expectativas dos indivíduos com HIV/Aids.

O grupo de pesquisa Núcleo de Estudos e Assistência em Enfermagem e Saúde a Pessoas com Doenças Crônicas (NUCRON), vinculado ao Programa de Pós-graduação em Enfermagem da Universidade Federal de Santa Catarina, tem realizado estudos sobre os fatores que influenciam a qualidade de vida das pessoas com doença crônica e Aids. A maioria dos sujeitos pesquisados tem uma ideia pré-concebida a respeito de qualidade de vida, compreendida pelas pessoas a partir de suas inúmeras experiências cotidianas. Os relacionamentos, a percepção de sua inserção social, o meio ambiente, além dos aspectos físicos e psicológicos, influenciam na avaliação que fazem de sua qualidade de vida perante o viver com doença crônica.

Pensar em qualidade de vida no contexto da Aids torna-se uma tarefa difícil, pois o termo pressupõe boas condições de saúde física, mental e social, bem como estreita ligação entre as expectativas individuais e a realidade. É instigante falar em qualidade de vida quando nos deparamos com uma doença crônica, infectocontagiosa e permeada de questões envolvidas na esfera psicossocial. Conviver com Aids representa, muitas vezes, antecipação da morte, rótulos da sociedade, dependência e convivência com efeitos colaterais de medicamentos, preconceito de família e amigos, entre outros sentimentos conflituosos.

Em uma pesquisa realizada[23] com 26 pessoas portadoras de HIV, cujo objetivo foi avaliar as consequências biopsicossociais da Aids na qualidade de vida de pessoas portadoras do HIV, evidenciaram-se as consequências físico-orgânicas (perturbações fisiológicas, capacidade física e efeitos colaterais dos medicamentos), consequências psicoafetivas (preconceito, depressão, autoestima e autopercepção) e consequências comportamentais (isolamento e sexualidade). Os autores salientam que as representações sociais da Aids ultrapassam o aspecto biológico, atingindo questões como o preconceito, a segregação, o estigma e a inserção social – aspectos vinculados à Aids. Essas representações influenciam e orientam as condutas das pessoas em relação à adesão ao tratamento, ao isolamento, à manutenção das relações interpessoais, ao funcionamento sexual e até mesmo em relação ao suicídio.

Esses resultados deixam evidentes as repercussões e as marcas profundas da doença na vida das pessoas. Muitos dos sentimentos e as dificuldades identificadas são relacionados ao luto, mas não são necessariamente associados à morte.[24] Essas respostas surgem desde o diagnóstico inicial e se intensificam em paralelo com as dificuldades encontradas no percurso da Aids.

Uma perda traz perdas secundárias. E, em casos de doenças crônicas como a Aids, permeada de preconceitos, ainda considerada uma sentença de morte, as perdas podem ganhar grandes proporções, atingindo as várias esferas que cercam a vida das pessoas, comprometendo a sua vida pessoal, afetiva, social, espiritual e profissional.[25]

Em uma pesquisa realizada por esses autores, procurou-se identificar o conjunto de perdas e lutos vivenciados por pessoas com HIV/Aids nos principais eventos estressantes vividos por eles, do diagnóstico ao agravamento do quadro e eventuais internações. Foram abordadas as seguintes questões:[25]

- perda da imortalidade, no sentido de conviver com a proximidade da morte (resultado positivo do teste/impacto do diagnóstico);
- perda da identidade (comunicação da soropositividade a parceiros, amigos e familiares);
- perda da saúde (diagnóstico de Aids, início do tratamento, desenvolvimento dos primeiros sintomas, mudança de medicação, alteração do estado clínico, desenvolvimento de infecções oportunistas, variações da carga viral e CD4);
- perda da esperança (primeira internação hospitalar ou agravamento da saúde geral).

Foram também identificadas perdas secundárias que ocorreram como consequência das perdas principais: familiares, afetivas, sexuais, sociais, profissionais, imagem corporal, autoestima, independência e autonomia.

Muito antes do sofrimento físico e orgânico, a infecção pelo HIV impõe ao indivíduo perdas e sofrimentos pelos fatores próprios às limitações físicas e sociais advindas com a soropositividade, como a perda de um projeto de vida. Nesses casos, o indivíduo tem de se reorganizar, considerando as possíveis limitações nas suas condições de saúde, nas relações de trabalho, nas relações afetivas e na vida sexual. Todos esses itens imprimem repercussões importantes na saúde, autoestima e qualidade de vida do doente.[26]

Ressalta-se que manter-se ativo no trabalho é uma das dificuldades enfrentadas pelas pessoas com HIV/Aids. Muitas vezes, as condições impostas pelo HIV, como o uso de medicações, intercorrências clínicas e a própria evolução da doença que denuncia a condição sorológica, impedem a manutenção do vínculo empregatício. Isso gera repercussões psicossociais na vida do indivíduo e, consequentemente, influencia negativamente a sua qualidade de vida.[27]

Diante de todas essas repercussões e do aumento da sobrevida decorrente do uso dos antirretrovirais, as pesquisas sobre qualidade de vida surgiram como uma nova proposta de avaliação, visando ao estabelecimento de intervenções baseadas nas necessidades levantadas pelos sujeitos.

As pesquisas no contexto da Aids têm se centrado tradicionalmente em estudos de mortalidade, incidência de doenças oportunistas e sobre a progressão da Aids.[28] Contudo, nos últimos anos, surgiu a necessidade de valorizarem-se questões mais abrangentes relacionadas com a saúde das pessoas, gerando crescimento a respeito de estudos sobre os aspectos subjetivos da vida/saúde do paciente. Neste sentido, avaliar a qualidade de vida das pessoas infectadas pelo HIV torna-se fundamental, pois sabemos que essas pessoas vivem mais tempo. Porém, há pouco conhecimento se vivem melhor.

O grupo WHOQOL[29] ressalta que a avaliação da qualidade de vida ocupa um lugar central na compreensão da forma como vive uma pessoa infectada pelo HIV. Esse fato está relacionado sobretudo à natureza da própria doença, que é caracterizada pela imprevisibilidade e pelas múltiplas recorrências e também pela necessidade da avaliação dos efeitos do tratamento no bem-estar das pessoas que vivem com o vírus.[30]

A pessoa infectada tem a sua qualidade de vida alterada durante os estágios da doença.[31] A infecção pelo HIV é considerada uma doença crônica e geralmente caracterizada por um longo período assintomático após a infecção inicial.[32] Mais tarde, com o agravamento da doença, algumas vezes as complicações podem ser fatais. Entre as consequências da sua evolução, está o comprometimento da sensação de bem-estar dos pacientes. A presença do número e severidade dos sintomas (como diarreia, perda de peso, febre) em pacientes com HIV está fortemente relacionada com a sua qualidade de vida. Nesse sentido, é fundamental a identificação e o tratamento destes sintomas que melhoram a qualidade de vida dessas pessoas.[32]

Após mais de duas décadas de epidemia, observou-se que a terapia antirretroviral permitiu o restabelecimento do sistema imunológico e o controle da carga viral das pessoas infectadas com o HIV. Esse fato mudou a concepção da doença/Aids, que passou a ser designada como crônica e, consequentemente, gerou o aumento da expectativa de vida destas pessoas.

A terapia antirretroviral combinada tem sido a grande aliada no controle da infecção pelo HIV, causando alterações acentuadas nos indicadores de mortalidade, principalmente nos países em que o acesso aos medicamentos é universal e gratuito, como no Brasil.[33]

Estudos têm mostrado que o uso da terapia antirretroviral de alta potência pode controlar a doença, prolongar o tempo de sobrevida, reduzir a incidência e as taxas de mortalidade, moderar os sintomas causados pela infecção e diminuir a progressão da Aids. Contudo, os efeitos colaterais associados a esses medicamentos muitas vezes dificultam a realização do adequado tratamento e controle da doença.[34-36] Em pessoas infectadas com o HIV, a qualidade de vida tem mostrado estar diretamente associada com o estágio da doença, aos sintomas e a função cognitiva.[37-38]

Em uma pesquisa realizada nos Estados Unidos, que avaliou a relação entre qualidade de vida e o funcionamento neuropsicológico com o uso bem sucedido do tratamento com antirretrovirais, os sujeitos que tiveram falhas com o uso das medicações antirretrovirais experienciaram o processo neuropsicomotor mais lento e tiveram aumento das queixas de saúde física e abuso de substâncias. Por outro lado, aqueles que realizaram tratamento de forma adequada melhoraram o processamento mental, demonstrando o impacto do tratamento bem-sucedido na qualidade de vida.[37]

Em um outro estudo espanhol,[28] no qual foi avaliada a associação entre os parâmetros clínicos e terapêuticos e os 11 domínios de qualidade de vida em pacientes infectados pelo HIV, utilizando o instrumento MOS-HIV, os pacientes com adequada adesão ao tratamento antirretroviral demonstraram melhor qualidade de vida em 10 domínios, entre eles percepção de saúde geral, dor, função física, função social e saúde mental.

A qualidade de vida entre pessoas vivendo com HIV/Aids tem sido extensivamente pesquisada.[39] Ao realizar uma busca na base de dados *PubMed*, em abril de 2008, utilizando os termos *quality of life and HIV* obtiveram-se 2.021 referências. A busca pelos descritores de *quality of life and Aids* apresentou 1.905 referências, enquanto os descritores de *quality of life and HIV,* obtiveram 417 resultados em outra pesquisa. Realizaram-se, ainda, buscas em outras bases de dados, como *Scielo* e *Lilacs*. Nestas, verificou-se que foi utilizada uma série de instrumentos diferentes na avaliação da qualidade de vida, bem como pesquisas de abordagem qualitativa (em menor número). Ao fazer uma análise cuidadosa dos fatores investigados nesses artigos, verificou-se que 210 tinham maior relevância em relação ao tema. A grande maioria por avaliar aspectos que interferem na qualidade de vida utiliza instrumentos específicos. Vinte e seis faziam referência ao instrumento WHOQOL e 13 deles relacionaram-se especificamente ao WHOQOL-HIV.

Alguns aspectos relevantes devem ser considerados nos artigos que utilizaram esse instrumento. Primeiramente, três estudos foram realizados pelo grupo WHOQOL abordando questões referentes ao desenvolvimento e aplicação do instrumento.[29,40,41] Em segundo lugar, outros três estudos que envolveram o processo de validação do WHOQOL para os seguintes países: Itália,[42] Portugal[30] e Brasil.[38]

A Tabela 11.1 descreve os autores, o tamanho da amostra pesquisada e a metodologia utilizada nos artigos que enfocaram especificamente os desfechos de qualidade em HIV/ Aids utilizando o instrumento de avaliação da qualidade de vida WHOQOL-HIV.

176 CONDIÇÕES CRÔNICAS E CUIDADOS INOVADORES EM SAÚDE

Tabela 11.1 – Estudos sobre qualidade de vida (QV) em HIV/Aids utilizando o instrumento WHOQOL-HIV

Autor, ano, país	Sujeitos	Tipo de estudo	Desfecho
Starace et al., 2002,[42] Itália	151	Transversal	A média dos escores em cada domínio da QV apresentou-se pior para os pacientes com Aids quando comparados aos sintomáticos e assintomáticos
Kovacevic, 2006,[39] Croácia	111	Transversal	Os participantes relataram de moderada a muito boa satisfação com a QV e as principais preocupações foram relacionadas às relações sociais
Chandra et al., 2006,[43] Índia	82	Longitudinal	Alguns domínios da QV foram associados com os marcadores biológicos da progressão da doença, enquanto outras não. As associações foram significantes somente nos grupos com alta carga viral e baixo CD4
Préau et al., 2007,[44] França	72	Transversal	Específicos domínios da QV são influenciados por orientações focadas a respeito da perspectiva do tempo, as quais fornecem informações sobre a autopercepção e avaliação subjetiva da QV
Zimpel e Fleck, 2007[38] Brasil	308	Transversal	Melhores escores de QV ocorreram nos estágios iniciais da infecção, enquanto os sujeitos com Aids demonstraram piores escores em todos os domínios do instrumento
Préau et al., 2008,[45] França	139	Transversal	O controle do sentimento de raiva foi significativamente correlacionado aos domínios psicológicos e relações sociais de QV. O tratamento da hepatite C – HIV requer monitoramento para essas questões e ajustamento do tratamento
Marcellin et al., 2007[46] França	115	Transversal	Altos escores no instrumento de aferição da fadiga (Fatigue impact scale) tiveram associação com diminuição da QV física e nas relações sociais, enquanto altos escores no instrumento de aferição de depressão (CES-D) foram associados a diminuição da QV ambiental
Chandra et al., 2008,[47] Índia	109	Longitudinal	Dos seis domínios do instrumento de avaliação, os homens relataram melhor QV no domínio meio ambiente, enquanto as mulheres tiveram altos escores nos domínios religiosidade/ espiritualidade e crenças pessoais

Fonte: Base de dados PubMed, 2008.[48]

A série de estudos descritos na Tabela 11.1 ilustra o quão estudados foram os desfechos clínicos da qualidade de vida em HIV/Aids, particularmente aqueles em que focaram a associação dos estágios da infecção pelo HIV (assintomáticos, sintomáticos, doentes de Aids) e os domínios de qualidade de vida do instrumento WHOQOL.

Nesse sentido, insere-se a importância de estudos na área de qualidade de vida no contexto da Aids que contemple uma dimensão psicológica e social. A saúde mental e física, o bem-estar e a qualidade de vida constituem uma preocupação cada vez maior. A saúde depende de fatores individuais e psicológicos, mas também de fatores ambientais, socioeconômicos, culturais, históricos e políticos das comunidades e dos países onde os indivíduos estão inseridos.[33]

Os achados, cientificamente embasados demonstram aspectos que são relevantes para essas pessoas e subsidiam para que se possam planejar intervenções a partir das necessidades levantadas pelos sujeitos. Conhecer os fatores importantes para a qualidade de vida das pessoas com Aids sob uma avaliação subjetiva surge nesse sentido como uma nova proposta de cuidado/assistência.[27]

O conhecimento sobre os fatores que contribuam para a qualidade de vida de pessoas com HIV/Aids propicia uma melhoria da assistência em saúde/enfermagem a essas pessoas, gerando impacto positivo em sua qualidade de vida. Desse modo, as discussões e investigações na área de qualidade de vida tornam-se fundamentais para que a assistência se aproxime das expectativas e necessidades das pessoas com Aids, diante da complexidade da doença.

O CUIDADO PARA A QUALIDADE DE VIDA DE PESSOAS COM HIV/AIDS

Quando dirigimos nosso olhar para as pessoas com doenças crônicas, a qualidade de vida coloca-se como algo ainda mais complexo, pois viver com essa condição de saúde pode representar contínua ameaça para a pessoa, afetando sua vida como um todo. Mesmo diante dos avanços científicos e tecnológicos no tratamento e no cuidado à saúde, ainda não há clareza como a doença crônica e seus cuidados interferem na qualidade de vida das pessoas. Por exemplo, é questionável o impacto de alguns tratamentos na qualidade de vida das pessoas porque provocam efeitos colaterais tão ou mais indesejáveis que as manifestações da própria doença crônica.

Como já foi apresentado, há inúmeros fatores que podem influenciar a qualidade de vida, tendo destaque aspectos do cotidiano, como as relações familiares, as condições socioambientais e culturais, a vontade/disposição para atividades de lazer, a capacidade para o trabalho. Por outro lado, os aspectos relacionados à doença crônica, como a presença de limitações físicas, dores e outros desconfortos, e tratamento que precisam realizar (dieta, exercícios, medicamentos, dentre outros). No caso das pessoas com Aids, ainda há a influência dos fatores ambientais, psicossociais, que repercutem intensamente na qualidade de vida.

A Aids ainda é uma doença que envolve preconceito e discriminação, fato que interfere no cuidado e na qualidade de vida das pessoas acometidas. Muitos indivíduos que vivem com HIV/Aids guardam sigilo, restringindo ao máximo as pessoas que sabem do seu diagnóstico, o que gera a vida em duplicidade, o que pode levar esses indivíduos ao autoisolamento, resultando de exclusão social e afetiva, aspectos estes importantes e que causam impacto negativo na qualidade de vida.[26]

A qualidade de vida e a saúde aproximam-se por meio da Medicina Social, tendo em vista promoção de saúde que leva em consideração o bem-estar do paciente e as maneiras de enfrentamento diante das doenças crônicas. Ressalta-se, ainda, que a qualidade de vida pode ser modificada de acordo com os contextos individuais, culturais e mediante o impacto do diagnóstico de doenças crônicas.[49]

Nesse sentido, o caráter de cronicidade da Aids prevê o seguimento dos pacientes em longo prazo, com necessidade de avaliação e acompanhamento de todos aspectos do viver. O investimento das pessoas com HIV/Aids na conquista de uma vida com mais qualidade tem sido construído e consolidado em um processo que inclui a reflexão sobre o que é determinante para a sua qualidade de vida e do estabelecimento de metas a serem atingidas.

Existem muitas estratégias que podem ser adotadas para a melhoria da qualidade de vida das pessoas com HIV, dentre elas: abandonar hábitos de dependência química, realizar exercícios físicos, manter cuidado em geral com a sua vida e controlar o tratamento – o que pode aumentar o tempo e a qualidade de vida.[50] Esses autores ainda frisam que, em relação à epidemia do HIV, faz-se necessário o investimento em ações de atenção primária, como educar em saúde, sobre modos de prevenção. No tocante à atenção secundária, apontam o ajudar as pessoas com HIV a conviver com a doença bem como promover a adesão ao tratamento proposto. Na terceira atenção surge o auxílio na reabilitação do infectado. Favorecer a compreensão da importância da adesão ao tratamento constitui fator importante, pois além de contribuir com a efetividade do tratamento, proporciona o entendimento do processo saúde-doença.

Estudos também têm demonstrado que a alimentação equilibrada auxilia na melhoria do sistema imunológico. De acordo com American Dietetic Association, a adoção de uma nutrição adequada para os pacientes com HIV tem sido recomendada graças a implicações nutricionais na evolução da infecção pelo vírus. A desnutrição diminui a atividade do sistema imunológico, afetando a razão entre os linfócitos CD4 e CD8. A desnutrição severa interfere na sobrevida, comprometendo a qualidade desses pacientes.[51]

Porém, não se pode minimizar que as discussões mais relevantes sugerem que o tratamento bem-sucedido traz benefícios em diversas áreas da vida das pessoas com HIV, gerando melhor impacto na sua qualidade de vida. Os efeitos adversos das medicações antirretrovirais permeiam o tratamento, o que dificulta uma adequada adesão, impedindo muitas vezes que a pessoa tenha melhora no seu bem-estar. Portanto, parecem contraditórios os benefícios da sua utilização na qualidade de vida, pois o fato de usar os antirretrovirais melhora os sintomas da doença, gerando tanto boas como más repercussões em várias dimensões da vida das pessoas infectadas. Conforme um estudo realizado[52] com 61 pacientes com Aids atendidos no Hospital de Clínicas da Unicamp, verificou-se que 47,5% das pessoas pesquisadas referiram efeitos colaterais relacionados ao uso dos antirretrovirais e 26,5% referiram dificuldades quanto ao volume de medicamentos.

Ainda assim, os benefícios diretos do tratamento na diminuição da progressão da doença merecem atenção. O adequado acompanhamento clínico e contínuo dos pacientes em uso de antirretroviral também é fundamental para que estes saibam lidar melhor com os efeitos colaterais e alívio dos sintomas. Uma pesquisa realizada no Taipei, com 78 pacientes ambulatoriais, teve como objetivo avaliar a efetividade do programa de gerenciamento dos sintomas na adesão aos medicamentos antirretrovirais, contagem de linfócitos CD4, carga viral e qualidade de vida de pessoas com HIV/Aids, apresentou resultados interessantes. Verificou-se que após a criação de um programa de gerenciamento dos sintomas (com instruções sobre e na forma de lidar com os efeitos colaterais) houve elevação no número de CD4, diminuição da carga viral e a qualidade de vida foi estatisticamente melhor. Isso ocorreu em função de os participantes tornarem-se aptos a gerenciar/manejar os efeitos colaterais que experienciaram, reduzindo os problemas causados pelos efeitos adversos e as consequentes repercussões na vida diária.[34]

Cabe salientar que o profissional de Enfermagem tem condições de atuar na situação de adesão ao tratamento. Considerar o sujeito como capaz de decidir e participar no seu tratamento/cuidado é relevante, reforçando a atenção individualizada e estabelecendo um plano específico para cada caso. Isso perpassa o entendimento dos processos e dificuldades que estão envolvidos na não adesão ao tratamento.[53]

Dar condições para que a pessoa com HIV/Aids possa assumir a responsabilidade pelo seu tratamento, pressupõe-se que ele deva ser informado e orientado adequadamente, com consciência da importância de seguir as prescrições. Para enfrentar essa situação, os profissionais repetem as informações, esclarecendo, por exemplo, a importância da adesão ao medicamento e ao serviço, até a criação de equipes específicas com encargo de tratar dessa questão. Presencia-se a preocupação com aspectos relacionais da atenção, como uma forma de controle da doença. Além disso, percebe-se que, "quando o acompanhamento do usuário foge dos *scripts* previstos pelos profissionais, estes não escondem sua frustração diante da situação, na qual, não raro, investiram muito, inclusive afetivamente".[54]

O relacionamento entre pacientes com HIV/Aids e profissionais de saúde também pode ser fator que contribui para a qualidade de vida. Em seu estudo, Reis[26] afirma que deve existir uma relação de confiança, com os profissionais de saúde reconhecendo o contexto psicossocial e cultural das pessoas com HIV/Aids. Segundo esse autor, devem-se favorecer mudanças positivas na aceitação e adaptação ao diagnóstico e nas mudanças advindas com ele, nos estilos de vida, no cuidado a saúde e na adesão ao tratamento.

Esse fato assume relevância, pois durante o processo de diagnóstico e adoecimento do paciente com HIV/Aids, ao ser atendido em um serviço de saúde, muitas vezes percebe-se um clima de inquietação, insegurança e medo que envolve todo o pessoal envolvido no seu cuidado.[53] Não podemos ignorar que a Aids ainda não tem cura, que traz um estigma social e se trata de uma doença transmissível.

No cotidiano da atenção à saúde, um dos grandes desafios é pensar e operar essa dimensão prática que extrapola os objetos produzidos pelas tecnociências biomédicas, incorporando-a ativamente aos objetivos e meios do projeto assistencial, fazendo sujeitos dessa incorporação profissionais e usuários dos serviços.[54]

Assim, colocam-se as necessidades de cuidado integral às pessoas com HIV/Aids, consideradas como fator que possibilita e contribui para a ação interdisciplinar, que favorece as trocas, o diálogo entre os profissionais ou consigo mesmo e a busca de alternativas para conhecer mais e melhor, agindo e enfrentando melhor as situações que as pessoas com Aids vivenciam. A interdisciplinaridade responde às necessidades das pessoas com HIV/Aids, bem como dos profissionais, na busca de novos conhecimentos e formas de cuidado diante da doença. Dessa forma, a interdisciplinaridade configura-se como resposta aos seus limites e à sua superação na busca do novo, tão necessária para a prática cotidiana dos profissionais de saúde e para a melhoria da qualidade de vida desse ser humano.[55] O atendimento por uma equipe interdisciplinar, promove o cuidado integral, contemplando os aspectos relacionados à cronicidade da Aids e às mudanças diante de novas perspectivas de vida.[26]

Em virtude da complexidade da doença, vários esforços são necessários para o adequado manejo das comorbidades associadas, como a depressão e outros agravos psicológicos decorrentes do diagnóstico. Logo, os esforços devem considerar que a infecção pelo HIV repercute não somente no aspecto físico, mas em diversas dimensões da vida do indivíduo, atingindo o psicológico, os relacionamentos interpessoais e o meio em que ele vive.[27]

Portanto, faz-se necessário repensar a forma pela qual os serviços de saúde estão organizados para sustentar cuidados de alta qualidade às pessoas com HIV/Aids, diante das múltiplas faces da epidemia e das situações complexas e conflitantes impostas para sua prevenção e controle. As ações, com enfoque na promoção da saúde e qualidade de vida, têm exigido o envolvimento da sociedade como um todo, com a formação de redes sociais, com interdisciplinaridade e intersetorialidade. Hoje, é claro que a epidemia não é somente um problema de saúde.

Considerar que viver com HIV/Aids é uma condição crônica permeada por várias questões que vão além das físicas e psicossociais faz que essas pessoas convivam e enfrentem situações diversas, colocando a qualidade de vida sempre mais distante. Assim, ações que visem à melhoria da qualidade de vida devem ser estimuladas com a adoção de políticas públicas sociais e de inclusão social que contribuam para melhores condições de vida, maior acesso aos serviços de saúde e que propiciem o exercício da cidadania.

Observa-se que o impacto do diagnóstico da infecção pelo HIV gera mudanças em diversas áreas na vida das pessoas. Enfrentar esse problema, associado às dificuldades que a condição sorológica impõe em relação à qualidade de vida, tem sido um dos desafios das pessoas com HIV/Aids, como também para as pessoas que delas cuidam.

REFERÊNCIAS BIBLIOGRÁFICAS

1. Katschnig H, Freeman H, Sartorious N. Quality of life in mental disorders. New York: John Wiley & Sons; 1997.
2. Jones HM. The pursuit of happiness. Cambridge: Harvard University Press; 1953.
3. Guryn G, Veroff S, Feld S. Americans view their mental health. New York: Basic Books; 1960.
4. Farqhuar M. Elderly people's definitions of quality of life. Soc Sci Med 1995;41(10):1439-46.
5. Albrecht GL, Fitzpatrick R. A sociological perspective on health related quality of life research. In: Albrecht GL, Fitzpatrick R (eds.). Advances in medical sociology, quality of life in health care. Londres: Jai Press; 1994.
6. Testa M, Simonson DC. Assessments of quality of life outcomes. Current Concep 1996; 334(13):835-40.
7. Organização Mundial da Saúde (OMS). Constituição da Organização Mundial da Saúde. Documentos Básicos. Genebra: OMS; 1948.
8. Wiklund I. Assessment of patient-reported outcomes in clinical trials: the example of health-related quality of life. Fundam Clin Pharmacol 2004;18(3):351-63.
9. Food and Drugs Administration (FDA). U.S. Department of Human & Health Services. Department of Human & Health Services 2005. Disponível em: http://www.fda.gov/default.htm. Acesso em: 10 jun. 2006.
10. Bernheim J. How to get serious answers to the serious question "How have you been?": subjective quality of life (QOL) as an individual experiential emergent construct. Bioethics 1999; 13:272-87.
11. Fairweather GW, Sanders DH, Maynard H, Cressler DL. Community life for the mental ill. An alternative to institutional care. Chicago: Aldine Publishing; 1969.
12. Bowling A. What things are important in people's lives? A survey of the public's judgments to inform scales of health related quality of life. Social Science Medicine 1995;41(10):1447-62.
13. Wilson IB, Cleary PD: Linking clinical variables with health-related quality of life. A conceptual model of patient outcomes. JAMA 1995;273:59-65.
14. Hunt SM. The problem of quality of life. Qual Life Res 1997;6:205-12.
15. Katschnig H. Quality of life in mental disorders: challenges for research and clinical practice. World Psychiatry 2006;5:139-45.
16. Berlim MT, Fleck MPA. Quality of life: a brand new concept for research and practice in psychiatry. Rev Bras Psiquiatr 2003;25(4):249-52.
17. Mc Kenna SP, Whaley D. Can quality of life scales tell us when patients begin to feel benefits of antidepressants? European Psychiatry 1998;13:146-53.
18. Chachamovich E. Qualidade de vida em idosos: desenvolvimento e aplicação do módulo WHOQOL-OLD e teste do desempenho do instrumento WHOQOL-BREF em uma amostra de idosos brasileiros. [dissertação]. Porto Alegre: PUFRGS; 2006.
19. The WHOQOL Group. Development of the WHOQOL: Rationale and current status. International Journal of Mental Health 1994;23:24-56.
20. The WHOQOL Group. The World Health Organization quality of life assessment (WHOQOL): position paper from the World Health Organization. Social Science Medicine 1995;41(10):1403-9.
21. Huang IC, Wu A, Frangakis C. Do the SF36 and WHOQOL-BREF measure the same constructs? Evidence from the Taiwan population. Qual Life Res 2006;15:15-24.
22. Cieza A, Stucki G. Content comparison of health-related quality of life (HRQOL) instruments based on the international classification of functioning, disability and health (ICF). Qual Life Res 2005;14:1225-37.

23. Castanha AR, Coutinho MPL, Saldanha AAW, Oliveira JSC. Consequências biopsicossociais na qualidade de vida de pessoas soropositivas para o HIV. DST – J Bras Doenças Sex Transm 2006;18(2):100-7.
24. Oliveira MCC. Singularidade do luto por Aids em mulheres – as viúvas da Aids. [dissertação]. São Paulo: Pontifícia Universidade Católica de São Paulo; 2000.
25. Souza TRC, Schimma E, Martins MCFN. Os lutos da Aids: da desorganização a reconstrução de uma nova vida. Jornal Brasileiro de Aids 2006;7(2):63-74.
26. Reis RK. Qualidade de vida de portadores do HIV/Aids: influências dos fatores demográficos, clínicos e psicossociais [tese]. Ribeirão Preto: Universidade de São Paulo; 2008.
27. Vieira FMA. Qualidade de vida de pessoas com Aids em uma região portuária do sul do Brasil. [dissertação]. Florianópolis: Universidade Federal de Santa Catarina; 2008.
28. Ruiz-Perez I, Olry de Labry-Lima A, Lopez-Ruz MA, Del Arco-Jimenez A, Rodriguez-Bano J, Causse-Prados M et al. Estado clínico, aderencia al targa y calidad de vida en pacientes con infección por el vih tratados con antirretrovirales. Enferm Infecc Microbiol Clin 2005;23(10):581-5.
29. The WHOQOL HIV Group. Preliminary development of the World Health Organsiation's Quality of Life HIV instrument (WHOQOL-HIV): analysis of the pilot version. Social Science & Medicine 2003;57(7):1259-75.
30. Canavarro MC, Simões M, Pereira M, Pintassilgo AL. Desenvolvimento dos instrumentos de avaliação da qualidade de vida na infecção VIH da Organização Mundial da Saúde (WHOQOL – HIV; WHOQOL – HIV-Bref) para português de Portugal: apresentação de um projecto. In: Anais do 8º Virtual Congress HIV/Aids; 2005, 15 out.-14 dez. Lisboa. Disponível em: http://www. Aidscongress.net/article.php?id_comunicacao=270. Acesso em: 20 abr. 2009.
31. Tostes MA. Qualidade de vida de mulheres com infecção pelo vírus da imunodeficiência adquirida [tese]. Rio de Janeiro: Universidade Federal do Rio de Janeiro; 1998.
32. Cunningham WE, Shapiro MF, Hays RD, Dixon WJ, Visscher BR, George WL et al. Constitutional Symptoms and Health-related Quality of Life in Patients with Symptomatic HIV Disease. The American Journal of Medicine 1998;104:129-36.
33. Seidl EMF, Zannon, CMLC, Tróccoli, BT. Pessoas vivendo com HIV/Aids; enfrentamento, suporte social e qualidade de vida. Psicol. Reflex. Crit. 2005 maio-ago;18(2):188-95.
34. Chiou P, Kuo BI, Lee M, Chen Y, Chuang P, Lin L. A programme of symptom management for improving quality of life and drug adherence in Aids/HIV patients. Jornal of advanced nursing 2006;55(2):169-79.
35. Melchior R, Nemes MIB, Alencar TMD, Buchalla CM. Desafios da adesão ao tratamento de pessoas vivendo com HIV/Aids no Brasil. Rev Saúde Pública 2004;41(2):87-93.
36. Yen CF, Tsai JJ, Lu PL, Chen YH, Chen TC, Chen PP et al. Quality of life and it correlates in HIV/Aids male outpatients receiving highly active antiretroviral therapy in Taiwan. Psychiatry and Clinical Neurosciences 2004;58(5):501-6.
37. Parsons TD. Better quality of life with neuropsychological improvement on HAART. Health and Quality of Life Outcomes 2006;4(11):1-7.
38. Zimpel R, Fleck MPA. Quality of life in HIV-positive Brazilians: application and validation of the WHOQOL-HIV, Brazilian version. Aids Care 2007;17(7):923-30.
39. Kovacevic SB, Vurusic T, Duvancic K, Macek M. Quality of life of HIV-infected persons in Croatia. Coll Antropol 2006;30(2):79-84.
40. The WHOQOL – HIV Group. Initial steps to developing the world health organizations's quality of life instrument (WHOQOL) module for international assessment in HIV/Aids. Aids care 2003;15(3):347-57.
41. The WHOQOL-HIV Group. WHOQOL-HIV for quality of life assessment among people living with HIV and Aids: results from the field test. Aids care 2004;16(7):882-9.
42. Starace F, Cafaro L, Abrescia N, Chirianni A, Izzo C, Rucci P et al. Quality of life assessment in HIV-positive persons: application and validation of the WHOQOL-HIV, Italian version. Aids Care 2002;14(3):405-15.

43. Chandra PS, Gandhi C, Satishchandra P, Kamat A, Desai A, Ravi V et al. Quality of life in HIV subtype C infection among asymptomatic subjects and its association with CD4 counts and viral loads – a study from South India. Quality of Life Research 2006;15(10):1597-605.
44. Préau M, Apostolidis T, François C, Raffi F, Spire B. Time perspective and quality of life among HIV-infected patients in the context of HAART. Aids Care 2007;19(4):449-58.
45. Préau M, Marcellin F, Spire B, Ravaux I, Dellamonica P, Blanc D et al. Impaired anger control as an underappreciated side effect of treatments for chronic HCV infection in HIV-HCV coinfected patients. J Clin Gastroenterol 2008;42(1):92-6.
46. Marcellin F, Préau M, Ravaux I, Dellamonica P, Spire B, Carrieri MP. Self-reported fatigue and depressive symptoms as main indicators of the quality of life of patients living with HIV and Hepatitis C: implications for clinical management and future research. HIV Clin Trials 2007;8(5):320-7.
47. Chandra PS, Satyanarayana VA, Satishchandra P, Satish KS, Kumar M. Do men and women with HIV differ in their quality of life? A study from South Índia. Aids Behav 2009 Feb;13(1):110-7. doi: 10.1007/s10461-008-9434-9. Epub 2008 Jul 25.
48. PubMed. Disponível em: http://www.ncbi.nlm.nih.gov/pubmed/. Acesso em: 1 abr. 2008.
49. Minayo MCS, Hartz ZMA, Buss PM. Qualidade de vida e saúde: um debate necessário. Ciência e Saúde Coletiva 2000;5(1):7-18.
50. Brannon L, Feist J. Psicología de la salud. Madrid: Paraninfo Thomson Learning; 2001.
51. Quintaes KD, Garcia RWD. A adesão de pacientes HIV positivos à dietoterapia ambulatorial. Rev. Nutr 1999;12(2):175-81.
52. Figueiredo RM, Sinkoc VM, Tomazim CC, Gallani MCBJ, Colombrini MRC. Adesão de pacientes com Aids ao tratamento com anti-retrovirais: dificuldades relatadas e proposição de medidas atenuantes em um hospital escola. Rev Latino-am Enfermagem 2001;9(4):50-5.
53. Martini JG, Meirelles BHS. A enfermagem e o cuidado a pessoas com HIV/Aids. Porto Alegre: Artmed/ABEn. Proenf – Saúde do Adulto/Sescad; 2007. p. 9-99.
54. Oliveira LA, Landroni MAS, Silva NE, Kurokawa E, Ayres JRCM. Humanização e cuidado: a experiência da equipe de um serviço de DST/Aids no município de São Paulo. Ciência & Saúde Coletiva 2005;10(3):315-24.
55. Meirelles BHS. Interdisciplinaridade: uma perspectiva de trabalho nos serviços de atendimento ao portador do HIV/Aids. [dissertação]. Florianópolis: Universidade Federal de Santa Catarina; 1998.

12 Avaliação de serviços de atenção a situações crônicas em saúde mental*

LUCIANE PRADO KANTORSKI
CHRISTINE WETZEL
EDA SCHWARTZ
CELMIRA LANGE

INTRODUÇÃO

A avaliação de serviços de saúde é pertinente no sentido de identificar as especificidades de serviços destinados à gestão do cuidar nas situações crônicas de saúde mental. Para delinear a avaliação de serviço é importante contextualizar o município onde o serviço esta inserido. O município de Joinville localiza-se na região nordeste do estado de Santa Catarina, distante a 180 km da capital, Florianópolis, e a 125 km da capital do Paraná, Curitiba. Joinville conta, atualmente, com uma população em torno de 500 mil habitantes, possuindo uma área de unidade territorial de, aproximadamente, 1.100 km².[1]

A saúde no município de Joinville também se destaca no cenário catarinense e nacional. Ao todo, são 265 estabelecimentos de saúde, distribuídos entre serviços públicos, privados, organizações filantrópicas e serviços terceirizados.[2] Entre eles, podem-se citar quatro pronto-socorros, sete hospitais, 635 consultórios médicos de diferentes especialidades, 86 consultórios odontológicos, 54 postos de saúde, 146 estabelecimentos farmacêuticos e 1.078 leitos hospitalares. No que tange à Estratégia Saúde da Família (ESF) e ao Programa de Agentes Comunitários de Saúde (Pacs), Joinville conta com uma gama de atividades desenvolvidas no âmbito da rede básica de saúde.[1]

As mudanças no cenário da atenção em saúde mental, no município, começaram com o fechamento, em 1986, do único hospital psiquiátrico (Clínica Nossa Senhora da Saúde) com atendimento privado e conveniado que causou impacto social, o que deslocou pacientes com indicação para internação hospitalar para Florianópolis, município pertencente ao Estado de Santa Catarina, ou para Curitiba, no estado do Paraná. A partir de 1987, com a criação da Secretaria Municipal de Saúde, teve início a organização de atendimentos por consultas em Saúde Mental em Joinville, sendo que, em 1988, esse tipo de atendimento era realizado por três ambulatórios de referência, com um psiquiatra e dois psicólogos.

---

* O projeto foi coordenado pela Faculdade de Enfermagem e Obstetrícia da Universidade Federal de Pelotas e desenvolvido em parceria com duas outras universidades públicas, a Escola de Enfermagem da UFRGS e o curso de enfermagem da Unioeste – Cascavel. A pesquisa foi financiada pelo Ministério da Ciência e Tecnologia por meio do CNPq em parceria com o Ministério da Saúde pelo edital n. 07/2005, para financiamento de pesquisas na área de saúde mental, com uma linha de pesquisa específica para avaliação de Caps.

184 CONDIÇÕES CRÔNICAS E CUIDADOS INOVADORES EM SAÚDE

Apesar da contratação de mais profissionais na equipe de saúde, o atendimento manteve-se apenas ambulatorial até 1992.

Em 1993, foi implantado o Centro de Atenção Diária Nossa Casa (CAD), cuja equipe foi constituída a partir do remanejo dos profissionais que atuavam nos ambulatórios de referência. Nesse mesmo período, em 30 de março de 1993, fundou-se a Associação de Recuperação para o Trabalho (Repart), com características filantrópicas, criada por familiares, usuários, voluntários e profissionais do Serviço de Saúde Mental do município de Joinville. A criação desse cenário deu-se em função da necessidade de ampliar-se o espaço para tratamento em saúde mental, sendo referência diária, onde se vivenciavam atividades de produção, socioculturais, esportivas e de lazer, o que melhorou aspectos cognitivos, prevenindo o agravamento psiquiátrico por meio das oficinas protegidas de trabalho terapêutico.

Em maio de 1997, foi criada uma unidade de internação psiquiátrica com 28 leitos no Hospital Regional Hans Dieter Schimidt. Apesar disso, pelas dificuldades de regulação desses leitos para o atendimento das demandas da cidade, continuou o deslocamento de pacientes a serem internados em grandes hospitais psiquiátricos de outros municípios. Já em março de 1999, houve a descentralização da assistência com alocação de recursos humanos para as Regionais de Saúde, o que permitiu a expansão do atendimento em saúde mental na atenção básica de forma articulada com o CAD em atendimento específico em saúde mental. Ainda nesse ano foram criados: o Pronto Acolhimento Psicossocial (Paps) e o Projeto Catavento. O Paps foi implantado para atender à demanda espontânea, sendo a porta de entrada dos serviços de saúde mental. O Projeto Catavento surge com uma proposta de treinamento** de todas as equipes dos postos regionais de saúde que iriam atender aos pacientes com transtorno de ansiedade e depressão leve a moderada. O treinamento estendeu-se para atender transtornos somatoformes, pelo médico e pela equipe da unidade básica de seu território, a fim de que o usuário continuasse a permanecer inserido no contexto da saúde integral e não fosse psiquiatrizado.

Em setembro de 1999, os atendimentos de saúde mental foram organizados como um programa e, em julho de 2000, com a criação da Comissão de Avaliação e Controle dos Transtornos Mentais, iniciou-se um processo de avaliação do Programa de Saúde Mental, visando à organização dos serviços e à implantação de políticas de melhoria e humanização do atendimento em Saúde Mental, pautado pelos princípios do Sistema Único de Saúde (SUS), o qual contemplou a continuidade das ações nos diferentes níveis de complexidade.

Em 2001, o Centro de Atenção Diária/Hospital Dia Nossa Casa (CAD/HD) foi credenciado junto ao Ministério de Saúde como um Centro de Atenção Psicossocial (Caps), iniciando suas atividades em janeiro de 2002. O serviço passou a oferecer acompanhamento diário, intensivo, semi-intensivo, e não intensivo, diferenciado do atendimento ambulatorial. Em março desse mesmo ano foi inaugurado o Núcleo de Assistência Integral ao Paciente Especial (Naipe), sendo uma experiência pioneira na assistência integral e multidisciplinar a esse segmento, que desde então tem prestado serviços à comunidade, com ações em atendimentos terapêuticos e preventivos, objetivando melhorar a qualidade de vida dos pacientes.

** O treinamento é regido pelo médico psiquiatra Márcio Lohmann, que elaborou, organizou e implantou o Projeto Catavento.

CENTRO DE ATENÇÃO PSICOSSOCIAL (CAPS)

O Caps é um serviço de saúde aberto e comunitário do SUS. Atende prioritariamente usuários com transtornos mentais severos e persistentes em que o comprometimento requer monitoramento para intensivo, semi-intensivo e não intensivo.[3-6] O Caps de Joinville é composto por dois núcleos delimitados e interligados: o CAD e o Serviço Organizado de Inclusão Social (Sois).

O CAD tem como objetivos: atender pessoas que necessitam de acompanhamento mais intensivo e diferenciado das ações desenvolvidas nas Unidades Básicas de Saúde; desenvolver ações de atenção diária e integral, priorizando o atendimento à clientela com sofrimento psíquico grave; evitar e ou diminuir reinternações psiquiátricas, intervenção na crise, oferecendo atendimento intensivo e continuado ao paciente com transtornos psicóticos e com sofrimento psíquico grave; proporcionar suporte familiar e comunitário para manejo adequado aos portadores de sofrimento psíquico e abranger um conjunto diversificado de atividades desenvolvidas durante os cinco dias úteis em regime intensivo.

Os Sois são oficinas de geração de renda que visam à inserção econômica e social dos portadores de transtorno mental grave. Os usuários que frequentam esse espaço são os próprios usuários do CAD, quando indicado, ou referenciados por outros serviços, como pelo Paps e a Unidade de Atendimento em Dependência Química (Caps II AD). O Sois desenvolve atividades que compreendem oficinas de tapeçaria, mosaico, pintura em madeira e marcenaria. A comercialização desses produtos se dá por meio de encomendas e da participação em feiras promovidas na comunidade. Além das oficinas, há também o brechó, que funciona dentro das dependências do Sois e que comercializa produtos de vestuário.

Os profissionais que trabalham no Caps possuem diversas formações e integram a equipe multiprofissional. É um grupo de diferentes técnicos de nível superior e de nível médio. No CAD, fazem parte da equipe os seguintes profissionais de nível superior: uma enfermeira, dois médicos psiquiatras, três psicólogas (sendo uma delas a coordenadora do serviço), duas assistentes sociais, duas terapeutas ocupacionais e uma farmacêutica. Os profissionais de nível médio são: quatro auxiliares e/ou técnicos de enfermagem, dois agentes de saúde pública, um agente administrativo, duas serventes, dois vigilantes e um motorista.

No Sois, a equipe é constituída por duas terapeutas ocupacionais, duas agentes de saúde pública e uma psicóloga, além de um estagiário (desses cursos) por turno. O horário de trabalho da equipe é dividido entre manhã e tarde. No turno da manhã, das 7 às 13 horas e, no da tarde, das 12 às 18 horas, de segunda à sexta-feira. No entanto, o horário de funcionamento do CAD é das 8 às 18 horas, sem fechar ao meio-dia e sem interromper o atendimento aos usuários.

Na sexta-feira, a assistência no Caps fica restrita às rotinas internas da equipe (limpeza, reuniões, supervisão, estudos em grupo, organização de prontuários, entre outros) e a algumas consultas psiquiátricas, agendadas previamente. Também nesse dia ocorre o Programa de Fluoxetina, desenvolvido pela farmacêutica e direcionado a usuários que têm essa prescrição. Essa atividade serve para acompanhar o usuário e orientá-lo quanto ao uso da medicação.

Para documentar as situações vivenciadas no cotidiano, o Serviço utiliza-se de um livro de ocorrências do qual todos os profissionais do serviço podem fazer uso. Nesse livro, são registradas informações sobre os acontecimentos do dia, especificando com quem e em que condições ocorreram.

No que se refere à organização das práticas no interior do CAD, existe a figura do técnico do dia, que poderá ser a enfermeira, a psicóloga, a assistente social, a terapeu-

186 CONDIÇÕES CRÔNICAS E CUIDADOS INOVADORES EM SAÚDE

ta ocupacional ou os profissionais de nível médio: auxiliares/técnicos de enfermagem ou agentes de saúde pública. Em cada turno, a equipe se organiza em torno de uma escala, de forma que fique um profissional disponível para o atendimento da demanda espontânea (acolhimento). Esse profissional não assume, nesse dia, nenhuma atividade específica ou atendimento. É responsável por coordenar diariamente a reunião de equipe (uma espécie de passagem de plantão) realizada no horário das 12 às 13 horas, tendo por objetivo propiciar um encontro entre os profissionais dos dois turnos, além de discutir determinados casos que merecem maior atenção por parte de todos.

A partir do acolhimento, é avaliada a indicação para o CAD, é traçado um Plano Terapêutico Individual (PTI) inicial do usuário pelo profissional que o acolheu no serviço, ficando este responsável por ser o profissional de referência dele. Esse profissional é denominado técnico de referência (TR) e terá sob sua responsabilidade monitorar, junto com o usuário e família, o seu PTI, (re)definindo, por exemplo, as atividades e a frequência de participação no serviço. O TR também é responsável pelo contato com a família e pela avaliação periódica das metas traçadas no PTI, dialogando com o usuário e com a equipe técnica dos Caps.

O serviço conta com uma farmácia na entrada do serviço e possui uma estrutura física organizada para estocar medicações, dispensá-las e atender usuários. O atendimento é realizado pela manhã por uma farmacêutica e à tarde por um agente de saúde. A medicação que o usuário toma durante sua permanência no serviço é organizada pelos profissionais da farmácia, para cada horário, e acondicionada em recipientes de plástico, rotulados e com tampa. Toda a medicação é repassada aos profissionais de Enfermagem para administração.

A medicação que o usuário toma fora do serviço, na sua casa, é organizada em envelopes padronizados que, na parte externa, têm escrito toda a prescrição medicamentosa do dia de forma clara e legível. Por exemplo, o usuário que frequenta o serviço uma vez por semana, leva no envelope a medicação para os próximos seis dias; o usuário que frequenta todo dia, leva apenas a medicação da noite. A farmácia tem uma organização interessante para usuários que não sabem ler ou com limitações cognitivas em função de seu problema. Nesse caso, os envelopes são identificados com ilustrações que indicam períodos para uso. Por exemplo, durante a manhã, o envelope apresenta um desenho de um sol; durante a noite, a lua. A farmácia fornece algumas medicações mesmo para usuários já referenciados para outros serviços. Nessa situação, o usuário vai ao CAD uma vez por semana para pegar a medicação.

O CAD também conta com medicações de urgência e com protocolos de atendimento para essas situações. O psiquiatra avalia o usuário, prescreve no prontuário, que é entregue para a farmacêutica, que registra a medicação em uma ficha individual do mesmo, utilizada como referência para o preparo da medicação. Em seguida, o prontuário é enviado para a enfermagem, onde são aprazadas as prescrições médicas.

O CAD abrange um conjunto diversificado de atividades desenvolvidas nos cinco dias da semana e especificado para cada paciente por meio do PTI. As oficinas ou grupos são realizados com a participação de dois técnicos*** (em cada grupo e oficinas), ou seja, enfermeiros, psicólogos, assistentes sociais, técnicos de enfermagem, terapeutas ocupacionais, nos turnos da manhã e da tarde. São disponibilizadas as seguintes atividades:

*** Durante o período de coleta de dados, algumas atividades foram desenvolvidas apenas por um profissional, em função de férias, términos de contrato e licenças-saúde.

- Oficinas: de faça-fácil, filme/cinema, sucata, de beleza (Papos de Beleza****), jardinagem, bijuteria, mosaico, dança, jogos e criatividade.
- Passeios: os usuários são selecionados conforme suas condições clínicas, e a programação dos passeios tem como objetivo levar os usuários em lugares dos quais gostam ou desejam conhecer.
- Grupos: de recepção, terapêuticos, de sentimentos para familiares, de apoio, de relaxamento e de leitura.

Os dados relacionados ao atendimento no Caps de Joinville no ano de 2005 foram: dos 184 acolhimentos realizados, 160 (87%) foram admitidos e 24 (13%) não tinham perfil para o Caps e foram encaminhados para outros serviços. Entre os admitidos, 115 (76%) eram usuários novos e 45 (24%) representavam retorno de usuários que já passaram pelo CAD em anos anteriores. Dos 24 encaminhamentos, 19 foram para atendimento na Atenção Básica: as regionais Aventureiro, Comasa e Jarivatuba receberam 3 usuários cada. As regionais Costa e Silva, Fátima, Centro; Floresta e Pirabeiraba receberam dois encaminhamentos cada e Vila Nova não recebeu nenhum encaminhamento. A Unidade de Atendimento à Dependência Química (UADQ) e a Unidade de Internação Psiquiátrica junto ao Hospital Regional receberam dois usuários cada. Um paciente optou por tratamento particular por ter convênio de seguro privado.

No que diz respeito à alta do CAD, em 2005, 80 usuários a receberam. Destas, 55 (69%) foram consideradas alta por melhora, 8 (10%) altas a pedido e 17 (21%) altas por abandono do tratamento. Dos usuários que receberam alta, 33 (41%) permaneceram de 0 a 3 meses em atendimento, 23 (29%) de 3 a 6 meses e 24 (30%) acima de 6 meses. Em relação à contrarreferência, os usuários com alta foram encaminhados para as nove regionais que compõem a Atenção Básica de Joinville: Aventureiro, Comasa, Costa e Silva, Fátima, Floresta; Jarivatuba, Centro, Vila Nova e Pirabeiraba.

Ainda em 2005, dos pacientes que passaram pela triagem, 56 (40%) receberam diagnóstico de esquizofrenia, 36 (26%) de transtorno bipolar e 47 (34%) receberam outros diagnósticos relacionados no CID-10.[7] Nesse mesmo ano houve uma redução de 54% no índice de internação hospitalar comparado com o ano anterior e, de 73%, em relação ao ano de 2001 mostrando uma tendência de redução dessas internações.

Esse recorte pretende identificar as especificidades de serviços destinados à gestão do cuidar nas situações crônicas de saúde mental, mostrando a importância da avaliação de serviços construída juntamente com seus atores. Ao contextualizar um serviço que seja funcional com sua rede de cuidado para doença crônica, é possível perceber que o atendimento a uma demanda de doença crônica, com qualidade, requer instrumentos inovadores para a autonomia, a transdisciplinaridade e a intersetorialidade.

METODOLOGIA

O presente estudo foi desenvolvido em um Caps e no domicílio dos sujeitos de uma cidade de grande porte, localizada no Estado de Santa Catarina. O Estudo de Avaliação Qualitativa de Caps desenvolveu-se a partir da avaliação construtivista, responsiva e da

---

**** Trata-se de uma oficina coordenada pela enfermeira, na qual os usuários realizavam atividades de manicure e pedicure, corte de cabelo e barba. Com a saída dessa profissional (contrato temporário), essa atividade foi, durante algum tempo, cancelada.

abordagem hermenêutico-dialética. A proposta da avaliação qualitativa centrou-se no cotidiano dos serviços e ocorreu mediante a participação da equipe, usuários e familiares. Ela busca apreender a dinâmica do serviço, a forma como os atores interagem e os sentidos que constroem em relação à própria prática.

A Avaliação de Quarta Geração, desenvolvida por Guba e Lincoln[8-10] e adaptada por Wetzel,[11] norteia o processo teórico-metodológico da pesquisa, e os instrumentos de coleta de dados são entrevistas com equipe, usuários e familiares, além de observação do serviço. A proposta qualitativa de avaliação de serviços vem da preocupação em apreender a dinâmica do serviço, a forma como os atores interagem e os sentidos construídos por eles na relação com sua prática. Junto a isso, uma avaliação que pudesse ser também dispositivo, possibilitando que grupos de interesse ampliem a capacidade de intervir sobre a realidade do serviço.[12]

Em uma escolha intencional, foram selecionados cinco Caps, tendo como parâmetro os dados obtidos na etapa de avaliação quantitativa, referentes à estrutura, processo e sua adequação às normas definidas pela Portaria n. 336/2002.[4] Foram também considerados o tempo de funcionamento, a experiência do serviço e a disponibilidade dos grupos de interesse em aderir à proposta. Neste texto, apresentamos os dados relativos a um dos estudos de caso realizado na pesquisa.

A Avaliação Qualitativa de Quarta Geração seguiu as seguintes etapas:

- **1ª Etapa – contato com o campo:** foi realizado um contato com a equipe do serviço, sendo apresentada e discutida a proposta da pesquisa, momento no qual o grupo opta pela sua participação.
- **2ª Etapa – organização da avaliação:** a principal tarefa foi ganhar o direito de entrada, o que envolveu, principalmente, a construção de uma relação de confiança. O avaliador deve conhecer o contexto do serviço, conversar com as pessoas, identificar os líderes informais, sem ainda estar engajado nas atividades de avaliação, o que é denominada de etnografia prévia (*prior ethnography*).[9,10] Nesta etapa a observação de campo foi de 282 horas.
- **3ª Etapa – identificação dos *stakeholders* ou grupos de interesse:** o termo *stakeholders* ou grupos de interesse designa organizações, grupos ou indivíduos potencialmente vítimas ou beneficiários do processo avaliativo. Esses grupos são formados por pessoas com características comuns que têm algum interesse no desempenho, no produto ou no impacto do objeto da avaliação, ou seja, estão de alguma maneira envolvidos ou potencialmente afetados pelo programa e eventuais consequências do processo avaliativo.[9,10] Foram incluídos na pesquisa três grupos de interesse, sendo entrevistados 18 trabalhadores, 10 usuários, 10 familiares em cada um dos cinco estudos de caso.
- **4ª Etapa – desenvolvendo construções conjuntas:** envolveu a aplicação do círculo hermenêutico-dialético nos três grupos de interesse selecionados. Iniciou-se com a seleção de um respondente inicial (R1), sendo realizada uma entrevista aberta para determinar uma construção inicial em relação ao foco da investigação/avaliação. Pediu-se que o respondente descrevesse o atendimento do Caps e o comentasse em termos pessoais, incluindo observações sobre os aspectos positivos e negativos do serviço. Os temas centrais, os conceitos, as ideias, os valores, os problemas e as questões propostas pelo R1 foram analisados pelo pesquisador, em uma formulação inicial da sua construção, designada C1. Desse modo, a análise dos dados ocorreu concomitante à coleta. Em seguida, um segundo respondente (R2) foi entrevistado.

AVALIAÇÃO DE SERVIÇOS DE ATENÇÃO A SITUAÇÕES CRÔNICAS EM SAÚDE MENTAL **189**

Quando R2 colocou todas as questões próprias, os temas da análise de R1 foram introduzidos, e R2 foi convidado a comentá-los. Como resultado, a entrevista com R2 produziu informações não apenas sobre R2, mas também críticas às demandas e construções de R1. O pesquisador completou a segunda análise (C2), surgindo construções mais bem informadas e sofisticadas baseadas em duas fontes. O processo foi repetido por meio da adição de novos informantes, sendo entrevistados todos os componentes de determinado grupo de interesse.

- **5ª Etapa – ampliando as construções conjuntas:** mediante a aplicação do círculo hermenêutico-dialético, emergiram construções conjuntas de um determinado grupo de interesse, desenvolvidas a partir das construções originais dos participantes individuais do círculo.
- **6ª Etapa – preparando a apresentação das questões para os grupos de interesse:** essa etapa consistiu na organização das construções de cada grupo, visando à sua apresentação para os respectivos grupos a fim de que pudessem ter acesso à totalidade das informações e tivessem a oportunidade de modificá-las ou afirmar a sua credibilidade. Essa negociação foi realizada mediante a utilização da técnica grupal, sendo convidados todos os entrevistados de determinado círculo, para o qual foi apresentado o resultado final (provisório) da análise dos dados.
- **7ª Etapa – realizando grupos:** em cada grupo, um dos pesquisadores ficou encarregado da apresentação do material organizado na etapa anterior (em *Power Point*® e fornecendo uma cópia impressa a cada integrante do grupo) e dois pesquisadores atuaram como observadores. Os observadores realizaram o registro do que foi discutido no grupo e, quando necessário, lançaram questões que pudessem esclarecer determinado ponto.

Após a coleta dos dados brutos, foi realizada uma análise prévia com o objetivo de estruturar oficinas de validação das informações obtidas dos diferentes grupos de interesses envolvidos. Portanto, na quarta semana houve a apresentação dos dados refinados para os respectivos grupos para que estes tivessem acesso à totalidade das informações e a oportunidade de modificá-las ou afirmar a sua credibilidade.

Em observância aos aspectos éticos, o projeto de pesquisa foi aprovado pelo Comitê de Ética de uma instituição pública de Ensino Superior, sendo emitido parecer favorável em 11/2005, Ofício n. 074/05; os familiares expressaram sua concordância em participar do estudo por meio da assinatura do Termo de Consentimento Livre e Esclarecido conforme a Resolução n. 196/96 do Conselho Nacional de Saúde.[13] As falas foram identificadas por Equipe (E), Usuário (U) e Família (F), seguida do número da entrevista.

RESULTADO DO PROCESSO AVALIATIVO

Processo de trabalho – atividades como suporte terapêutico

O CAD desenvolve uma série de atividades coletivas no decorrer do dia que são espaços heterogêneos e utilizam estratégias e dinâmicas bastante diversificadas, possibilitando a realização da própria atividade e o encontro entre as pessoas. Essas atividades são um dispositivo para o projeto terapêutico, ou seja, a atividade não é um fim, mas objetiva a criação de espaços de relação, de interação, de constituição de identidades. Esse espaço não é tranquilo, mas permeado de conflitos que permitem que não se reproduzam a docilidade e homogeneização esperada do manicômio.

CONDIÇÕES CRÔNICAS E CUIDADOS INOVADORES EM SAÚDE

A avaliação das atividades é muito crítica e produtiva para repensar a prática em saúde mental no interior do CAD. Para alguns, a qualidade do atendimento está ligada à diversificação das atividades, internas e externas ao CAD.

> Eu acho que o nosso Caps aqui também tem a preocupação de atender aqueles que não conseguem vir aqui, então a gente faz os atendimentos domiciliares... E a gente também conhece a história de vida vai a cada quinze dias, ou uma vez por mês [...] é uma maneira de estar acompanhando a família. [E (2) 12]

> Então se ela tem o desejo de estar naquela oficina de tapeçaria ela vai fazer tapeçaria porque ela quer, porque é prazeroso [...] naquele momento ele pode ser rico, ele pode ser um momento de troca, pode ser um momento que o profissional vai perceber um monte de coisa que em outro momento fechado ele não vai perceber? [E (2) 10]

As atividades terapêuticas do CAD parecem constituir-se em espaços de produção de subjetividades, onde há diálogo, interações, reciprocidade e vínculos. Nas oficinas, E (2) 10 ressalta a questão das trocas, ou seja, o respeito às escolhas do usuário. É justamente esse movimento em direção à autonomia que nos permite entender que o CAD seja um espaço de produção de sujeitos livres para ir e vir, visão esta que compreendemos ser compatível como um modelo psicossocial de fazer saúde mental.

O CAD também desenvolve atividades voltadas para o espaço extramuros. Neste caso, as visitas domiciliares são apontadas como ferramentas que potencializam a formação de vínculo entre profissional e usuário, sem prejuízo para sua continuidade nas atividades oferecidas no interior do serviço.

Os familiares avaliam que as atividades são diversificadas e têm uma dupla função: possibilitam o vínculo e a adesão do usuário ao serviço, e o fato de exercerem uma atividade é considerado terapêutico.

> Escutam música, dançam, fazem a unha, fazem cabelo, fizeram maquiagem nela, às vezes cortavam o cabelo dela como ela queria, tudo isso tem. Ela gosta muito de estar aqui. Tem tricô e tapeçaria e tudo isso é bom pra eles, quanto mais, melhor, porque a mente vazia entra coisas que não é bom. Então tendo o que fazer, qualquer coisa, então é bom. [F (2) 7]

> Dos passeios, ele gosta muito. [F (2) 1]

> A atividade está boa porque eles fazem exercício, jogam bola, tem o SOIS que tem oficina ali. Está bom. Para esse lado aqui está muito bom, porque aqui é mais um tratamento. [F (2) 3]

> Olha a caminhada já ajuda bastante. [F (2) 6]

O usuário gostar das atividades é entendido como sendo sinônimo de gostar do serviço. Algumas, como as relacionadas a cuidados estéticos, lazer e atividades físicas são, para a maior parte das pessoas, atividades que realizam na sua vida cotidiana, sem estar relacionadas com tratamento em um serviço de saúde. Porém, sabe-se que usuários de um serviço de saúde mental, pelo processo de adoecimento e pelas dificuldades de inserção social, encontram-se limitados em relação às pequenas coisas do dia a dia, como passear, ir a um salão de beleza, jogar bola, entre outras. Nesse contexto, entende-se o fato de as famílias valorizarem tanto o acesso que o Caps possibilita ao usuário a essas atividades.

Também é destacado como um aspecto positivo o fato de as oficinas oferecidas terem diferentes propostas, de acordo com o momento e a necessidade do usuário. Quando o usuário chega ao serviço, o seu Projeto Terapêutico é mais direcionado para o tratamento, sendo que as oficinas nas quais participa não têm ênfase na produção e na geração de renda. À medida que o usuário melhora, tem espaços voltados para uma proposta de inclusão de trabalho como a participação no Sois.

> Quando eles estão melhorzinho, eles vão lá, fazem tapete, fazem outras coisas: grampo de roupa, peças de artesanato. [F (2) 10]

> Tem oficina de pintura, de marcenaria, tem terapia em grupo, tem os que preferem ficar na sala de televisão. Não é uma cobrança ou uma disciplina, é mais a critério do paciente. Na parte do Sois já é uma coisa mais levada a sério, em um compromisso, tem uma produção. É como se o paciente fosse aprendendo a entrar de novo no ambiente de trabalho: tem responsabilidade, tem horário, pra quem sabe, mais tarde, eles vêem se o paciente tá pronto pra realmente voltar. Essa é uma parte assim difícil, eu não conheço paciente que eu sei que faz uso aqui do CAD ou do Sois que tem trabalho fora. [F(2) 8]

O trecho de fala anterior aponta a dificuldade de uma transição do SOIS para uma inserção no mundo do trabalho fora do Caps, na comunidade. Apesar dessa dificuldade, o Sois no contexto institucional da saúde mental em Joinville parece fortalecer a proposta de atividades de geração de renda e de inclusão social. A família, além de destacar a importância das oficinas e atividades direcionadas para os usuários, ressalta a importância de existir um espaço para os familiares: o Grupo de Sentimento dos familiares.

> O grupo do sentimento é muito importante na minha vida, muito importante, é onde eu encontro força para viver, é onde eu tenho aprendido muita coisa com o grupo do sentimento e eu não posso faltar, no grupo do sentimento, porque faz muita falta no meu coração. Eu tenho que participar sempre do grupo do sentimento. [F (2) 1]

> Isso é importante, e, quanto aos cuidadores, que somos bastante sofridos, eles fazem uma reunião chamada Grupo de Sentimentos. [F (2) 2]

> É um grupo no qual eles falam sobre paciente, o que nós estamos achando, se eles estão melhorando, como eles tão reagindo. Muito bom porque ali a gente fica por dentro de como que eles tão assim reagindo, como eles tão progredindo e a gente sabe tudo e também eles perguntam pra gente quando eles tão em casa. É uma reunião muito boa. [F (2) 7]

O fato de no grupo de interesse composto por familiares aparecer a importância e a relevância de um espaço direcionado à família se apresenta como um dos desafios para os trabalhadores de Caps: a constituição, no espaço singular da relação, de um contrato em que essa família possa se sentir sujeito de um projeto, de modo que a adesão da família

192 CONDIÇÕES CRÔNICAS E CUIDADOS INOVADORES EM SAÚDE

envolva a constituição de um espaço de negociação.[11] Parece, conforme os depoimentos, que o Grupo de Sentimentos tem esse papel no momento em que adquire tal importância na vida do familiar como um espaço de trocas, aprendizado e apoio.

Já os usuários apontam, além da necessidade de um maior leque de opções em termos de atividade, que algumas deixaram de ser oferecidas:

> Acho que é pouca coisa pra gente fazer, pra gente se entreter. Podia ter mais coisas, como tiraram na tarde de quinta-feira a Papos de Beleza. [U (2) 1]

Durante o período de observação, foi constatado que essa descontinuidade de algumas atividades, como a citada pelo usuário, deve-se ao fato de as mesmas serem coordenadas por profissionais que se afastaram do Caps por término de contrato ou por férias, não havendo, nessa situação, uma reorganização das atividades desenvolvidas pela equipe.

As atividades desenvolvidas partem, algumas vezes, de interesses ou habilidades individuais de determinado profissional, sendo introduzidas no cardápio sem uma grande discussão em relação ao seu objetivo no Projeto Terapêutico do serviço. Não se nega a importância de a atividade contemplar a dimensão individual do profissional, mas deve também estar atrelada aos interesses e às necessidades dos usuários. Essa negociação deve permear a constituição do conjunto de atividades desenvolvidas no cotidiano do serviço e a sua continuidade ou não deve ser discutida e problematizada, incluindo todos os atores.

Outro problema é como essas situações são gerenciadas no cotidiano. Observa-se que nas lacunas oriundas da falta do profissional que coordenava determinada atividade são introduzidas atividades improvisadas, para ocupar ou mesmo entreter os usuários, tal como jogos, filmes, entre outros. Outra "solução" é a realização da atividade original por outro profissional que não estava inserido na proposta anterior e que não vinha acompanhando os usuários que dela participavam. Todos esses fatores comprometem a qualidade da oferta das atividades na direção de se constituírem espaços terapêuticos.

No decorrer da aplicação do círculo hermenêutico dialético, quando a questão da falta de atividades foi introduzida, um usuário considerou suficiente a oferta de atividades, porém ressaltou que os próprios não participam das que são oferecidas.

> Eles (os usuários) marcam atividade e não vão. Não é falta de atividade.
> Eles vão (fumar) e não voltam. [U (2) 9]

Na afirmação anterior, pressupõe-se que essa participação está relacionada a uma vontade ou interesse do usuário. Deve-se considerar que essa participação pode ter outras interpretações quando se discute o atendimento em um Caps, cuja proposta é cuidar de portadores com transtornos graves e persistentes. Uma delas refere-se às limitações das condições de inserção do próprio usuário que, em determinados momentos, não consegue "se adequar às atividades propostas". Uma proposta de Caps deve contemplar usuários que "não fazem nada" e que "ficam fumando", tentando entender que a inserção do usuário nem sempre se dá de forma espontânea e natural.

Os usuários que têm mais dificuldade são, nessa lógica, os que precisariam que o serviço criasse abordagens alternativas, evitando que fiquem excluídos os que, em determinados momentos, demandam outras formas de inserção. Ou seja, não é o usuário que deve se adaptar à proposta do serviço, e, sim, a proposta deve ser flexível o suficiente, de forma que possa atender às necessidades e demandas dos usuários.

Os familiares também apontaram alguns aspectos do serviço em relação às atividades não contemplarem as características e interesses mais particulares dos usuários. Como constam nas falas a seguir:

> Minha filha gosta muito de música, só que não tinha. Gosta muito de culinária, e como a quantidade de pessoas é muito grande, raramente ela faz culinária. Seria uma coisa que realmente interessa muito a ela e acredito que a secretaria deveria dar mais apoio, no sentido de ter mais quantidade e variedade de terapias, atendendo também os gostos diversos de cada um. Tem pessoas que vieram do meio agrícola. A minha filha vem do meio universitário, estudava jornalismo. Nem sempre o que uma gosta é o que a outra gosta. Aqui existe uma diversidade de culturas a costumes diferentes. [F (2) 2]

Entretanto, vale ressaltar que a equipe possui uma consciência reflexiva acerca do Sois, do CAD e das repercussões dessas atividades terapêuticas em ambos os espaços na vida dos sujeitos. Nas falas seguintes mostramos essas questões:

> Acho que algumas vezes faz-se um mata tempo mesmo, ou o que vejo assim, que ta acontecendo ultimamente assim... "Ah hoje vai ter a oficina do nada"... se eles tão falando isso é porque, realmente, eles não querem fazer isso que a gente ta oferecendo. [E (2) 12]

> As oficinas já não funcionam como deveriam sabe? Já não tem mais aquela preocupação [...] as pessoas que estão entrando estão tentando fazer da melhor forma também, mas não estão tendo o suporte que deveriam ter. [E (2) 3]

> Às vezes a pessoa não é aquela capacitada. Faz de boa vontade tudo e tal. E fica naquele bordadinho, bordadinho, bordadinho e não é trabalhado as dificuldades (*sic*). [E (2) 13]

A equipe compreende que algumas atividades produzem um deslocamento quando passam do objetivo fundamentalmente terapêutico para o da ocupação e do entretenimento, sem projetos que visem à inclusão social por meio de habilidades adquiridas ou desenvolvidas nessas atividades. O "bordadinho, bordadinho", na visão de E (2) 13, não só é repetitivo para o usuário, como também sem sentido terapêutico, porque não trabalha com as dificuldades e as facilidades do outro.

> Essa questão, mais complexa, está relacionada, de certa forma, ao espectro de habilidades do trabalhador em saúde mental. Como não existem muitos profissionais especializados para atividades diferenciadas, como a tapeçaria, ocorre que os profissionais da equipe assumem essas funções no cotidiano do serviço.
> Nós necessitamos aqui de oficineiros. [E (2) 10]

> Tem muito a oficina quebra-galho, daí eu até coloquei que a televisão, o cinema estão virando quebra-galho. Faltou fulano, não veio. Em cima da hora: "ah, vamos botar um filme". [E (2) 11]

No interior das falas dos trabalhadores do CAD, as oficinas parecem se colocar entre os limites do entretenimento e do sentido terapêutico. Nesse caso, toda a crítica construída por eles sobre o papel das oficinas no projeto terapêutico do serviço parece evidenciar uma maturidade ao longo de uma trajetória histórica da prática na área, caracterizando-se as oficinas como espaços permanentes de reflexão, transformação e produção de saúde mental e reabilitação psicossocial.

CONSIDERAÇÕES FINAIS

Os pontos fortes do serviço deste estudo para atender a clientes devem-se: ao fato de o Caps situar-se dentro de um contexto político favorável; à existência de uma política de saúde mental no município, com os gestores assumindo a implantação de uma rede de saúde mental como um compromisso ético e político, aliada a uma organização da gestão na saúde, descentralizada e democrática, potencializa a proposta. Isso deve ser ressaltado, pois sabe-se que essa não é a realidade de muitos municípios do país, embora seja desejável.

Outro ponto forte é a articulação do Caps de Joinville com a atenção básica. Os Caps são serviços de base territorial que deveriam atender a portadores de transtornos graves, não de forma permanente, e, sim, de modo a possibilitar a estes que cheguem, em algum momento, a sair desse serviço, tendo suporte assistencial junto à atenção básica. Em Joinville existe apenas um Caps, o que não é pouco, graças à forma como este se encontra articulado com a atenção básica. Os usuários têm uma média de permanência relativamente baixa e são, logo que possível, contrarreferenciados para as Unidades Básicas (Regionais) ou Programas de Saúde de Família de sua área.

A política de psicofármacos também é exemplar nesse município. Chama-se de política porque não passa por uma mera distribuição, sem critério, descontínua e desorganizada de medicamentos, como ocorre na maioria dos municípios. Trata-se de um projeto mais amplo, que envolve a garantia de acesso qualificado aos psicofármacos. Resultado disso, como dizem os usuários e familiares, é que não falta medicação em Joinville. Mas não é um fornecimento indiscriminado, sendo exemplo disso a retirada dos benzodiazepínicos do cardápio de medicamentos e a implantação do Programa de Fluoxetina.

Nas questões internas, ressalta-se o fato de o serviço ser aberto e utilizar como estratégia de acesso o acolhimento. Essa abertura do serviço também precisa ser garantida por meio de sua inserção na comunidade, o que torna os limites do que é dentro e do que é fora cada vez mais imprecisos. A existência do Sois como um projeto de inserção social por meio de oficinas de geração de renda também consolida e fortalece o PTI do Caps.

Outro aspecto é a incorporação do PTI como ferramenta de cuidado, permitindo que cada usuário tenha um projeto delineado que norteie as ações a ele direcionadas, de acordo com suas necessidades. Atrelado ao PTI, temos a figura do Técnico de Referência, que possibilita a esse profissional constituir vínculo e se responsabilizar de forma singularizada por determinado usuário.

Quando a resposta não está clara – mesmo que seja uma resposta provisória –, corre-se o risco de reproduzir-se nos Caps o mesmo espaço de cronificação do hospital psiquiátrico. O serviço também precisa investir mais no seu potencial para o atendimento de crises e quadros agudos: a introdução de tecnologias, voltadas a uma clínica ampliada, que possibilite ao usuário e sua família ter suporte qualificado nesses momentos de sofrimento intenso espaço do serviço ou fora dele (na rede). A desresponsabilização pelas crises determina que esse momento tenha, como único recurso, locais com propostas antagônicas ao que se preconiza no modo psicossocial. A falta de articulação do Caps com o pronto-socorro e com a Unidade de Internação Psiquiátrica torna-o um equipamento paralelo a esses pontos de atenção, sem complementaridade e articulação.

Finalmente, apesar de os grupos de interesse que participaram da avaliação terem apontado problemas sérios, a sua sinceridade e a forma aberta como se colocaram no processo mostram a sua maturidade: avaliar e estabelecer julgamento não são tarefas fáceis. A capacidade dos grupos em realizar uma análise sobre o funcionamento do serviço, apontando os seus problemas, mostra, além do seu comprometimento com a proposta, que essas questões ainda não estão cristalizadas ou naturalizadas, mas que permanecem com sua capacidade instituinte, de transformação.

REFERÊNCIAS BIBLIOGRÁFICAS

1. Instituto Brasileiro de Geografia e Estatística (Brasil). Joinville/Santa Catarina. Contagem da População em 2007. Disponível em: http://www.ibge.gov.br/cidadesat. Acesso em: 4 jan. 2008.
2. Instituto Brasileiro de Geografia e Estatística (Brasil). Joinville/Santa Catarina. Serviços de Saúde em 2005. Disponível em: http://www.ibge.gov.br/cidadesat. Acesso em: 4 jan. 2008.
3. Ministério da Saúde (Brasil). Saúde Mental no SUS: os Centros de Atenção Psicossocial. Brasília: Ministério da Saúde; 2004.
4. Ministério da Saúde (Brasil). Portaria/GM n. 336, de 19 de fevereiro de 2002. Define e estabelece diretrizes para o funcionamento dos Centros de Atenção Psicossocial. Brasília: Ministério da Saúde; 2002.
5. Brasil. Ministério da Saúde. Portaria/SNAS n. 224, de 29 de janeiro de 1992. Regulamenta o funcionamento de todos os serviços de saúde mental. Brasília: Ministério da Saúde; 1992.
6. Ministério da Saúde (Brasil). Secretaria Executiva. Legislação em saúde mental 1990-2004. Brasília: Ministério da Saúde; 2004.
7. Código Internacional de Doenças 10 (CID-10). Classificação de transtornos mentais e de comportamento: descrições clínicas e diretrizes diagnósticas. Organização Mundial da Saúde. Porto Alegre: Artmed; 1983.
8. Guba E, Lincoln Y. Effective evaluation. Improving the usefulness of evaluation results through responsive naturalistic approaches. San Francisco: Jossey-Bass; 1985.
9. Guba E, Lincoln Y. Fourth generation evaluation. Newbury Park: Sage; 1989.
10. Guba E, Lincoln Y. Effective evalution. San Francisco: Jossey-Bass; 1998.
11. Wetzel C. Avaliação de serviços de saúde mental: a construção de um processo participativo. [tese]. São Paulo: Escola de Enfermagem, Universidade de São Paulo; 2005.
12. Wetzel C, Kantorski LP. Avaliação de serviços em saúde mental no contexto da Reforma Psiquiátrica. Texto Contexto Enferm 2004;13(4):593-8.
13. Ministério da Saúde (Brasil). Conselho Nacional de Saúde. Resolução n. 196/96: Diretrizes e normas reguladoras de pesquisa envolvendo seres humanos. Disponível em: http://www.ensp. fiocruz.br/etica/resoluções. Acesso em: 15 dez. 2007.

Índice remissivo

A

Avaliação de serviços de atenção a situações crônicas em saúde mental, 183
    centro de atenção psicossocial (Caps), 185
    metodologia, 187
    resultado do processo avaliativo, 189
        processo de trabalho – atividades como suporte terapêutico, 189

B / C

Condição crônica de saúde: do diagnóstico à gestão cotidiana da situação, 11
    cronicidade e recomposição da identidade, 17
    gestão da doença crônica, 18
    papel dos grupos de doentes: o compartilhar de experiências, 22
    realidade da doença crônica, 12
Convívio conjugal como contribuinte na prevenção de doenças crônicas transmissíveis, 65
    circulação do poder e educação em saúde, 83
    percurso metodológico, 71
    poder nas relações de casal, 80
    poder, gênero e Aids, 66
    resultados e discussão, 73
        homem: ser ou tornar-se, 73
        primeiro desdobramento, 76
        segundo desdobramento, 77
        vida afetivo-sexual no casal, 75
Cuidado gerontológico de enfermagem ao idoso renal crônico em tratamento hemodialítico: perspectiva cultural e sustentável, 145
    cuidado gerontológico de enfermagem sustentável para o paciente idoso com doença renal crônica, 151
    cuidados de enfermagem e o idoso portador de doença renal crônica, 149
    envelhecimento e insuficiência renal crônica, 147

198 CONDIÇÕES CRÔNICAS E CUIDADOS INOVADORES EM SAÚDE

D

Dinâmica de circulação de poder no casal heterossexual
primeira variação na, 81
segunda variação na, 82
terceira variação na, 83

E

Encontros musicais: uma estratégia de cuidado e de pesquisa com grupos de clientes em tratamento quimioterápico e seus familiares, 27
marco referencial, 29
metodologia, 30
resultados e discussão, 32
limites e possibilidades do EM como estratégia grupal de cuidado e pesquisa, 32
necessidade de autoexpressão promovida pelo estímulo musical, 36
câncer e a quimioterapia, 37
formas de enfrentamento do câncer, 40
processo de vida/morte, 43
Entrevista-conversação: instrumento propício para o cuidado integral de enfermagem aos idosos em condições crônicas, 157
entrevista-conversação, 163
perdas, danos, ganhos e desafios na velhice, 157
promoção da saúde para idosos em condições crônicas, 161
Estudos sobre qualidade de vida (QV) em HIV/Aids utilizando o instrumento WHOQOL-HIV, 176

F

Familiares de pessoas com *diabetes mellitus* tipo 2: concepção da doença,comportamentos e vulnerabilidades, 109
dimensão comportamento/ação do familiar da pessoa com DM, 123
dimensão informação/conhecimento, 111
doença
de cuidado, 112
hereditária e prevenível, 117
incurável que provoca alterações e complicações, 114
percepção
dos familiares sobre significado do DM e sentimentos da pessoa que vive com a doença, 120
dos próprios significados e sentimentos, 122
significados emocionais: dimensão afetiva, 119

G / H

Hipertensão arterial: desafios para manter o estilo de vida e o cuidado de si na adolescência, 131
adolescência: estilo de vida e desafios à prevenção dos agravos à saúde cardiovascular, 132
autocuidado e a saúde do adolescente: um desafio para a enfermagem, 139

I

Implementação e avaliação de uma proposta de cuidado às famílias de portadores de
doença crônica, 49
  assistência familiar, 52
  avaliando a proposta de cuidado, 62
  cuidado
    no cotidiano, 55
    no domicílio, 54
      conhecendo as famílias, 54
  fundamentos teóricos, 51
  método, 52
  rede social como suporte para o cuidado domiciliar, 58

J / K / L

Limites e possibilidades do EM como estratégia grupal de cuidado e pesquisa, 32

M

Mudanças no cenário de cuidado em cronicidade na saúde humana, 1
  lugar da arte em tecnologias, 4
  pausa conclusiva em provisoriedade, 7

N / O / P / Q / R

Redes sociais e condição crônica de saúde: o desafio do cuidado integral, 91
  desafio da intersetorialidade, 102
  rede de apoio social: concepções teóricas, 95
    composição da rede, 97
    estudo qualitativo, 96
    funções do apoio
      emocional, 98
      informacional, 100
      instrumental, 99
  viver com uma condição crônica, 93

S

Saúde e qualidade de vida: uma perspectiva para pessoas que vivem com HIV/Aids, 169
  cuidado para a qualidade de vida de pessoas com HIV/Aids, O, 177
  entendendo qualidade de vida e saúde, 169
  qualidade de vida no contexto do viver com Aids, 172